肝病患者的康复之道

主　审
陆建春

主　编
马国柱　吴秋英

副主编
陆思闻　马　达　霍　桑

编著者
（以姓氏笔画为序）
马　达　马坚宁　马坚进
马坚波　马国柱　吴秋英
陆思闻　胡　燕　霍　桑

金盾出版社

内 容 提 要

本书由罹患乙肝和丙肝康复后的非医学专业人员以亲身的体验撰写。全书分肝脏与肝病、保养与预防、检查与诊断、治疗与康复四篇,简单介绍面对肝病、认识肝脏、了解肝病、自我保养、肝病预防、肝病检查、肝病诊断、肝病治疗、肝病康复的基础知识,重点介绍慢性乙肝与丙肝康复者的自我保养、科学防治、获得康复的体会及对家人的启迪。其内容丰富,资料新颖,科学实用,通俗易懂,适合慢性乙肝、丙肝患者及其家属阅读,也可供社区医务人员参考。

图书在版编目(CIP)数据

肝病患者的康复之道/马国柱,吴秋英主编. --北京:金盾出版社,2012.8

ISBN 978-7-5082-7562-8

Ⅰ.①肝… Ⅱ.①马…②吴… Ⅲ.①肝疾病—诊疗 Ⅳ.①R575

中国版本图书馆 CIP 数据核字(2012)第 083517 号

金盾出版社出版、总发行
北京太平路 5 号(地铁万寿路站往南)
邮政编码:100036
电话:68214039 83219215
传真:68276683 网址:www.jdcbs.cn
封面印刷:北京凌奇印刷有限责任公司
正文印刷:北京军迪印刷有限责任公司
装订:兴浩装订厂
各地新华书店经销
开本:850×1168 1/32 印张:9.5 字数:238 千字
2012 年 8 月第 1 版第 1 次印刷
印数:1~10000 册 定价:25.00 元

(凡购买金盾出版社的图书,如有缺页、
倒页、脱页者,本社发行部负责调换)

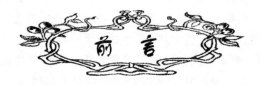

前言

慢性乙肝、丙肝是肝脏疾病中危害最大、患病人数最多的传染性疾病。本书由罹患51年慢性乙肝康复者与24年慢性丙肝康复者的同龄夫妇及家人共同编著。这是一本乙肝、丙肝康复者写给乙肝、丙肝病人的书,也是一本乙肝、丙肝患者家属必备的书。

2006年6月,我主编的《得了乙肝怎么办》一书由内部准印出版交流后,先后于2007～2010年由东南大学出版社、金盾出版社、人民军医出版社为我出版了肝病防治书,从内容到结构体系不断完善、创新,满足了不同层次读者的需求,受到了数万名读者的欢迎。求购咨询者纷至沓来,来电来信络绎不绝。虽然有的书当年出版、重印,但仍不能满足广大读者的需求。近年来,国内外在慢性乙肝防治研究中已取得了令人瞩目的进展,无论在乙肝病毒结构方面还是其生物特性方面已获得了更深入的了解。在防治乙肝、阻断和逆转肝纤维化、肝硬化和原发性肝细胞癌等方面的防治手段及抗病毒药物的开发、应用等领域,新理念、新方案、新经验不断涌现,防治慢性乙肝的方案、策略和专家共识不断更新,到2010年,我国《慢性乙型肝炎防治指南》更新版的出台,标志着国内外对防治慢性乙肝的总趋势、主要目标、总的战略意见已取得基本一致。

基于以上慢性乙肝防治的新进展,笔者有针对性地采集了国内外防治乙肝的最新动态,国内外乙肝防治专家的精辟论述、防治经验、耐药情况及救援方法、序贯或联合用药的优缺点、停药标准等医患十分关心的热点问题,并作了重点摘录介绍与解读。

全书分肝脏与肝病、保养与预防、检查与诊断、治疗与康复4篇

9 章 33 节 241 条，紧扣主题、上下衔接、左右协调，分层解读，力求使读者看得懂、学得会、用得上、见成效。书中所述内容主要是根据我国《慢性乙型肝炎防治指南》2010 年更新版的精神、国内外防治乙肝的医疗、科研、教学单位的科研新成果和乙肝防治专家的临床新经验，并总结了自己患乙肝 51 年获得康复过程中如何进行自我保养、科学防治、战胜肝病、回报社会的体会，以及家人目睹我与乙肝及我老伴与丙肝长期抗争的痛苦和战胜乙肝、丙肝回报社会的启迪。

必须指出，本书的作者是非医学专业的慢性乙肝、丙肝康复者及其全体家庭成员。"久病成良医"是夸赞，久病确实有体会，有教训。但我们毕竟不是"医"，更不可能成"良医"，加上学识水平有限，对有的内容可能理解不透，敬请读者批评指正。乙肝、丙肝患者或病毒携带者在就诊时，书中若与治疗方案有相悖之处，请务必遵循接诊医师医嘱。

在成书过程中，得到了本书主审、著名肝病专家、常州市第三人民医院（肝病专科医院）肝病科主任、常州市医学会传染病学会副主任委员陆建春主任医师的指导和帮助，在此表示衷心感谢！

马国柱　马秋英

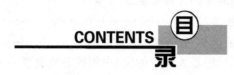

第一篇　肝脏与肝病

第一章　面对肝病

第一节　学习自我保养与肝病防治知识的意义、目的和
　　　　要求 …………………………………………………（4）
一、学习自我保养与肝病防治知识的意义 ………………（4）
二、学习自我保养与肝病防治知识的目的 ………………（7）
三、学习自我保养与肝病防治知识的基本要求 …………（8）
第二节　学习自我保养与肝病防治知识的基本内容和方法 ……（9）
一、学习自我保养与肝病防治知识的基本内容 …………（9）
二、学习自我保养与肝病防治知识的基本方法………（16）
第三节　综合运用所学知识，加强自我康复管理………（18）
一、要学会整理汇总肝功能检查报告………………（19）
二、要学会看懂肝功能检查报告……………………（20）
三、要学会心理调养与休息…………………………（21）
四、要学会适量运动和调控饮食……………………（21）
五、要学会合理用药和坚持定期复查………………（22）

第二章　认识肝脏

第一节　认识肝脏在人体中的位置和结构 ……………（23）
一、肝脏在人体中的位置和形态………………………（23）

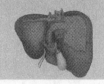

二、肝脏的结构……………………………………………（25）
第二节　认识肝脏的生理功能及其障碍………………（27）
  一、肝脏的生理功能……………………………………（27）
  二、肝脏功能的障碍……………………………………（29）
第三节　认识肝脏是人体中的宝，中年护肝更重要…（30）
  一、肝脏是人体生命中不可缺少的重要脏器…………（30）
  二、肝炎可引起"人体化工厂"运转失灵………………（33）
  三、人到中年护肝更重要………………………………（34）

第三章　了解肝病

第一节　肝炎的概念及其传播途径……………………（37）
  一、什么是乙肝…………………………………………（37）
  二、病毒性肝炎具有什么特点…………………………（38）
  三、病毒性肝炎有哪几种类型…………………………（38）

  四、目前还有多少未分型的病毒性肝炎………………（39）
  五、什么是甲型肝炎病毒，它是通过什么途径传播的……（39）
  六、什么是乙型肝炎病毒，它是通过什么途径传播的……（40）
  七、乙肝病毒有哪些特性………………………………（41）
  八、乙肝病毒感染的自然史分哪几期…………………（44）
  九、什么是丙型肝炎病毒，它是通过什么途径传播的……（46）
  十、什么是丁型肝炎病毒，它是通过什么途径传播的……（47）
  十一、什么是戊型肝炎病毒，它是通过什么途径传播的 …（48）
第二节　肝炎的临床意义………………………………（48）
  一、慢性乙肝病毒感染临床上是怎样分类的…………（48）
  二、如何区分两类不同性质的乙肝病毒携带者………（50）
  三、什么是隐匿性慢性乙肝……………………………（50）
  四、什么是HBeAg阳性慢性乙肝………………………（51）
  五、什么是HBeAg阴性慢性乙肝………………………（51）

目 录

六、什么是乙型肝炎肝硬化,临床上分哪几类 …………(51)
七、乙肝的发病机制是什么………………………………(51)
八、引起乙肝慢性化的因素有哪些………………………(52)
九、丙肝病毒感染的标志物有哪些………………………(53)
十、为什么说肝病中乙肝和丙肝对人类的
　　危害性最大……………………………………………(53)

第二篇　保养与预防

第四章　自我保养

第一节　养生保健经典解读 ………………………………(55)
一、古代中医养生保健经典解读…………………………(55)
二、现代养生保健的八项原则解读………………………(59)
第二节　心理保养 …………………………………………(63)
一、心理保养有什么重要作用……………………………(63)
二、怎样做好心理保养……………………………………(66)
三、为什么对肝病患者要给予心理支持…………………(75)
四、如何对青年肝病患者给予心理支持…………………(76)
五、如何对中年肝病患者给予心理支持…………………(77)
六、如何对慢性肝病患者给予心理支持…………………(78)
第三节　运动保养 …………………………………………(79)
一、运动保养对肝病患者有什么作用……………………(79)
二、什么叫有氧代谢运动…………………………………(80)
三、有氧代谢运动有什么作用……………………………(80)
四、什么是有氧代谢运动的"质量"………………………(82)
五、慢性肝病患者宜选择什么强度的有氧代谢运动……(82)
六、有氧代谢运动的科学过程是什么……………………(83)
七、有氧代谢运动有哪些禁忌证…………………………(84)

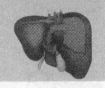

八、慢性肝病患者如何选择有氧代谢运动项目…………(84)
九、不同年龄段如何掌握快速步行有效的安全强度………(85)
第四节 饮食保养………………………………………(86)
一、饮食保养有什么重要作用……………………………(86)
二、慢性肝病患者如何补充蛋白质食品的种类和数量……(87)
三、慢性肝病患者如何选择脂肪类食物…………………(88)
四、慢性肝病患者如何选择维生素类食物………………(88)
五、慢性肝病患者为什么要经常吃水果,但量要适宜……(89)
六、慢性肝病患者怎样合理食醋和饮茶…………………(89)
七、慢性肝病患者为什么要终生忌酒……………………(90)
八、慢性肝病患者哪些食物宜少食或忌食………………(91)
九、慢性肝病患者应掌握哪些饮食防癌知识……………(93)
第五节 起居定常保养…………………………………(94)
一、如何劳逸结合保养身体………………………………(94)
二、如何起居定常、睡眠充足保养身体……………………(97)
三、如何根据四季变化调整起居…………………………(97)
四、如何节制性生活保养身体……………………………(99)
五、如何定期体检关注健康………………………………(99)

第五章 肝病预防

第一节 预防乙肝的措施及注意事项……………………(101)
一、我国《慢性乙肝防治指南》规定了哪些预防乙肝
   的措施……………………………………………(101)
二、乙肝患者的家庭成员怎样预防乙肝…………………(104)
三、乙肝病毒感染者能否结婚,结婚后另一方如
   何预防……………………………………………(105)
四、乙肝病毒感染者能否怀孕,HBV对怀孕有什么
   影响………………………………………………(105)

目 录

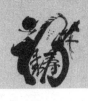

五、乙肝病毒感染者的妇女生育时如何预防母婴传播 …… (105)

六、妊娠早期患了乙肝如何预防病情加重 ……………… (106)

七、妊娠中晚期患了乙肝如何预防乙肝重症化 ………… (107)

八、给HBsAg阳性孕妇分娩前3个月注射小剂量
　　免疫球蛋白的方法是否有效 ……………………… (107)

九、HBsAg阳性产妇是否可以给婴儿喂奶……………… (109)

十、乙肝病毒感染的母亲是否可以和婴儿同室 ………… (110)

第二节　如何预防乙肝复发及其他肝病……………… (110)

一、怎样预防慢性乙肝的复发 …………………………… (110)

二、怎样预防重叠感染甲肝病毒和戊肝病毒 …………… (112)

三、怎样预防重叠感染丙肝病毒和丁肝病毒 …………… (113)

四、怎样预防乙肝重型化 ………………………………… (113)

五、怎样预防肝硬化 ……………………………………… (116)

六、怎样预防肝腹水 ……………………………………… (116)

七、怎样预防原发性肝癌 ………………………………… (117)

第三篇　检查与诊断

第六章　肝病检查

第一节　实验室检查…………………………………… (122)

一、乙肝的生物化学检查包括哪些项目 ………………… (122)

二、什么叫"乙肝两对半"和乙肝病毒脱氧核糖核酸 …… (123)

三、"乙肝两对半"分别表示什么意义 …………………… (124)

四、"乙肝两对半"与HBV-DNA检测结果的不同
　　组合说明什么 …………………………………… (125)

五、HBV-DNA、基因型和变异检测说明什么 ………… (126)

六、HCV血清学检测说明什么 ………………………… (126)

七、慢性肝病患者还应做哪些血液检查 ………………… (127)

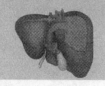

第二节 影像学、内镜与组织病理学检查 …………… (129)
  一、影像学检查 …………………………………… (129)
  二、内镜检查 ……………………………………… (131)
  三、组织病理学检查 ……………………………… (131)
第三节 怎样看懂肝功能检查报告 …………………… (133)
  一、怎样看懂乙肝病毒感染指标 ………………… (134)
  二、怎样看懂乙肝病情严重程度指标 …………… (134)
  三、怎样看懂乙肝纤维化程度指标 ……………… (136)
  四、怎样看懂肝硬化严重程度指标 ……………… (137)

第七章 肝病诊断

第一节 病毒性肝炎的诊断依据 ……………………… (139)
  一、病毒性肝炎临床诊断依据应包括哪些内容 … (139)
  二、急性无黄疸型肝炎的诊断依据应包括哪些内容 …… (140)
  三、急性黄疸型肝炎的诊断依据应包括哪些内容 …… (141)
  四、慢性病毒性肝炎的临床特征及诊断依据是什么 …… (141)
  五、什么是重型肝炎和肝衰竭 …………………… (143)
  六、急性重型肝炎的诊断依据是什么,应注意
      哪些事项 ………………………………………… (143)
  七、亚急性重型肝炎的诊断依据是什么,应注意
      哪些事项 ………………………………………… (144)
  八、慢性重型肝炎的诊断依据是什么,应注意
      哪些事项 ………………………………………… (144)
第二节 乙肝与丙肝的鉴别诊断依据 ………………… (145)
  一、急性乙肝的鉴别诊断依据是什么 …………… (145)
  二、慢性乙肝的鉴别诊断依据是什么 …………… (146)
  三、隐匿性慢性乙肝的鉴别诊断依据是什么 …… (147)
  四、乙肝病毒携带者的鉴别诊断依据是什么 …… (147)

目　录

　　五、丙肝的临床特征是什么 …………………………………(148)
　　六、丙肝的病原学鉴别诊断依据是什么 ………………………(148)
　第三节　肝炎肝硬化与肝癌的诊断依据………………………(149)
　　一、肝炎肝硬化的诊断依据是什么 ……………………………(149)
　　二、肝癌的临床特征及诊断依据 ………………………………(150)
　　三、肝癌的诊断标准是什么 ……………………………………(151)
　第四节　肝病并发症的诊断依据………………………………(151)
　　一、慢性肝病合并糖尿病的现状如何 …………………………(151)
　　二、慢性肝病合并糖尿病有哪些类型 …………………………(152)
　　三、肝源性糖尿病的临床特点与诊断依据是什么 ……………(152)
　　四、肝肾综合征的诊断依据是什么 ……………………………(153)
　　五、肝病并发其他感染的组织有哪些 …………………………(153)
　　六、肝性脑病分几级，相应的诊断依据是什么 ………………(154)
　　七、脑水肿的诊断依据是什么 …………………………………(154)
　　八、肝病并发出血的危害性是什么，有哪些临床表现………(154)
　　九、肝炎后脂肪肝的诊断依据是什么 …………………………(155)
　　十、肝炎后高胆红素血症有哪些临床表现 ……………………(155)
　第五节　诊断的确立与一般处理………………………………(155)
　　一、诊断的确立 …………………………………………………(155)
　　二、一般处理 ……………………………………………………(156)

第四篇　治疗与康复

第八章　肝病治疗

　第一节　慢性肝病综合治疗的原则和注意事项………………(158)
　　一、慢性肝病综合治疗应遵循哪些原则 ………………………(158)
　　二、慢性肝病综合治疗应注意哪些事项 ………………………(160)
　第二节　慢性乙肝综合治疗的内容和方法……………………(161)

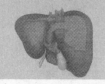

一、我国治疗慢性乙肝的模式发生了哪些变化 ………… (161)
二、什么是慢性乙肝治疗的总目标,应包括
　　哪些内容 ………………………………………… (163)
三、为什么说慢性乙肝难治,要长期抗病毒治疗………… (163)
四、抗病毒治疗的一般适应证有哪些 …………………… (165)
五、目前有哪些治疗慢性乙肝的药物 …………………… (165)
六、干扰素治疗慢性乙肝的疗效如何 …………………… (166)
七、干扰素抗病毒疗效的预测因素有哪些 ……………… (167)
八、干扰素治疗的监测和随访包括哪些内容 …………… (167)
九、干扰素治疗有哪些不良反应,如何处理 …………… (168)
十、干扰素治疗有哪些禁忌证 …………………………… (168)
十一、目前使用的核苷(酸)类似物有哪些,有什么
　　　共同特点 ……………………………………… (169)
十二、拉米夫定有什么特点,应用情况如何 …………… (170)
十三、阿德福韦酯有什么特点,应用情况如何 ………… (171)
十四、恩替卡韦有什么特点,应用情况如何 …………… (172)
十五、替比夫定有什么特点,应用情况如何 …………… (173)
十六、替诺福韦酯有什么特点,应用情况如何 ………… (174)
十七、用核苷(酸)类似物治疗慢性乙肝有哪些
　　　相关问题 ……………………………………… (174)
十八、目前使用的抗病毒药物如何比较 ………………… (176)
十九、我国上市的五种抗乙肝病毒药物治疗 e 抗原
　　　阳性的慢性乙肝如何比较 …………………… (177)
二十、慢性乙肝患者是否需要终身服用核苷(酸)
　　　类似物 ………………………………………… (178)
二十一、国际上是如何规定治疗慢性乙肝终点的 ……… (178)
二十二、如何在两类抗 HBV 药物中按个体化
　　　　原则选择 …………………………………… (179)

目录

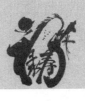

二十三、如何选择核苷(酸)类似物的不同品种 ………… (181)
二十四、在抗病毒治疗中要不要用保肝药 ………… (181)
二十五、为什么干扰素不能与核苷(酸)类似物
　　　　联合应用 ………… (182)
二十六、长期口服核苷(酸)类似物产生耐药后
　　　　会带来什么危害 ………… (183)
二十七、美国对核苷(酸)类似物耐药的预防和治
　　　　疗有哪些措施 ………… (183)
二十八、我国对核苷(酸)类似物耐药的预防和治
　　　　疗有哪些措施 ………… (185)
二十九、耐药的产生与乙肝病毒的哪些因素相关 ………… (187)
三十、发生耐药有哪些诱因 ………… (187)
三十一、我国最新抗病毒治疗推荐意见怎样 ………… (188)
三十二、慢性乙肝抗病毒治疗的一般流程怎样 ………… (191)
三十三、国内外对乙肝肝硬化患者进行抗病毒治疗的建议
　　　　(规定)及我国临床实践的效果怎样 ………… (191)
三十四、抗病毒治疗中特殊情况如何处理 ………… (193)
三十五、我国《慢性乙肝防治指南》对免疫调节治疗
　　　　是怎样规定的 ………… (196)
三十六、我国《慢性乙肝防治指南》对抗炎、抗氧化
　　　　和保肝治疗是怎样规定的 ………… (196)
三十七、我国《慢性乙肝防治指南》对抗纤维化和对
　　　　症治疗是怎样规定的 ………… (197)
三十八、我国《慢性乙肝防治指南》对患者随访有什么
　　　　要求 ………… (197)

第三节　丙肝的治疗 ………… (198)
一、丙肝与乙肝有哪些异同点 ………… (198)
二、丙肝的发病机制是什么 ………… (198)

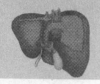

三、怎样治疗丙肝 …………………………………… (199)
四、怎样评估治疗丙肝的疗效 ……………………… (201)
五、影响干扰素治疗丙肝的因素有哪些 …………… (201)
六、干扰素治疗丙肝无反应者应该怎么办 ………… (203)
七、慢性丙肝用干扰素治疗后复发应该怎么办 …… (203)
八、丙肝病毒抗体阳性而肝功能正常者应该怎么办 … (203)
九、干扰素治疗丙肝过程中引发自身免疫性肝炎者
　　应该怎么办 ……………………………………… (204)
十、女性慢性丙肝妊娠了应该怎么办 ……………… (204)
第四节　慢性肝病并发症的治疗 …………………… (204)
一、慢性肝病患者要十分重视合并糖尿病的治疗 … (204)
二、慢性肝病并发糖尿病时的治疗应遵循哪些原则 … (205)
三、慢性肝病并发糖尿病时治疗糖尿病的特点是什么 … (205)
四、慢性肝病并发糖尿病时治疗肝病的特点是什么 … (207)
五、什么是肝肾综合征，治疗肝肾综合征的
　　原则是什么 ……………………………………… (208)
六、治疗肝肾综合征有哪些有效措施 ……………… (208)
第五节　中晚期肝病的治疗 ………………………… (209)
一、肝硬化的主要病因是什么 ……………………… (209)
二、肝硬化能治好吗 ………………………………… (210)
三、治疗肝硬化医患双方应该怎么做 ……………… (211)
四、怎样掌握肝硬化治疗的合理用药 ……………… (211)
五、肝硬化患者发生上消化道出血时应注意什么 … (213)
六、预防肝硬化上消化道出血有哪些措施 ………… (214)
七、治疗肝硬化上消化道出血有哪些方法 ………… (215)
八、怎样治疗单纯性腹水 …………………………… (217)
九、怎样治疗复杂性腹水 …………………………… (217)
十、怎样治疗顽固性腹水 …………………………… (218)

目 录

十一、肝性脑病有哪些早期表现 …………………………(218)
十二、治疗肝性脑病应遵循什么原则,有哪些
　　　治疗措施 ………………………………………(219)
十三、怎样治疗原发性肝癌 ………………………………(220)
十四、什么是治疗肝癌的介入疗法,目前主要
　　　采用哪些治疗术 ………………………………(220)
十五、中医是怎样治疗肝癌的 ……………………………(222)
十六、什么是终末期肝病和肝脏移植 ……………………(222)
十七、活体肝部分移植的适应证和应具备什么条件 ……(223)
十八、肝脏供体者应具备什么条件 ………………………(224)

第六节　中医治疗……………………………………………(225)
一、中医治疗肝病的基本原则是什么 ……………………(225)
二、中医是怎样治疗急性肝炎和用药的 …………………(227)
三、中医治疗急性肝炎常用的中成药有哪些 ……………(227)
四、中医对慢性肝炎是如何辨证施治的 …………………(230)
五、中医治疗慢性肝炎和肝纤维化常用哪些中成药 ……(231)

第七节　营养治疗……………………………………………(235)
一、营养的功能是什么 ……………………………………(235)
二、什么是合理的营养 ……………………………………(235)
三、什么是不合理的营养 …………………………………(236)
四、营养素的功能是什么 …………………………………(236)
五、营养素的种类有哪些 …………………………………(237)
六、蛋白质的作用有哪些 …………………………………(237)
七、蛋白质分成哪几类,各自所起怎样的作用 …………(238)
八、蛋白质有哪些生理功能 ………………………………(238)
九、蛋白质的来源在何方 …………………………………(239)
十、什么是脂类和类脂 ……………………………………(239)
十一、脂肪有哪些生理功能 ………………………………(240)

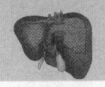

十二、营养学上通过哪些指标来评定脂肪的营养价值 …(241)
十三、脂肪的供给量和来源在何方 ……………………(241)
十四、什么是单糖、双糖和多糖 ………………………(241)
十五、糖类有哪些生理功能 ……………………………(242)
十六、糖类的供给量和食物来源在何方 ………………(243)
十七、三大营养素之间的关系是什么 …………………(243)
十八、三大营养素与维生素之间有什么关系 …………(243)
十九、氨基酸之间有什么关系 …………………………(244)
二十、营养治疗与药物治疗有什么区别 ………………(244)
二十一、怎样强化慢性肝病的营养治疗 ………………(245)
二十二、怎样强化肝硬化的营养治疗 …………………(247)
二十三、一位肝硬化患者营养治疗的效果 ……………(248)

第九章 肝病康复

第一节 患了乙肝后多次复发的教训及治疗与康复的
体会……………………………………………(250)
　一、患了乙肝后多次复发与治疗 ……………………(250)
　二、患了乙肝51年康复的体会 ………………………(253)
　三、我患乙肝的康复之道 ……………………………(262)
第二节 爷爷的经历和51年乙肝病历给我的启迪 …(264)
　一、爷爷的患病经历 …………………………………(265)
　二、爷爷的奋斗足迹 …………………………………(269)
　三、爷爷的康复与奋斗足迹给我的启迪 ……………(280)
第三节 外婆24年患丙肝病历给我们的启迪 ………(282)
　一、外婆是怎样患上丙肝的 …………………………(283)
　二、丙肝的危害性与传播途径 ………………………(284)
　三、外婆治疗丙肝的康复过程 ………………………(285)
　四、外婆的康复给我们的启迪 ………………………(286)

第一篇　肝脏与肝病

第一篇　肝脏与肝病

导读：《肝病患者的康复之道》是从自我保养与肝病防治两方面获得康复而形成独特的知识结构体系。全书分4篇9章33节,其各篇、章、节的结构思路,具有上下衔接、左右协调的逻辑关系,以利于读者能清晰地读懂本书且会在实践中使用,走出防治肝病误区,让患者早日康复,享受美好人生。全书的知识结构体系如图1所示。

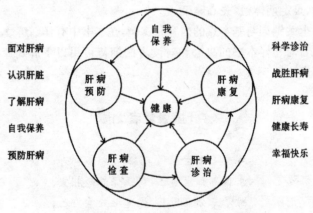

面对肝病　　　　　　　　　　　　　　　　科学诊治
认识肝脏　　　　　　　　　　　　　　　　战胜肝病
了解肝病　　　　　　　　　　　　　　　　肝病康复
自我保养　　　　　　　　　　　　　　　　健康长寿
预防肝病　　　　　　　　　　　　　　　　幸福快乐

图1　《肝病患者的康复之道》知识结构体系示意图

全书的关键词与基本点如下。

一个中心：以健康为中心。

两个相宜：药医养生两相宜,三分医,七分养;防治三分靠医药,康复七分靠自家。

三大法宝：系统论、信息论、控制论。

四个最好：最好的医生是自己,最好的药物是时间,最好的心态是宁静,最好的运动是步行。

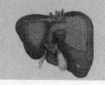

肝病患者的康复之道

战胜肝病五步曲：自我保养，肝病预防，肝病检查，肝病诊治，肝病康复，形成良性循环，如图1所示。这是阻断肝病三步曲（肝炎—肝硬化—肝癌）的基本武器。谋事在人，成事在天，只要医患结合心连心，就能战胜肝病上月球，同饮吴刚桂花酒，一醉方休共飞舞，奋起金猴千钧棒，不灭肝病不罢休。

健康长寿六要诀：一是心态平衡：忘掉遗憾的过去，享受幸福的今天，展望美好的未来；二是合理营养，均衡膳食：营养既不过剩，也无不足，一日三餐，早饭吃饱，中饭吃好，晚饭吃少；三是劳逸结合，运动适量；四是睡眠充足，起居定常，四季各样；五是节制房事，但勿无情；六是定期体检，关心健康。

以上关键词与基本点的内容和实例，在本书中有详细解读。

笔者对写好本书的决心和对读者的期待可用以下肝病康复者之歌来表达。

肝病康复者之歌

人生七十古来稀，多病之躯不稀奇；
求医不如求自己，药医保养两相宜；
防治三分靠医药，康复七分靠自己；
人生闯过七十三，事业还能干一番；
发动马家三代人，组建写书马家军；
外孙男女齐上阵，两个女婿志愿兵；
写书献给老百姓，看懂会用我开心；
欲知防治康复道，读懂本书就知道；
七十六岁不服老，著书立说创新高；
数量质量步步高，五十六本还嫌少；
三部新作配成套，全体作者全家照；

第一篇　肝脏与肝病

> 刊登常州广电报，A版头条特报道；
> 别看地方性小报，一般还是难上报；
> 马家珍惜当家宝，激励人人上大报；
> 全体作者心连心，齐心协力创精品；
> 本书特色再创新，回报社会皆高兴。

第一篇是肝病防治的基础知识，分3章、8节介绍。第一章是面对肝病：针对人人面对肝病、人人害怕肝病的环境，希望不得肝病的心理，即便得了肝病，如何早日康复的希望，使读者认识到对"肝病盲"来讲，面对肝病"三步曲"（肝炎—肝硬化—肝癌）该治不治，不该吃药却轻信广告乱用药，其结果是死亡；对有肝病防治知识的群体来讲，可以通过自我保养，科学防治不得肝病，即便得了肝病，及时进行科学治疗，加大自我保养力度，树立战胜病魔的信心，其结果是获得康复、快乐、健康、长寿。因此，本章分3节指导读者学习肝病防治知识，包括学习自我保养与肝病防治知识，如何综合运用所学知识，确保一生健康到"归天"。第二章是认识肝脏：主要讲学习肝病防治知识，必须从认识肝脏入手，认识肝脏在人体中的位置和形态，认识肝脏的结构，认识肝脏的生理功能，认识致病因素造成肝脏结构受损，导致肝脏生理功能障碍，产生临床上使人不适的相关症状，提高对肝脏是人体中的宝的认识。第三章是了解肝病：主要了解肝病的类型，了解各类病毒性肝炎的传播途径和发病机制，重点要了解对人类危害最大的慢性乙肝与慢性丙肝的病毒特征和防治知识。

第一章　面对肝病

导读：我国是病毒性肝炎的高发区之一，慢性乙肝和丙肝合计

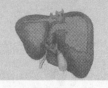

已超过3 000万人,且是发展成肝硬化、肝癌及肝衰竭的主要危险因素,严重危害着人类的身心健康。

人们最关心的是怎样不得肝病,万一得了肝病如何治疗而获得康复。专家提醒,首先就要学会与肝病共处,保持健康、稳定、乐观的情绪,积极参加治疗,这样才能收到事半功倍的疗效。根据笔者患慢性乙肝51年康复的切身体会,一是平时要重视自我保养,二是采取预防措施,三是积极治疗。如何自我保养、预防及科学治疗,就应学习自我保养与科学防治肝病知识,从被动学习到主动学习,摘掉"肝病盲"的帽子,走出防治肝病的种种误区,树立持久战的观念。

第一节 学习自我保养与肝病防治知识的意义、目的和要求

一、学习自我保养与肝病防治知识的意义

对肝病患者(含病毒携带者)来说,学习自我保养与肝病防治知识的意义主要有以下几点:

1. 有利于树立科学治病观,避免受骗上当乱用药 以危害人们健康最大的慢性乙型肝炎(以下简称慢性乙肝或CHB)为例,针对广大群众害怕乙肝的种种心态,以及乙肝病毒(HBV)携带者和乙肝患者治病心切的心理和乙肝知识的匮乏,社会上五花八门的虚假广告泛滥,所谓防治乙肝的专家、权威、教授吹嘘他们的攻关成果有新的突破,鼓吹他们所谓发明、发现的新技术、新方法及新药物治疗乙肝的特殊疗效,今天有个张三专家"转阴王",明天又出了李四专家"乙肝转阴王"。新闻媒体如一些电台、报纸,也违心地成了他们的喉舌,为他们提供平台、窗口,开足马力进行虚假宣传,使得一些知识匮乏的乙肝患者或HBV携带者,治病不上正规医

第一篇 肝脏与肝病

院,轻信广告瞎宣传,用他们的方法吃他们的药,结果许多人花了冤枉钱,本来肝功能稳定的,却病情加重,有的成了"冤死鬼"。据2006年6月29日《扬子晚报》记者刘小卉采访江苏人民医院肝胆外科专家的报道,约20%的乙肝患者因用药不当导致肝功能受到损害。一位医生介绍,他们曾接待了多位乙肝患者和HBV携带者的咨询,主要是针对如何才能使HBV指标转阴的问题。其中一位患者痛苦地说,他因体检时发现自己感染了乙肝病毒,非常着急,便到医院看病,经检查发现他是乙肝"小三阳",一般情况不用治疗。但这位患者没有听正规医院医生的话,而是盲目听信广告,花了近20 000元钱,不但没有使HBV消除,而且也没有使乙肝"小三阳"转阴,还因为药物中毒导致了药物性肾损害,像这类例子在现实生活中屡见不鲜。

肝功能正常的乙肝"小三阳"患者到底要不要治疗,什么情况下要治疗,怎样治疗,什么情况下不必治疗,2005年12月我国防治乙肝权威机构制订的《慢性乙型肝炎防治指南》(以下简称《慢性乙肝防治指南》)及2010年更新版,其中都有明确的规定,在本书的肝病治疗中,根据《慢性乙肝防治指南》的推荐意见将有详细的介绍。

2. 有利于肝病患者走出防治肝病的种种误区 乙肝患者乱用药的误区主要体现在以下3个方面。

(1)认为药物剂量越大越有效:经常有一些肝病患者,总是大量服药,而大量服药对肝病的恢复不但无益反而有害。因为过量服药,势必加重肝脏的负担,损伤肝脏的代谢功能,同时还给患者带来不小的经济负担。

(2)盲目信赖进口药物:有的患者始终认为,国外的医疗水平及制药技术要远远高于国内,所以过分地信赖进口药物。其实,西药在国内经常也会出现"水土不服"的现象,特别是乙肝防治的进口药,如目前常用的干扰素等30多种在国外认为有效的西药,在

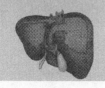

国内的临床应用效果也不尽然,这是因为 HBV 有不同的亚型,不同人种感染 HBV 的亚型也各不相同。其实,国内自己研制开发的一些保肝降酶药对乙肝患者的治疗也有较好的效果。

(3)药的价格越贵越好:在肝病的治疗中,还有一些患者错误地认为,"药价越高、疗效越好"。造成这种错误认识的原因很多,既有患者的固有错误认识,也有某些医生出于某种原因的误导,更有一些低价伪劣药品搅乱了患者的判断力。

客观地讲,上述三方面肝病防治的误区不完全是肝病患者的知识匮乏,还有医疗体制改革的缺陷带来的负面影响,一些医疗单位对医生的经济收益与用药和治疗费用挂钩,使一些医生开"黑心处方"、"小病大处方"、"小病大检查、大化验",如果我们有了一定的肝病防治知识,一方面不会上广告虚假宣传的当,盲目跟着广告跑,乱投医乱吃药;另一方面对于乙肝防治就会坚持到正规医院、专科医院去,选择医德医术双高的医师治疗。

3. 有利于从"被动就医"模式向"医患共同参与"的就医模式转变 传统的"被动就医"模式并不要求患者懂医学知识,但是现代社会经济发达了,人们的物质生活水平和文化素质提高了,一旦生病,就不再满足于上医院"看病拿药了"。人们希望了解自己的病是怎么得的,怎么预防、怎么治疗,特别是慢性乙肝和丙肝,需要长期跟踪观察、定期复查,有的病甚至要终身治疗(如高血压、糖尿病等疾病),这些病不仅需要药物治疗,还要坚持自我保养,如心理保养、运动保养、饮食保养、生活保养等。这些问题都靠问医生解决是不可能的,一是医生太忙,一天要看几十个患者,每个患者最多也不过5~6分钟;二是有些话也难以启齿,诸如恋爱结婚、生儿育女、性生活等。那么,这些问题可在本书中得到满意的答案。

有了肝病防治知识的患者在与医生交流沟通时,也就有了共同语言,而且还可参与对自己治疗方案的制订、调整和药物的选择等,根据个体化治疗的原则进行探讨,积极配合医生跟踪随访,对

第一篇　肝脏与肝病

提高疗效将是十分有益的。

二、学习自我保养与肝病防治知识的目的

　　学习自我保养与肝病防治知识主要是为了科学地认识肝病,用科学态度对待肝病,并公平、公正地对待肝病患者及病毒携带者,绝不是为了自己有病可不去医院问医取药,自己给自己看病。这是因为肝病的防治,不仅涉及医学专业的基础理论课、专业基础课和专业课等多门相关学科的知识,还涉及临床实践的经验。根据医生的学历和能力通过国家权威机构的考试、考核和评审,取得任职资格的专科医生才能上岗就医,不是靠我们这些隔行人学习了一些防治肝病的皮毛知识,就一知半解断章取义地去乱用药。所谓"久病"成"良医"的说法,也只能说明患病久了,摸索出老毛病发病的一些规律了,根据自己的经验,一般情况下的发病不必请医生,自己能对付它。例如,一个人患感冒,一生中经历多了,一般情况下可能着凉了,那么就注意保暖、休息、多饮水,几天以后也就好了,不必像初次得感冒那样,症状来了就很害怕,必须去医院问医吃药。但是也要注意,有时候自以为是感冒,接连发热几天不退,开始咳嗽了,或者开始上吐下泻了,那情况就不一样了,不是靠老办法能解决了,就要及时去医院就诊,前者很有可能得了肺炎或肺结核,后者很有可能是肠胃炎,甚至是急性肝炎,因为急性肝炎或慢性肝炎急性发作时,酷似感冒。这时就必须去正规医院检查,问医吃药,否则就会铸成大错,造成终身遗憾。这类教训像我们这些老年人,几乎人人都有类似情况的发生,当然不一定就是肺结核和肝炎,仅是举例说明其利害关系而已。

　　人们学习自我保养与肝病防治知识的目的,归纳起来就是通过学习自我保养方法提高我们的抗病能力(免疫力);学习肝病防治知识来认识肝病的真面貌,了解肝病防治的基本内容和基本方法,领会预防肝病的科学道理,落实预防肝病的有关措施,建立和

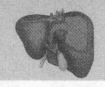

谐医患关系,参与制订对自己肝病的治疗方案,积极配合医生跟踪随访,综合运用所学知识进行系统自我调养、自我管理,最终达到战胜肝病、健康长寿,愉快过好每一天的目标。

三、学习自我保养与肝病防治知识的基本要求

学习自我保养与肝病防治知识,绝不能"空对空"地进行纯理论学习,而是应有针对性地联系实际的系统学习。这个要求归纳起来可以用"知"、"懂"、"用"3个字来概括。具体要求是,必须从认识肝脏入手,认识肝脏在人体中的位置、形态、结构和功能;要了解肝病,特别是在肝病中对人类健康危害最大的慢性乙肝和丙肝,就必须了解肝病的类型;要搞清楚人为什么会得乙肝和丙肝,就必须学习乙肝病毒(HBV)、丙肝病毒(HCV)的特性,传播途径、发病机制及其危害性;要想不得乙肝,就必须学习自我保养与肝病预防方面的知识;由于自我保养、肝病预防措施不到位,一旦得了乙肝或丙肝,或重叠感染了几种病毒性肝炎该怎么办,想了解凭什么医生确诊得了乙肝或丙肝了,或重叠感染了几种病毒了,或病毒变异了,或肝病复发了,就必须学习肝病检查基本知识;要弄清到底得了什么肝病,病情轻、重,传染性强弱,医生为什么这么说,依据是什么,就必须学习肝病诊断的基本知识;想知道我的肝病要不要治疗,用什么药治疗合适,就必须学习肝病治疗基本知识,特别是《慢性乙肝防治指南》中的相关内容和国内外乙肝防治专家的共识和临床经验。治疗的终点和目标是康复,绝大多数肝病患者只要按照书上所说,不乱投医、乱用药,到正规医院进行规范化治疗,是可以获得康复的,即便是慢性乙肝、丙肝,虽然仍携带病毒,但只要日常生活中坚持自我保养,定期检查随访,不过于劳累,肝功能长期稳定,完全可以和正常人一样学习、工作、恋爱、结婚、生儿育女、建立和谐家庭,继续为社会做贡献。本书第九章肝病康复以作者51年乙肝多次复发与治疗获得康复的体会及老伴24年丙肝的康复

第一篇 肝脏与肝病

之路及对家人的启迪是最有说服力的证据。其中最重要的一条就是要学习和掌握一定的自我保养与肝病防治的科普知识。达到"知"、"懂"、"用"的境界,战胜肝病,共享健康、幸福、长寿的美好人生。

第二节 学习自我保养与肝病防治知识的基本内容和方法

一本能使读者看得懂、学得会、用得上的科普知识读物,应有符合自然界基本规律的知识体系,包括基本理论、基本概念、基本内容和基本方法。前两个是从理论上解决肝病是什么,为什么会得肝病的问题,后两个解决我们应该做什么(内容),如何做(方法)的问题,所以前两个是理论,后两个是实践。前者来自后者的经验升华,理论高于实践,指导实践。这就是通常所说的用理论指导实践,只有这样学习自我保养与肝病防治知识的基本内容才是科学的。

一、学习自我保养与肝病防治知识的基本内容

1. 自我保养与肝病预防方面的知识体系 自我保养与肝病预防知识也应该有它的科学知识体系。第一篇的第二章认识肝脏就是肝脏保健养护的基本理论。它从介绍肝脏的结构、功能开始,说明什么是肝脏,为什么要养护肝脏。如果养护肝脏不到位,或者自卫能力抵挡不了外部环境致病因素的袭击,免不了要得肝病。然而,肝脏的致病因素多种多样,因而肝病也有性质不同的多种类型,为此,必须了解肝病。这就是第三章解读肝病的类型,重点解读肝病中对人类健康危害最大的慢性乙肝和慢性丙肝病毒的传播途径、特性和发病机制。而各种肝病是可以预防的,进入第二篇保养与预防的第四、第五章分别为你解读自我保养与肝病预防的措

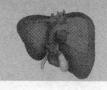

施、内容和方法。

　　肝病预防既与肝脏养护有密切联系,又与肝病诊治密切相关,目标是一致的,都是围绕以健康为中心,肝脏自我保养措施得力到位,就有可能肝脏不得病,即便肝脏得了病,如果诊断正确,治疗及时,方案优化(规范化和个体化相结合),加上肝脏养护有方,就能延缓病情进展,争取早日康复。

　　肝病预防方面的知识体系,既有预防目的意义,又有预防措施的原则规定(内容和方法),还有针对不同情况的具体措施和注意事项,构成了一个理论和实践相结合的肝病预防方面的知识体系,具有可读性和可操作性。例如,对病毒性肝炎预防措施的原则规定中介绍的从源头上解决问题和加强传染源管理措施的原则规定,切断传播途径的预防措施和加强易感人群的保护措施,尤其是乙肝预防措施的具体规定,如乙肝患者中家庭成员的具体预防措施,HBV感染者结婚时的预防措施,HBV感染者的妇女生育时的预防措施,妊娠期患了乙肝的预防措施,"澳抗"阳性产妇给婴儿喂奶的具体预防措施,母婴同室的预防措施,慢性肝病患者预防复发、重叠感染其他肝炎病毒、重型化、肝硬化的具体预防措施,以及肝硬化患者预防肝腹水、原发性肝癌的具体预防措施等,都是肝病患者及家属成员十分关心的问题。这些具有很强针对性和实用性的知识必须认真学习,深刻体会,认真贯彻执行,肯定有益。

　　如果自我保养不坚持,预防措施不到位,得了肝病,出现了肝病的相关症状,那么到底是否得了肝病,得的是什么肝病,就得上医院进行检查,根据检查结果,为医生诊断提供了证据,这就是第三篇检查与诊断的第六章肝病检查的内容。解读各类检查报告,指导如何看懂这些检查结果。第七章肝病的诊断,本书站在患者角度仅介绍诊断的基本思路,使读者有一般性了解。第四篇治疗与康复的第八章肝病治疗,重点介绍慢性乙肝与丙肝的综合治疗与用药。第九章讲肝病康复,要明确肝病康复既是治疗的终点和

第一篇 肝脏与肝病

目标,又是新一轮自我保养的起点。本章用肝病康复者的体会和家人的启迪实话实说地告诉读者,使肝病患者看到战胜病魔的希望,树立坚持自我保养、科学防治肝病的信心和决心,争取早日康复,享受美好人生。因此,除主要学习自我保养与肝病预防方面的知识外,还应学习肝病诊治与康复方面的知识。

2. 肝病诊治与康复方面的知识 肝病诊治方面的知识,从基本理论方面来说,是要解决什么是肝病,人为什么会得肝病。书中首先在共性方面从疾病的产生与发展和疾病的治疗与康复两方面作出科学的回答。然后,再针对肝病的产生与发展和肝病的治疗与康复两方面作出科学的回答。

(1)疾病的产生与发展:肝病是肝脏的疾病,那么什么是疾病,拿医生的话来讲,疾病是指机体在一定条件下,由病因与机体相互作用发生的生命活动障碍过程。在此过程中,机体对病因及其损伤发生抗损伤反应;组织细胞发生功能、代谢和形态结构异常变化;患者出现各种症状、体征及社会行为异常,人们对环境适应能力降低和劳动能力减弱乃至消失。

以上是医学专家对疾病所下的定义,高度概括地把什么是疾病,人为什么会生病,生病以后出现的症状及危害等作了说明。我们可用图2来说明疾病的产生与发展。

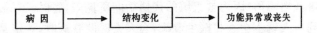

图2 疾病的产生与发展

图2说明了"结构决定功能,功能反映结构的状态",这是放之四海而皆准的疾病的产生与发展的道理。任何疾病的产生与发展都是先由病因(致病因素)与身体相互作用,导致身体的某种生理功能发生障碍的过程(功能发生变化——异常或丧失)。由此可见,生病有两个因素:一是环境中的致病因素(即病因),具体到本

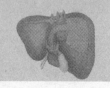

书讲的乙肝,致病因素就是HBV;二是身体的抵抗力。感染HBV的人约有57%,而真正"澳抗"(HBsAg)阳性的人只有7.18%~10%,现症患者2 000万~3 000万人(抽样调查对象、基准不一样),其余90%接触HBV的人为什么没有"澳抗"阳性?在7.18%~10%的"澳抗"阳性患者中,也只有5%~10%会进一步发展为慢性乙肝,其余的90%~95%的人尽管体内有HBV,为什么不发展成慢性乙肝?说明每个人的抵抗力强弱不一样。由此可见,一个人什么情况下才会生病?一定是致病因素在与身体的抵抗力相互作用的时候,人的抵抗力不行,吃了败仗,否则不会出现疾病状态。所以,提高人的抵抗力,才是解决问题的关键。例如,一旦气候变化,一定有人会感冒,但也一定有人没感冒。这就说明了前者抵抗力弱,后者抵抗力强。

(2)疾病的治疗与康复:从图2疾病的产生与发展的过程就可得出疾病的治疗与康复的过程,如图3所示意。

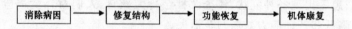

图3 疾病的治疗与康复

尽管任何疾病的产生与发展都是病因在先,但当身体的功能没有表现出障碍(因为被组织的代偿功能所掩盖,暂时没有被患者感受到),人就不会去找医生看病,当人去医院看病时,一定是很难受了(即功能变化很严重了)。像HBV携带者,肝功能正常时没有什么症状,不会上医院去问医吃药,当症状很明显了(如厌油腻食物、疲乏、尿黄、肝区痛等肝炎常见症状),人感到很难受了才去医院看病,一检查肝功能异常明显了。也就是说,患者看病的过程和疾病发生的过程,顺序刚好相反。患者去找医生问医取药,医生通过各种检查措施去查找病因,为诊断提供证据,作出诊断,制订治疗方案进行治疗。

第一篇 肝脏与肝病

从医患双方来说,希望实现康复,即功能恢复,但是功能是由结构决定的,所以要先修复结构,而结构的破坏又是致病因素引起的,因此要想疾病彻底痊愈,就要消除病因,至少要修复受损伤的结构才有可能恢复(彻底治愈)或部分恢复(好转)。

根据上述道理,如果患者到医院看病,无论是看普通医师还是著名专家,如果采取的治疗措施不能修复结构或者不能消除病因,或者既不能修复结构,又不能消除病因,那么这个病从根本上来说就不可能被彻底治愈。

上医院问医取药,都离不开化验、检查、打针吃药,都是希望从疾病状态恢复到健康状态。怎样才能恢复到健康状态?第一是消除致病因素,这是最根本的治疗方案。然而,有的肝病(主要是乙肝、丙肝)至今还没有能彻底清除乙肝、丙肝病毒的特效药物,但已有抑制病毒复制的有效药物如干扰素和新的核苷(酸)类似物,所以还应进行积极的治疗。同时,我们是否还可从增强自己的抵抗力方面下工夫呢?这就是本书第四章自我保养,养护肝脏的内容和方法,以及第八章第七节营养治疗的作用与方案,讲的都是提高自身抵抗力方面的知识。特别指出,对药物和营养在治疗疾病的不同作用和互补作用上要有一定的认识,两者不可偏废。

药物在身体中起什么作用呢?通俗点讲,药物可以比作是人的抵抗力打不过致病因素而调来的救兵。就像一个家庭经济上发生困难,向亲朋好友借钱渡过难关,但正如只能救急不能救穷一样,一个人的身体健康也不能完全依赖药物。在药物帮助我们治疗的同时,我们自己也要抓紧时间,增强自己的抵抗力,而增强抵抗力只有注意劳逸结合,健康的生活方式,强化营养才可以做得到,没有越吃药身体越健康的。同样,一个家庭的脱贫致富,也只有靠自己的艰苦奋斗、勤劳致富,没有借钱越多越富裕的道理。

有一位肝病防治专家介绍了一位患有严重的肝硬化腹水的农民,在医院治疗时输白蛋白,腹水就下去了,输入的白蛋白消耗完

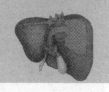

肝病患者的康复之道

了又产生腹水(白蛋白在体内的半衰期只有20天),最后把家里积蓄和借来的钱全部花完(60 000多人民币),病又回到原来的状态,这时候患者开始尝试通过营养强化和休息方案(即休养),只有20天左右,腹水完全消失,经过一段时间的营养巩固治疗,现在身体仍然很好,而且能下地干农活了。

以上疾病的产生与发展及治疗与康复,任何疾病都符合这个过程。就肝炎而言,顾名思义是指肝脏组织发炎,是由各种致肝损伤因素作用于肝组织,引起程度不等的肝细胞损伤与肝功能障碍的结果。引起肝组织发炎、肝细胞损伤,以致肝功能障碍的病原与病因复杂多样,因此肝炎的类型也有许多,可根据肝病的检查,结合临床体征和症状属于何种类型的肝炎做出初步的定位。了解这些基本知识,在医生诊断及制订治疗方案时医患双方就有了共同的语言。

(3)乙肝的产生与发展:乙肝的产生与发展都有一个自然过程。《慢性乙肝防治指南》2010年更新版提示,婴幼儿期HBV感染的自然史一般可人为地划分为4个期,即免疫耐受期、免疫清除期、非活动或低(非)复制期和再活动期,每个时期都有其自身的特点。《慢性乙肝防治指南》2010年更新版均有详细说明,其证据就在肝病检查章节的相关检查项目结果中显示。

一个人一旦得了乙肝,其发展结果无非是两种情况:一种是通过治疗和休养(休息和营养)得以恢复健康(康复),也有一些人自己都不知道得过乙肝,查体时医生告诉他得过乙肝,现在已好了,正如有的人从不知道自己得过肺病,结果体检时发现肺部有钙化点一样。没有靠药物治疗,病自然就好了,这就是自己的抵抗力强大,不需要药物帮忙,就打败了侵犯的"敌人"。另一种情况,通过治疗,控制了疾病的发展,获得了康复(不等于治愈,治愈一定是康复、康复不一定治愈)。还有极少数人久治不愈,向"三步曲"(肝炎—肝硬化—肝癌)发展,甚至体检时发现已属肝病晚期了。

第一篇　肝脏与肝病

通过以上简要介绍可知,肝病的产生与发展过程如图 4 所示。

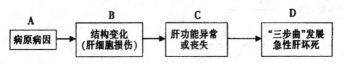

图 4　肝病的产生与发展

由图 4 可知,A 的原因造成 B 的结果,B 的原因产生 C 的结果,C 的原因产生 D 的结果。

(4)肝病的治疗与康复:从肝病的产生与发展过程就可看出肝病的治疗与康复过程,如图 5 所示。

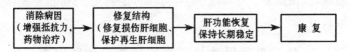

图 5　肝病的治疗与康复

3. **自我保养、肝病防治与康复五位一体的知识结构**　用自我保养、肝病预防、肝病检查、肝病诊治、肝病康复五方面的知识,紧紧围绕以健康为中心,发挥各自的功能,实现同一个目标(康复),构成五位一体的知识结构。章、节之间上下衔接,左右协调,互相渗透,环环相扣,实现良性循环,保证身体健康。真正掌握了它就能做到对自己的肝脏无病防病、有病科学治病,早日康复,继续为社会作贡献。五位一体的知识结构如前图 1 所示。

4. **肝病的产生、诊治与康复的知识流程**　为便于读者学好本书知识,综合上述内容,将本书设计的肝病产生、诊治、康复的知识流程用图 6 示意。

图 6 说明,学习本书首先要从认识肝脏的结构与功能开始,真正认识到肝脏是人体中的宝,应采取科学的保养与预防措施,使它不得肝病。一旦致病的因素损伤了肝脏结构,就会造成肝脏功能

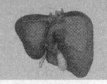

肝病患者的康复之道

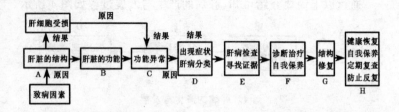

图6　肝病的产生、诊治与康复的知识流程

障碍,人体会出现肝病相关的症状,此时就应及时去正规医院肝病专科就诊。通过检查,由医师作出诊断,通过规范化治疗,修复肝脏结构,获得康复。并继续保养与预防,定期复查,防止复发,确保健康长寿。

二、学习自我保养与肝病防治知识的基本方法

学习自我保养与肝病防治知识和学习其他任何一门科学知识一样,要有正确的学习方法。辩证唯物主义和历史唯物主义是学习研究科学知识的基本方法,它是指导我们如何按照客观规律办事、正确对待科学理论的基本方法,也是我们学习自我保养与肝病防治科普知识、树立科学防治观的重要保证。为此,必须把握以下几点:

1. 要坚持理论联系实际的学习方法　社会实践是理论的来源,实践是检验真理的唯一标准。对于非乙肝防治专科医生的群体,学习自我保养与肝病防治知识的目的很明确,一是知道如何不得乙肝或丙肝;二是倘若得了乙肝或丙肝怎么用科学态度对待乙肝或丙肝,树立科学防治观,希望早日康复和正常人一样生活学习和工作。但看病还得去正规医院找专科医生。不过有了一定的肝病防治知识就能从传统的"被动就医"模式转向现代"主动就医"模式,不必芝麻大小事也去麻烦忙得不可开交的专科医生。因此,学

第一篇　肝脏与肝病

习自我保养与肝病防治知识,不仅要"知",而且要"行"。必须坚持实事求是的科学态度,从自己的实际出发,用《乙肝防治指南》2010年更新版中规范化的防治乙肝的共性知识,联系自己的实际进行个体化防治,从而获得更好的效果。

2. 要用系统的观点学习　本书设计的肝病防治知识虽然是科普性的、实用性的知识读物,但作者力求把它写成是通俗性的、让非专业医生看得懂、学得会、用得上的较完整的"有头有尾"、"有血有肉"的肝病防治知识读本。它既具有一定的理论基础、严密的结构体系、完整的内容和方法,又具有一定的可读性、实用性、问题解答的逻辑性,采用篇、章、节、条目分层的表达形式构成。根据系统论的整分合原理,各篇、章、节、条目既是相互独立的、可分的,又是相互联系的(系统论的相关性特征)、可集合于一体的(系统论的集合性特征)。对于专业性强的内容和实用性强的内容,从各取所需、实用方便出发,采用条目问答体例,进行专题解答,并力求做到条目之间上下衔接、前呼后应、左右协调、紧扣主题解答问题。因此,学习本书必须用系统论的观点来学。例如,HBV进入人体后,从发病到病情的变化都是一个动态的过程。慢性乙肝的病情临床上分为轻度、中度和重度,以及活动性和静止性肝炎或肝硬化也都是相对的,而且是可以转化的。不要认为医生诊断为轻度慢性乙肝(过去称迁延性肝炎),一般比中度或重度肝炎的预后要好,就可以高枕无忧而盲目乐观。如果不注意自我保养与预防,就有可能转化为中度或重度,甚至于演变为肝硬化。反之亦然,原来为相对稳定的慢性乙肝,一旦复发或变成中度或重度乙肝时,也不要惊慌失措、悲观失望,只要采取科学措施、认真对待、积极治疗,即使已是早期肝硬化,根据目前的医疗水平还是可以逆转的。因此,对自己的肝病要用全面的、历史的、动态的观点去观察和分析自己的病情,要重视它的历史联系。考察它的过去、现状及发展趋势,这也是运用系统论和历史唯物主义的观点,并运用于乙肝防治知识分

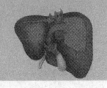

析评估自己病情的方法。

3. 要善于运用"举一反三"的学习方法 "举一反三"学习自我保养与乙肝的防治知识,就是不拘泥于某一症状、某一项肝功能检查指标或某一次 B 超提示,而是要从一些具体的事项中去领会肝病防治知识的基本理论、基本概念、基本内容和基本方法。

总之,通过学习本书来认识肝脏、了解肝病、自我保养、预防肝病、检查肝病、诊断肝病、治疗肝病,最终战胜肝病、获得康复,就必须在掌握以上"四个基本"的基础上深刻领会其实质,综合运用所学知识,逐步从传统的"被动就医"转向现代的"主动就医"模式,与防治肝病的专科医生主动沟通交流、交朋友,构建和谐医患关系,共同探讨防治方案,以实现理想的防治目标。

第三节 综合运用所学知识,加强自我康复管理

根据现代医学思想,自我保养与肝病预防,肝病检查与诊断,肝病治疗与康复是统一的整体。病毒性肝炎是一种传染性疾病,传染性疾病的控制关键在于预防,自我保养,养护肝脏也是属于肝病预防的范畴,两者相辅相成,密不可分;又与肝病的诊治密切相关,目标是一致的,都是围绕健康这个中心。如果自我保养与预防措施到位,就可能不得肝病。即便得了肝病,如能定期检查、诊断正确、治疗及时规范、方案优化,加上自我保养有方,就能延缓病情进展,争取早日康复;而肝病的治疗又与康复密不可分。慢性乙肝和丙肝是肝病中人数最多、危害最大的肝病,就是兼具这两个特点的一种疾病,保养与预防是控制该病最根本的办法,而该病的长期治疗过程,本身就包含着康复的内容。慢性肝病,通过药物治疗,营养强化,可提高自己抗病能力,而使病情得到控制,并保持长期稳定,则关键在自己。如何运用所学知识,加强自我康复管理,根

第一篇 肝脏与肝病

据笔者的体会主要应掌握以下几点:

一、要学会整理汇总肝功能检查报告

  肝功能的各项检查报告是反映患者病情轻重、传染性强弱的重要证据,是医生进行诊断和制订治疗方案的依据。每次检查报告都要妥善保管,按时间顺序制表汇总。这样做的好处:一是便于自己观察分析,动态对比;二是便于医生系统全面了解病情,对症治疗。因为慢性乙肝、丙肝不是仅一、两次报告就能作出正确诊断的。最能说明的是以下例子:2005年9~10月,为了进一步确诊我的慢性乙肝目前处于什么阶段,纤维化程度如何,是否到了早期肝硬化了,先后去北京地坛医院、中国中医研究院、中日友好医院等复查、咨询。第一次到北京地坛医院找了一位主任医师看病咨询,并在该院做了肝功能化验。我不仅把45年患乙肝情况实话实说地都讲了,还把2005年6月10日~9月5日在常州第三人民医院住院治疗、用药和全部化验报告、彩超等都出示了,包括出院小结。她很客观地说,要回答你所提出的问题必须住院至少10天经检查后才行。当然我不能接受,因我住了2个多月医院刚出院,再做重复检查没必要。然后,看她对我的诊断与处理结论基本和常州市三院相同,即慢性乙肝中度,继续抗病毒治疗服拉米夫定,保肝药用得太多了,渐减保留一种就行,可增加一种抗纤维化药。化验项目有的一直正常的可减停,如乙肝病毒表面抗原(HBsAg)不必每次肝功能都查,3个月查一次"两对半"或乙肝病毒脱氧核糖核酸(HBV-DNA)就行,这个医嘱我是非常满意的,医生处处为患者着想,能少花钱的地方尽量少花钱。

  隔了1个月,我又去该院就诊,故意换一个医生,改变主诉方式,我说来北京前单位体检说我肝功能有点问题要复查一下,因来北京出差特来贵院复查。她开了肝功能化验单和普通B超,我检查后,肝功能全正常,B超提示脾不大,弥散性病变。我说要吃什

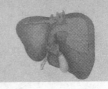

么药,她讲不用吃药,定期复查。我说 B 超提示,有弥散性病变吗?她说:"又不是占位性病变,怕什么,可能有点炎症,但肝功能全正常,B 超仅供参考。"又如,明明有高血压、或糖尿病,吃了降压药或打了胰岛素后去测血压或血糖,而且不告诉医生,仅凭测试结果,医生肯定认为没有问题,所以,检查前千万甭用药。

在现实生活中,一些患者往往不注意保全检查资料,有的看了病甚至扔掉,或再次看病时不带去,医生问你上次肝功能检查资料时,自己不懂又说不清楚,这时必须再做有关检查才能作出该不该吃药,吃什么药的决定,而且缺乏与以往检查资料作对比的依据,仅凭本次检查结果所作的诊断及用药等处理必有一定局限性,这样不仅多花了钱,还不一定能有利于治自己的病。因此,慢性肝病患者必须对自己的病历资料妥善保管,检查报告数据列表汇总,这样做有百利而无一害。

二、要学会看懂肝功能检查报告

一般来说,乙肝患者看肝功能检查报告最关心的是两个问题,一是传染性强弱,二是病情的轻重。这两个问题的答案就在肝功能检查报告的两大类内容中。一类是反映 HBV 传染性强弱的指标,如 HBV 标志物 5 项(俗称"两对半")、HBV-DNA 定量。通过这些指标可初步判断病毒复制情况及传染性强弱等。

反映乙肝病情严重程度的肝功能系列指标主要包括:慢性 HBV 携带状态的肝功能系列、轻度慢性乙肝肝功能系列异常情况、中度慢性乙肝的肝功能系列的异常情况、重度慢性乙肝的肝功能系列异常情况,以及重型慢性乙肝的肝功能系列异常情况等。

另外,通过有关血清学指标、B 超检查、肝组织病理学检查结果判断肝纤维化程度、肝硬化病情严重程度,以及肝硬化时肝功能受损程度等。当然,这些指标很专业,一时难以搞懂,但只要求知道是怎么回事,不要求掌握为什么,而且多看几遍也就能知道了。

以上内容在本书第六章第三节肝功能检查报告中均有详细的解读。看不懂的地方如在医生那里得不到解决时,可来电来信,编者将免费咨询答疑,热情为"同病相怜人"服务。

三、要学会心理调养与休息

俗话说,"治病应先治心"。在日常生活中,许多人往往并不是真正死于疾病,而是死于对疾病的无知。心理调养的关键在于思想上要正确对待,情绪上要保持平静,精神上要排除消极,要牢固树立科学治病观。病情波动与自身免疫的失衡有关系,而影响免疫功能的重要因素与人的心情、心态很有关系。自己保持愉快的心情,宁静的心态,坚强的性格,顽强的意志,在药物治疗的基础上,加上重视自我保养的心理调养,才有可能达到早日康复的目的。

肝病患者的休息也十分重要,当肝功能异常,其中丙氨酸氨基转移酶、黄疸等指标较高时,要尽可能做到多卧床、多休息。只要早期卧床休息时间足够,不仅肝功能容易复常,而且肝炎后遗症也会明显减少。慢性肝病非活动期,除饭后午休、晚上睡觉之外,不必卧床休息,可适当活动或工作学习。

在日常生活中,肝病患者如何进行心理调养与休息,在本书第四章自我保养中有详细的解读。

四、要学会适量运动和调控饮食

"活动"两字通俗的理解可以这么说,"人要活就要动,人能动就能活"。肝病患者应懂得运动对人体的作用。一般而言,运动能促进机体新陈代谢,增强心肺功能,改善微循环,消耗体内多余脂肪,提高脂蛋白酶的活性,加速脂质运转、分解、排泄,降低血糖,改善糖的利用。运动可以使胰岛素、胰高血糖素及生长抑素的分泌与代谢发挥调节作用,使体重减轻。运动时,肾上腺素、去甲肾上

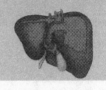

肝病患者的康复之道

腺素分泌增加,脂质蛋白酶的活性提高,可促进脂肪分解,减少脂肪在心血管及肝脏中的沉积,经过运动疗法,能使肝功能得到显著改善。

慢性肝病患者应懂得适量运动,才有利于肝功能恢复。这一点笔者很有体会。例如,1961年查出肝功能异常,丙氨酸氨基转移酶131单位,入住南京第一医院治疗近半年,丙氨酸氨基转移酶始终在100单位左右浮动,自己主动出院回家动静结合,适宜运动,仅2~3个月复查肝功能全正常,且丙氨酸氨基转移酶20单位,一直读完大学本科(后两年),毕业体检全合格,留校工作。慢性肝病患者的运动,要按本书第二篇第四章第三节运动保养中所介绍的有氧代谢运动的要求进行,才能保证运动的质和量。

俗话说,"是药三分毒","药补不如食补"。慢性肝病患者进行调控饮食,主要是指应懂得如何科学合理地搭配膳食,知道应该吃什么,不应该吃或少吃什么。吃的食物类别和数量要科学合理,这就是慢性肝病的饮食疗法。随着人们物质生活水平的提高,肝病患者应树立现代饮食疗法的新观念,学会自我调控饮食,确定符合自己个体情况的膳食结构。具体内容在本书第四章中有详细的解读。

五、要学会合理用药和坚持定期复查

慢性肝病患者的合理用药,主要是连贯有序地合理用药,完成整个疗程治疗的用药,并结合定期复查的病情在医生指导下调整用药,逐渐减药直至停药后的观察。因为肝病患者在住院时,各项诊治工作都是在医务人员安排下井然有序地进行的,但是出院以后,就得靠自我掌握,自我调控了。由于门诊医生接触的患者太多,不可能对每个患者的用药、调整、减量、停药都心中有数,这时就得自己在复诊时主动征求医生意见,向医生提醒哪些药是否可减停了。一些患者往往不懂,出院以后配了几次药,自己感觉良

第一篇 肝脏与肝病

好,肝功能复查也一直正常了,就自以为可以停药了。这样做造成的不良后果并不少见,特别是进行抗病毒治疗的药物,不在医生指导下,自作主张停药后造成原"小三阳"复阳转"大三阳",丙氨酸氨基转移酶反弹,乙肝病毒脱氧核糖核酸水平升高等,这在我周围熟人中和医院收治的患者中屡见不鲜。

另外,坚持定期复查也是自我管理的一个重要项目。每次就诊医生都有定期复查的医嘱,但到底多长时间复查及复查什么不会详尽告知,只得靠自己懂这方面知识,按照自己的病况执行,详情解读请见本书第四章的第五节。

综上所述,读者如能认真地读完本书全部内容,肯定对肝病防治能起到"有病治病可对照,无病防病有帮助"的作用。正如洪昭光教授所讲:"最好的医生是自己,最好的药物是时间,最好的心态是宁静,最好的运动是步行。"本质上讲,这是对养生保健的高度概括,笔者把它看作为当代养生保健的经典,在第二篇第四章自我保养有详细的解读。

第二章 认识肝脏

导读:学习自我保养与肝病防治知识,首先应从认识肝脏与了解肝病入手,认识肝脏就是要认识肝脏在人体中的位置、形态和结构,认识肝脏的生理功能,认识肝脏功能的障碍及其临床表现;认识肝脏是人体中的宝,人到中年,养生保健、保养肝脏更重要。

第一节 认识肝脏在人体中的位置和结构

一、肝脏在人体中的位置和形态

肝脏是人体不可缺的重要器官,位于人体的右上腹部,其外观

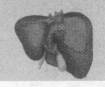

形态像一顶斜戴在胃肠道上方的小帽子,如图7所示。

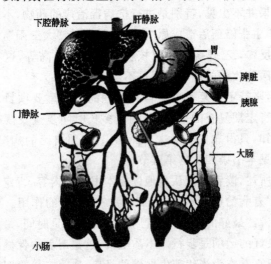

图7　肝脏在人体中的位置和形态

由图7可见,肝脏位于人体右上腹部横膈下,大部分位于右季肋部,小部分经剑突下达左季肋部,所以肝炎时常有右上腹部肝区不适或右上腹痛,但是右上腹痛不一定就是肝炎,因为肝脏的毗邻还有胆、胃、胰等多个脏器,内脏疼痛有其特点,不同的病可引起相近部位的疼痛。人体在仰卧时肝上界位于右锁骨中线第五肋间至第六肋间,下缘近肋缘。正常查体时成人肝脏在肋下触及不到,部分在剑下可能触及,一般小于3厘米。

医生在给患者做肝脏检查时,总是让患者平卧在床上,把两腿屈起来,随着患者腹式呼吸,使腹部一凸一凹,去触摸患者右肋骨缘处,看肝脏是否增大。有时还要轻轻地拍打拍打,或一只手扣在患者肝脏部位,另一只手中指微弯曲,在这只手上敲一敲,用来检查肝脏的边界有没有疼痛的感觉。如果肝脏增大,又有疼痛感觉,那就是肝脏可能有问题。当然,还不能凭此确诊为肝炎。是不是

第一篇 肝脏与肝病

肝炎,是什么类型的肝炎,还要进一步做各种物理(如 B 超)和生化(如肝功能系列、病毒指标系列等)检查才能确定。

肝脏的大小因人而异,左右径约 25 厘米,前后径最长可达 15 厘米,成年男性肝脏的平均重量为 1 400~1 600 克,成年女性肝脏的平均重量为 1 200~1 400 克。

二、肝脏的结构

认识肝脏的结构,可从肝脏的解剖结构和肝脏的组织结构两方面进行考察,前者是从宏观角度认识肝脏的血管及其相邻的胆囊和胆管系统的关系和作用,后者是从微观角度分析构成肝脏的组织结构的基本功能单位。

1. 肝脏的解剖结构 人体的肝脏呈不规则的楔形,像半个平放的葫芦。表面红褐色,质地实而且较脆弱,易受暴力而损伤,表面光滑而且隆起,下面不平而且凹陷,右半部分较粗厚,左半部分较扁薄,后缘肥厚,前缘锐而薄,如图8、图9所示。

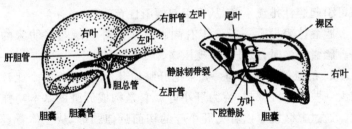

图 8 肝脏的外形正面观   图 9 肝脏的后面观

由图8、图9可见,肝脏分为左叶、右叶、尾叶和方叶四部分。肝脏的右叶最大,占整个肝脏的 4/5;左叶较小,约占整个肝脏的 1/5~1/4,尾叶和方叶在肝脏的下方,后面较小。

肝脏除了左叶和右叶之外,在肝脏右纵沟的前半部,有一个像梨形的陷窝,胆囊就在这个窝里。横沟是肝内各动、静脉血管,胆

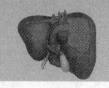

管出入的门户,称为肝门。

(1)肝脏的血管:肝内有两条血管,一条叫肝动脉,另一条叫门静脉。因此,肝脏具有双重血液供应的功能,即肝动脉和门静脉,前者来自腹主动脉,后者则来自消化道、脾和胰等处的静脉血。正常肝脏血供70%～80%来源于门静脉,仅20%～30%来自肝动脉,运送营养和代谢物质的功能主要由门静脉实现,门静脉及其较大的属支均无瓣膜,它与腔静脉间有较多的交通支,故当门静脉高压时,为使淤滞的血液回流,大量的交通支开放,形成侧支循环而导致静脉曲张,其中,危害较大的是肝硬化患者出现的食管胃底静脉曲张,可引起消化道大出血;而肝动脉是肝的营养血管,供应肿瘤生长的血管多为肝动脉。因此,临床上采用经肝动脉化疗、栓塞的技术,以达到杀死或抑制肿瘤生长的目的。

(2)胆管系统和胆囊:胆管系统由胆总管和胆囊管汇合而成,此处管颈较窄,为胆结石嵌顿好发部位。左、右肝管汇合成肝总管。肝管、肝总管及胆总管的任何部位受到外部压迫或内部阻塞均可引起胆汁排流不畅,从而引起梗阻性黄疸。

胆囊体表投影一般位于右侧腹直肌的外侧缘与右肋缘的交点。胆囊炎症时,该处可出现压痛。

2. 肝脏的组织结构 如果把肝脏切开,会看见无数个比针尖稍大一些的小红颗粒,称为肝小叶。它是构成肝脏的基本功能单位。通过显微镜可以看见肝小叶的切面近似圆形,从立体看近似棱柱形。

成年人的肝脏有50万～100万个肝小叶。在相邻肝小叶之间的结缔组织中,有一个区域叫汇管区,它是因为汇集了小叶间动脉、小叶间静脉和小叶间胆管三者伴行而得此名的。

肝小叶的主要成分是肝细胞,它是一种多功能的细胞。细胞内有细胞核和细胞质。核内有核仁,细胞质中有丰富的细胞器和多种内含物。细胞器有线粒体、内质网、高尔基复合体、溶酶体、微

第一篇　肝脏与肝病

体等,内含物有糖原、脂滴、色素等物质。

在肝小叶的中央有一根静脉通过,称为中央静脉。在中央静脉的周围有呈辐射状排列的肝细胞索。肝细胞间有毛细胆管。肝细胞索之间称为血窦。

血窦在肝细胞索之间,也呈辐射状而集合入中央静脉。血窦壁有两种细胞,一种是未分化的壁细胞,另一种是固定的巨噬细胞,称为枯否细胞(又称库普弗细胞)。这两种细胞都属于网状的内皮细胞系统。

肝内血管、胆管及结缔组织构成肝的实质。重症肝炎时,由于大量肝细胞坏死,网状结构塌陷,恢复困难,病死率高。

第二节　认识肝脏的生理功能及其障碍

一、肝脏的生理功能

1. 生成、分泌和排泄胆汁功能　肝脏是人体中最大的实质性腺体,肝细胞不断地生成、分泌和排泄胆汁。胆汁贮存在胆囊里,呈棕黄色,是一种不含消化酸却有促进脂肪消化和吸收作用的消化液。肝细胞每天可以分泌和排出 800~1 000 毫升的胆汁,胆汁是帮助消化食物必不可少的液体。

肝脏分泌胆汁以促进和帮助脂肪消化吸收,促进脂肪酸和维生素 A、维生素 D、维生素 K 等脂溶性维生素的吸收,还可以影响钙的代谢和胃肠动力,抑制肠道腐败菌和排泄毒素及有害物质。肝炎患者常常厌油腻食物,吃东西不香,食欲缺乏,就是因为肝细胞发炎,胆汁分泌减少的缘故。

2. 代谢功能　肝脏是糖类、蛋白质、脂肪、维生素和激素等物质代谢的重要器官。机器的正常运转离不开石油、煤、气、太阳等能源;同样,人类生存也需要能源,这就是糖类、蛋白质、脂肪等营养物质。人类对这些营养物质的代谢转化过程,主要是靠肝脏的

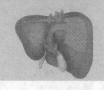

肝病患者的康复之道

代谢功能完成的。因此,肝脏被人们比作是"人体化工厂"。

3. 解毒功能　人们在日常生活中难免要接触有毒物质,如消灭农作物、蔬菜等虫害,要喷洒农药;人们在食用粮食、蔬菜时免不了吃进残留的农药;"是药三分毒",有病吃的药,都会产生一定的不良反应;在空气中的各种污染物,以及室内装修中留下的各种有害物质,都会随呼吸进入体内。所有这些有毒物质都是通过肝脏来解毒的。肝脏的解毒功能就是把外界进入的或体内新陈代谢产生的有毒物质进行加工处理成无毒的物质,或把它们变成溶解度较大的物质,溶解到胆汁里,然后随胆汁排出体外。

此外,肝脏还可以把酒中的乙醇氧化分解成二氧化碳和水。人吃进了少量的有毒的有害物质或金属,肝脏可以通过分泌胆汁,将其排出体外。吃了某些具有一定毒性的药物,肝脏可以把它们蓄积起来,然后再慢慢地排出体外。

4. 防御功能　肝脏里还有一些网状细胞称之为枯否细胞,它的作用是将经肠道吸收来的微生物(细菌)、异物(如肿瘤细胞等)等有害物质吞噬、消化并清除,并帮助身体抗御疾病。

5. 造血与储血功能　人类胚胎时期的肝脏是重要的造血器官,出生以后此功能停止。但在某些病理情况下,肝脏又恢复部分造血功能。

肝脏是体内最大的储血库,经常储藏着相当分量的血液,人体一旦急需时,肝脏就会把储存的血液释放出来,可提供1 000～2 000毫升的血液,为人体保持足够的循环血量。如急性外伤,在医务人员没有赶到、输血抢救没有进行之前的短时间内,就是靠肝脏提供的储存血液来维持人体循环血量,以维持外伤者生命的。

6. 凝血功能　当人的体表受到了较小的外伤,就会发现过了一会儿出血或渗血的地方血会自动凝固,这是因为血液里有一种专门使血液凝固的物质,称为凝血因子。根据医学化验分析,人体血液里有13种凝血作用的因子,其中12种因子主要通过肝脏制

第一篇 肝脏与肝病

造。如果肝脏受到损害,就常常会引起皮下出血、鼻出血、消化道出血等症状。肝脏的凝血作用,对保护血液的流失有极为重要的作用。

7. 水与电解质的平衡功能 肝脏参与人体血容量的调节、热能的产生及水、电解质的调节。肝脏损害时对钠、钾、铁、铜、钙、镁、磷、锌等电解质调节失衡,尤其是水、钠在体内潴留,可以引起水肿、腹水等。

二、肝脏功能的障碍

1. 胆汁代谢障碍 肝细胞不断生成和分泌胆汁(主要成分为胆盐和胆红素)。肝脏受损害后,肝细胞坏死,胆汁反流入肝窦,胆小管胆栓形成,肝细胞的肿胀和炎症细胞压迫胆小管,造成胆汁分泌和排泄障碍。同时肝细胞膜通透性增加,以及胆红素的摄取、结合功能也受损,导致胆汁淤积,胆红素增高,临床表现为黄疸(主要是肝细胞性黄疸,也有程度不等的梗阻性黄疸)。继而出现瘙痒、腹胀、厌油、食欲缺乏、出血(胆汁不能排进肠腔,致使维生素K吸收发生障碍,肝内凝血因子合成减少,出现出血倾向)、血压降低、血脂升高、心动过缓、疲乏无力等症状。

2. 凝血功能障碍 在正常情况下,肝脏能平衡凝血与抗凝血系统之间的动态矛盾,肝脏既能合成凝血因子,又能清除活化的凝血因子,制造纤溶酶原和抗纤溶酶,清除血液循环中的纤溶酶原激活物。肝炎时肝细胞坏死,凝血因子缺乏,血小板减少,凝血和(或)纤维蛋白溶解异常,易发生出血倾向或出血。少数患者还并发再生障碍性贫血和血小板减少性紫癜。重型肝炎可并发弥散性血管内凝血(DIC),更是出血不止,病情危重。

3. 物质代谢和生物转化功能障碍 机体的糖类、脂类、蛋白质、维生素、激素等物质代谢主要在肝脏,肝脏严重损害时,往往出现低血糖症、低蛋白血症、低钾血症、低钠血症等。肝脏是物质代

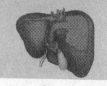

谢中心,也是生物转化功能运转的基地,体内产生的多种生物活性物质、终末代谢产物与体内的各种异物,诸如激素、药物、氨、胺类、酚类、毒物等,都是通过肝脏将它们从胆管排出体外,或先在肝内通过氧化、还原、分解、结合等生物转化作用,将其转变为水溶性物质,再从肾脏排出体外。肝脏损害严重时,易发生药物代谢障碍、毒物解毒功能障碍、激素的灭活减弱等。代谢和生物转化功能障碍,必然会引起一系列相应的临床症状,如腹水、肝性脑病、急性肾功能不全、肝肺综合征、药物中毒、低血糖等。

4. 免疫功能障碍 肝脏的枯否细胞有很强的吞噬能力,是肝脏抵御细菌、病毒感染的主要屏障。同时,肝脏又是免疫球蛋白和补体的主要产生地,也是处理抗原、抗体的主要场所。肝病时,免疫功能受损,易并发细菌感染,出现菌血症、自发性腹膜炎、细菌性心内膜炎、肠源性内毒素血症、尿路感染等。这些感染特别是肠源性内毒素血症,常诱发并促使肝性脑病发生,加速了肝功能不全和发展为肝衰竭导致患者死亡等不良后果。

第三节 认识肝脏是人体中的宝,中年护肝更重要

通过以上简要的介绍,大家初步认识了肝脏在人体中的位置、形态、结构、功能,以及肝脏功能障碍会带来相关的疾病。其中许多都是医生的话,专业性很强,普通人不一定能完全理解,笔者这里就是要用老百姓的话来说明肝脏的重要,特别是人到中年护肝更重要的现实来说明肝脏的重要性。而且应该从娃娃抓起,保证快乐健康、长寿、愉快过好每一天,一生健康到"归天"。

一、肝脏是人体生命中不可缺少的重要脏器

肝脏是人体中最大的实质性腺体,既是新陈代谢的中心站,也

第一篇 肝脏与肝病

是维持正常生理活动不可缺少的重要器官,又是惟一受双重血液供应的器官,更是人体内物质代谢最为活跃的器官,被称为人体内的最大"化工厂"、"热力加工厂"和多余物质、毒素的"处理厂"("垃圾处理厂")。

1. 肝脏是人体惟一受双重血液供应的脏器 肝脏的血流非常丰富,它是人体惟一受双重血液供应的脏器。门静脉为肝脏提供"生活原料",它把来自胃肠道含有丰富养料的血液运送到肝脏,再由肝脏"加工"成人体需要的物质;它还能把肠道吸收的有毒物质及消化过程中产生的有害产物运送至肝脏,进行"解毒处理"。肝动脉负责向肝细胞提供所需要的氧气和营养物质,以保证"加工厂"的正常运转。这双重的血液流经肝窦和肝小叶后共同汇合于肝静脉,流入下腔静脉,带走代谢产生的二氧化碳和废物,并把肝脏合成的"产品"运向全身,供人体正常工作、学习、生活所必需。

2. 肝脏是人体最大的"化工厂" 虽然肝脏的重量不大(平均1 400～1 600克)仅占人体重量的1/50～1/40,但它是人体不可缺少的一个重要器官,是人体最大的"化工厂",承担着消化、解毒、分泌、排泄等代谢功能。人们吃进的各种营养物质、治病的药物在胃肠被消化吸收后,经门静脉进入肝脏,机体营养物质的代谢和有害物质的解毒几乎都需要肝脏的参与。失去了肝脏,生命就不可能维持,换句话说,人体没有肝脏,也就没有生命;肝脏受损害,其功能就会出现障碍,各种疾病就会到来,健康也就没有保障,所以必须养护好肝脏。

3. 肝脏是人体营养物质的"加工厂" 肝脏不但为我们吃进去的营养物质提供了转化、加工的场所,而且还能产生出许多促进营养物质转化的酶,完成消化、吸收、转化、贮存等多种复杂的代谢过程。

饮食中的淀粉等糖类经消化后变成葡萄糖,再由肠道吸收,肝脏会把这些葡萄糖合成为肝糖原贮存起来,当机体需要时,肝脏又

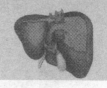

肝病患者的康复之道

能把这些肝糖原分解为葡萄糖供机体使用。肝脏还可把食物中的蛋白质进行加工,是人体惟一能合成白蛋白的器官,还能参与人体许多蛋白质的生成、维持及调节,参与氨基酸的代谢。肝脏每天还能分泌800～1 000毫升的胆汁,帮助脂肪消化和吸收,许多维生素如维生素A、B族维生素、维生素C、维生素D和维生素K的合成与储存均与肝脏密切相关。

4. 肝脏是人体的热力"加工厂" 肝脏不但能消化、吸收营养物质,还能把营养物质制造成热能供人体生命活动利用。它能把糖原转化为热能,也能把多余的物质变成糖原和脂肪贮存起来,以便以后利用。它不但能提供热能,还能自动调节这些热能的平衡,不让体内有过多的水潴留而出现水肿,保证了细胞内外水和电解质的平衡。

5. 肝脏是人体内多余物质和毒素的"废物处理厂" 人体内有些"废物",如"过期"的、"剩余"的、类似于人们日常生活中超过保质期的食物、剩余的饭菜,变质了的就得处理。肝脏对人体内的"废物"就有自动处理的本领。例如,人体中红细胞的寿命只有120天,衰老的红细胞"死亡"后,就变成了胆红素。胆红素在人的血液中多了,人的皮肤、眼睛巩膜就会发黄,尿也会似浓茶,这就是出现了黄疸。而健康的肝脏就有本领"吃"掉血液中胆红素,将胆红素"吃"到肝脏细胞内,把它"加工"成胆汁,再经过胆管和胆囊,从肠道排泄出去。人体中多余的激素如果长期停留在体内就会引起内分泌紊乱,肝脏有灭活这些激素的酶,可以不失时机地发挥调节机体内分泌功能的作用。此外,人体物质的代谢过程中产生的一些有害废物及外来的毒物、毒素、药物的代谢和分解的产物,均要在肝脏内进行解毒处理。肝脏就像一家废物加工利用的工厂,经过它的处理,不但使人的机体更"清洁",还能废物利用"变废为宝"。

6. 肝脏还有许多"副产品"和"特异功能" 人体中几乎所有的凝血因子都由肝脏制造,肝脏在人体凝血和抗凝血两个系统的动态平衡中起着重要的双向调节作用,婴儿的肝脏还具有造血的"特异功能"。另外,肝脏也是重要的免疫器官,并积极地参与机体的正常免疫活动。它虽然不直接产生抗体,但肝脏内的大量巨噬细胞在免疫中发挥重要作用。肝内的巨噬细胞是固定性的,称为库普弗细胞(即枯否细胞),从肠道来的抗原微粒大多在肝内被枯否细胞吞噬和清除。肝脏还能合成多种补体成分,参加机体的免疫反应。

二、肝炎可引起"人体化工厂"运转失灵

何谓肝炎,顾名思义就是肝细胞发炎。引起肝细胞发炎的原因有多种多样,所以肝炎也有许多不同的类型。主要包括:病毒引起的病毒性肝炎,药物引起的药物性肝炎,长期过量饮酒引起的酒精性肝炎,自身免疫性原因引起的自身免疫性肝炎,以及脂肪肝等,还有原发性或继发性肝脏肿瘤、心功能不全导致的肝脏淤血、某些先天性肝脏疾病等。这些肝脏损害的早期临床症状有:近期出现的、持续或反复无其他原因可解释的乏力、食欲减退、厌油腻食物、恶心、胃脘部不适、右上腹部肝区疼痛(阵痛、针刺痛),但也有人这些症状并不十分明显,也不一定全部具备这些症状。所以,未引起重视,直至体检时才发现有肝病。

人体肝脏一旦有病,就意味着"人体化工厂"运转不正常了,以上肝脏受损后的各种症状就会出现。例如,吃进去的食物不能正常地被"加工",消化功能出现障碍,就会出现恶心、呕吐及食欲减退等症状;由于消化功能的减弱,有些患者还会有腹泻或便秘;未完全消化的食物堆积在肠道,受肠道细菌的分解,产生过多的气体,使患者感觉腹胀或呃逆;肝脏分泌和产生胆汁的功能减弱,不能正常地消化脂肪,就会出现厌油腻症状;肝功能受损后,肝脏不能正常地给人体提供热能,人就会感觉疲劳和嗜睡。肝细胞不能正常地进行胆红素的代谢,就会使血液中的胆红素升高而出现黄

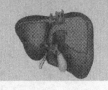

肝病患者的康复之道

疸。肝病严重时，凝血因子产生减少，患者可表现为凝血时间延长，甚至发生出血；白蛋白产生减少，血浆渗透压下降，可引起血浆外渗，人体就会产生下肢水肿，重者出现腹水。长期肝功能异常的患者可有营养不良，免疫功能就会出现异常，就容易并发各种感染、产生自身抗体，甚至发生肿瘤。肝炎如进一步发展成肝硬化，肝脏就更不能发挥"人体化工厂"的作用了，解毒和清除机体有害物质的能力就会明显减退，体内的毒素多了，进入中枢神经系统后，就会导致肝性脑病（肝昏迷）。肝硬化时，肝脏的双重血流都不能顺利通过，于是就产生了门静脉高压，形成腹水或消化道大出血而危及生命。

由上述可见，肝脏对于人体多么重要，要想身体健康，就要认识肝脏、了解肝病，就要学习自我保养与肝脏养护的知识、防治肝脏疾病的知识，做到人人爱肝、养护好肝脏。这项工作显然应该从娃娃做起，但人到中年养护肝脏更重要。

三、人到中年护肝更重要

肝病医学专家特别提醒中年人要护肝，这是因为一方面人到中年以后，肝脏和其他器官一样，也发生了退行性变化：肝细胞的数量逐渐减少了，再生能力也渐趋减弱了，分泌、消化、吸收和解毒等生理功能也慢慢地下降了，因而比较容易患疾病。有资料表明，中年人慢性乙肝、脂肪肝、酒精性肝硬化、肝炎肝硬化和肝癌的发病率明显增高，对健康造成了严重威胁。另一方面，大多数中年人生活负担重，工作压力大，他们上有老、下有小，生活工作两副重担双肩挑。他们一心扑在事业上，长期超负荷工作与生活节奏的加快，使其心理上长期处于紧张状态。然而，中年人又往往不注意营养和休息，经常应酬，养成烟酒不离口，经常到深夜才回家，生活无规律。有的长期坐办公室、实验室，上班见不到太阳，下班见星星和月亮，光照严重不足，外出靠汽车，上楼靠电梯，加上长期缺乏体

第一篇 肝脏与肝病

育锻炼,所以别看他们"满面红光",其实也是外强中干,身体素质差,抗病能力低。长此以往,不注意保护肝脏,势必造成不可收拾的局面,造成难以挽回的损失,到时只得叹息:"早知今日,何必当初。"人到中年如何保护自己的肝脏?肝病专家们特别提示应从以下几方面作出努力。

1. 保持心理平衡 首先,要从健康保健首席专家洪昭光教授提示中得到启发,他说:心理平衡必须树立3个正确对待,即正确对待自己,正确对待他人,正确对待社会。做到"3个快乐",一是助人为乐,因为帮助人的过程可净化自己的心灵,升华人格,助人是人生最大的快乐。"爱人者人恒爱之,敬人者人恒敬之"。助人为乐亦是战胜孤独的一把金钥匙;二是知足常乐,只有知足的人,才能保持心理平衡。与人横向比,永远只能是比上不足,比下有余,人人都是如此,如果样样争最好,其实没有一个人可达到,想到这个份上就知足了。从纵向比,看看社会的进步,科学技术的发展,经济的繁荣,无论是国家、社会、家庭和个人,现在与过去比都起了翻天覆地的变化,"今天比昨天好,明天比今天更美好",这是历史的必然,从这个角度看,应该是知足常乐了;三是自得其乐,一个人在逆境中不能气馁,要有一点"阿Q精神"。其次,要讲究心理卫生,培养乐观开朗的性格,使自己的心境经常处于坦荡平静的状态。俗话讲"喜伤心,怒伤肝"。凡事要想得开,放得下,切忌发怒、忧愁。此外,坚持经常进行体育锻炼,注意劳逸结合,学会积极的休息,建立健康文明的生活方式。

2. 讲究营养均衡 肝细胞对各种营养的供给极其敏感,营养均衡,合理搭配,做到既无不足,也无多余,特别是糖类、蛋白质和维生素的缺乏,易引起肝细胞的损害,导致营养不良性肝大。所以,中年人尤其要注意维持人体所必需的蛋白质、糖类和维生素的摄入量,不偏食。富含优质蛋白质的食物有瘦肉、鱼虾、禽蛋、乳类、豆类及豆制品,新鲜绿叶蔬菜和各种水果富含维生素B_1、维生

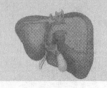

素 B_{12}、维生素 B_6 和维生素 C,这些都是中年人理想的护肝食品。

3. 不贪美酒佳肴 人到中年,由于活动量减少和内分泌激素的变化,身体容易发胖,脂肪易在肝胆内积聚。正常肝脏含有 3%～5% 的脂肪,若肝脏内出现大量脂肪沉积,即会形成脂肪肝,所以,中年人要注意节食,不可贪食美酒佳肴;朋友聚会、客户请客,均应控制烟酒,切不可多饮多吃,尤其是晚餐不宜吃得太多太丰盛。肥胖的人还要注意适当减少糖类的摄入,以维持"收支"平衡。酒是肝脏的大敌,切不可"人逢知己千杯少",长期大量饮酒会损坏肝细胞,导致酒精性肝硬化。肝炎患者或曾患过肝脏疾病的人,贪酒还易引起肝病复发或使病情加重,甚至诱发肝性脑病而危及生命。

4. 养成良好卫生习惯 病毒性肝炎也是中年人的常见病之一,而且患病后比年轻人更容易转为慢性而迁延不愈。中年人平时应养成良好的卫生习惯,做到饭前便后洗手,不吃生冷不洁的食物,吃水果前要洗净削皮,不去卫生条件差的餐饮店就餐,外出开会、旅游时应自带餐具。霉变的食物,尤其是霉变的花生仁、玉米中含有大量诱发肝癌的黄曲霉菌毒素,故平时不要吃这些已经发霉的食物,油炸食物也应尽量少吃。

5. 警惕肝炎症状 肝脏位于人体横膈右侧下部,质地柔软,在正常情况下,一般成年人是触及不到的,也无叩击痛。急性肝炎,特别是急性黄疸型肝炎往往来势凶猛,症状酷似感冒,肝脏有阵阵针刺痛感,并伴有恶心、呕吐、全身乏力、食欲缺乏、厌油腻食物、皮肤眼珠黄染、小便色黄等肝病症状,此时应及时到医院检查肝功能,以明确诊断。但许多肝病症状往往轻微,仅有轻度乏力、不思饮食、腹胀及肝区隐痛等,更要提高警惕及时去医院检查确诊。

6. 防止肝炎慢性化、纤维化 乙肝、丙肝等病毒性肝炎若不及时休息与治疗,容易转变成慢性肝炎,进一步会发展成肝纤维化甚至肝硬化。尤其是一些症状较轻微的肝炎,人们往往不够重视,发展到肝硬化时则治疗就比较困难,而且肝硬化多见于中年人,患者常有日渐消瘦,皮肤出现"蜘蛛痣"、手掌出现"肝掌"等症状。晚期肝硬化可发生食管静脉曲张出血,直接威胁生命。肝硬化腹水患者十分痛苦,肝性脑病似同植物人一样完全失去知觉,这时抢救治疗都十分困难。肝癌80%～90%多由肝硬化转化而来,临床发现大多数肝癌患者有乙肝、丙肝病史。

综上所述,人到中年,要特别关心保护好自己的肝脏,千万不可掉以轻心。

第三章 了解肝病

导读: 在认识肝脏的基础上,紧接着要了解肝病。了解肝病的类型、特征、人体为什么会得肝病。

由于各种致病因素的不同,所以肝脏疾病的种类很多,如各种病毒性肝炎、非病毒性肝炎中的酒精性肝病、脂肪肝、华支睾吸虫病、肝囊肿、肝包虫病、自身免疫性肝炎、代谢性肝炎、反应性肝炎,以及与肝炎相关的肝硬化、肝癌、肝病并发症和综合征等。本书主要介绍病毒性肝炎,特别是对人类危害最大的慢性乙肝和慢性丙肝防治知识,其他肝病的防治知识,根据读者的需求可参阅《肝脏养护与肝脏病防治》或《医患结合乙肝防治新方略》中的相关章节。

第一节 肝炎的概念及其传播途径

一、什么是乙肝

乙肝是乙型病毒性肝炎的简称。由病毒引起的肝炎称为病毒性肝炎,通常人们所说的"肝炎"指的就是病毒性肝炎。病毒性肝

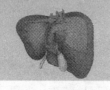

炎是由一组嗜肝性的病毒包括甲、乙、丙、丁、戊肝等病毒侵入人体后在机体免疫机制作用下引起肝细胞损伤,出现上腹部饱胀、肝区不适、食欲缺乏、厌油腻食物、乏力、肝脾增大、黄疸等症状的一种全身性的传染病。

除嗜肝病毒外,一些非嗜肝病毒也可引起急性肝炎,如单纯疱疹病毒、EB病毒、巨细胞病毒、柯萨奇病毒等。艾滋病增加了各种原来罕见的病毒引起的肝炎,且常是致死性的。用大剂量免疫抑制药的患者,如器官移植后及其他病毒易感而发生的肝炎也不可忽视。

二、病毒性肝炎具有什么特点

病毒性肝炎具有以下共同的特点。

1. 嗜肝性病毒引起的肝炎特点 这类肝炎的主要病变都在肝脏,具有一些相似的临床表现,都具有传染性强、危害性大、病程较长等特性。慢性乙肝、丙肝患者还常具有一些肝外系统损害的临床表现,如肾脏、血液、内分泌等系统病变。但不同类型的病毒性肝炎在病原学、血清学、临床经过及预后、肝外损害等方面有明显的不同。

2. 非嗜肝性病毒引起的肝炎特点 这类肝炎也可引起类似急性肝炎的临床症状,肝脏损害突出,可有黄疸和血清丙氨酸氨基转移酶(ALT)升高。有时易与嗜肝性病毒引起的肝炎相混淆。但多数患者肝损害程度较轻,有时会伴有其他脏器损伤的表现。通过血清学标志物检测、临床其他脏器损害的典型表现和肝脏组织病理学检查的结果可以鉴别。

三、病毒性肝炎有哪几种类型

按病原学分类,目前,世界上公认的病毒性肝炎的病原至少有5种类型,即甲型肝炎病毒(HAV)、乙型肝炎病毒(HBV)、丙型肝炎病毒(HCV)、丁型肝炎病毒(HDV)及戊型肝炎病毒(HEV)。

哪一种病毒感染所引起的肝炎就相应称为该型病毒性肝炎。如HAV感染所引起的肝炎称为甲型病毒性肝炎(简称甲肝)、HBV感染所引起的肝炎就称为乙型病毒性肝炎(简称乙肝)等。目前还有10%的肝炎患者病原学不清,科学家正致力于寻找新的肝炎病毒,近年来发现的己型肝炎病毒(HFV)、庚型肝炎病毒(HGV)、输血传播病毒(TTV)等是否是新的肝炎病毒,有待科学家们进一步研究确定。

四、目前还有多少未分型的病毒性肝炎

目前,临床诊断为病毒性肝炎患者中,还存在10%～20%为甲、乙、丙、丁和戊型肝炎病毒血清学指标阴性,无法分型,临床上诊断为未分型病毒性肝炎。自1995年以来,先后报道GB病毒C(GBV-C)/HGV、经输血传播病毒及相关病毒与未分型病毒性肝炎有关。但目前对上述病毒的致病性尚有争议,多数学者认为不引起肝炎。

五、什么是甲型肝炎病毒,它是通过什么途径传播的

甲型肝炎病毒(以下简称甲肝病毒或HAV)是1973年科学家们从甲肝患者粪便中观察到的27纳米HAV。后来在体外组织细胞中培养HAV获得成功。它是一种微小核糖核酸病毒(简称HAV)。HAV是通过胃肠道传播,即由受到粪便污染的食物和水源传播。医学上称粪-口传播。一般情况下,日常生活密切接触是散发性发病的主要传播方式,因此集体单位中如托儿机构、学校和部队中甲肝的发病率特别高。甲肝的发病主要是由于人们食入了被HAV污染的食物、水或接触了被HAV污染的器械(如口腔科器械等)或物品而经口进入体内所致。因此,水和食物的传播,特别是水生贝类(如毛蚶等)是甲肝暴发流行的主要传播方式。

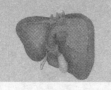

1988年上海甲肝大流行,是新中国成立以来最大的一次甲肝流行,在4个月内共发生30余万例。就是因为生食或基本生食被HAV污染了的毛蚶引起的。

甲肝流行时,虽然具有与乙肝相似的症状,但只引起短期感染,很少引起严重的后果,一般不发生慢性肝炎,康复后可获得终身免疫,并且无长期危害。甲肝疫苗在世界范围内有效。

六、什么是乙型肝炎病毒,它是通过什么途径传播的

乙型肝炎病毒(以下简称乙肝病毒或 HBV)是在20世纪60年代科学家发现的。《慢性乙肝防治指南》2010年更新版提示,乙型肝炎病毒(HBV)属嗜肝DNA病毒科,基因组长约3.2 kb,为部分双链环状DNA。HBV的抵抗力较强,但65℃10小时、煮沸10分钟或高压蒸气均可灭活HBV。环氧乙烷、戊二醛、过氧乙酸和碘伏对HBV也有较好的灭活效果。

HBV侵入肝细胞后,部分双链环状HBV-DNA在细胞核内以负链DNA为模板延长正链以修补正链中的裂隙区,形成共价闭合环状DNA(cccDNA);然后以cccDNA为模板,转录成几种不同长度的mRNA,分别作为前基因组RNA和编码HBV的各种抗原。cccDNA半衰期较长,很难从体内彻底清除。

HBV已发现有A~19个基因型,在我国以C型和B型为主。HBV基因型与疾病进展和干扰素α治疗效果有关。与C基因型感染者相比,B基因型感染者较早出现HBeAg血清学转换,较少进展为慢性肝炎、肝硬化和原发性肝细胞癌;并且HBeAg阳性患者对干扰素α治疗的应答率高于C基因型;A基因型患者高于D基因型。

从流行病学角度考察,HBV感染呈世界性流行,但不同地区HBV感染的流行强度差异很大。据世界卫生组织报道,全球约20亿人曾感染过HBV,其中3.5亿人为慢性HBV感染者,每年

第一篇 肝脏与肝病

约有 100 万人死于 HBV 感染所致的肝衰竭、肝硬化和原发性肝细胞癌（HCC）。

我国为 HBV 感染高发区，据 2006 年全国乙型肝炎流行病学调查表明，我国 59 岁以下一般人群 HBsAg 携带率为 7.18%，5 岁以下儿童的 HBsAg 仅为 0.96%。据此推算，我国现有的慢性 HBV 感染者约 9 300 万人，其中慢性乙型肝炎患者约 2 000 万例。

HBV 是血源传播性疾病，主要经血（如不安全注射等）、母婴及性接触传播。由于对献血员实施严格的 HBsAg 筛查，经输血或血液制品引起的 HBV 感染已较少发生；经破损的皮肤黏膜传播主要是由于使用未经严格消毒的医疗器械、侵入性诊疗操作和手术、不安全注射特别是注射毒品等；其他如修足、文身、扎耳环孔、医务人员工作中的意外暴露、共用剃须刀和牙刷等也可传播。母婴传播主要发生在围生期，多为在分娩时接触 HBV 阳性母亲的血液和体液传播，随着乙肝疫苗联合乙型肝炎免疫球蛋白的应用，母婴传播已大为减少。与 HBV 阳性者发生无防护的性接触，特别是有多个性伴侣者，其感染 HBV 的危险性增高。

HBV 不经呼吸道和消化道传播，因此日常学习、工作或生活接触，如同一办公室工作（包括共用计算机等办公用品）、握手、拥抱、同住一宿舍、同一餐厅用餐和共用厕所等无血液暴露的接触，一般不会传染 HBV。流行病学和实验研究亦未发现 HBV 能经吸血昆虫（蚊、臭虫等）传播。

七、乙肝病毒有哪些特性

HBV 具有复制性、病毒的泛嗜性及病毒基因的变易性等七大特性。

1. 乙肝病毒的泛嗜性 过去认为 HBV 是专一嗜肝性病毒，近年发现它是一种泛嗜性病毒，它不仅在肝脏，而且还在胆管上皮细胞、胰腺、淋巴等组织和细胞中存在和复制。抗病毒药物较容易

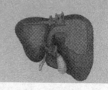

清除血液中的 HBV,但对组织细胞中的 HBV 就不易清除或清除较晚,这既是乙肝复发的重要原因,也是乙肝难治的重要因素。

2. 乙肝病毒基因的变异性 HBV 基因的变异性主要表现 HBV 基因开放读码区的点突变与耐药变异两种情况。

(1)乙肝病毒基因开放读码区的点突变:通常检测的 HBV 称为野毒株(野生株),具有典型的 HBV 血清学标志。近年来,科学家们发现野毒株可发生基因变异而形成突变株,其中包括点突变和多位点突变。点突变可发生在 HBV 的 4 个开放读码区,即 S 区、C 区、X 区和 P 区等的任一区;而多位点突变则在一个区内或多个区内同时发生多个突变。

由于 HBV 前核心区(前 C 区)1 896 核苷酸位点突变,使编码色氨酸的 28 位密码子转化成终止密码子,导致前 C 区顺序丧失表达 HBeAg 的能力,不能分泌 HBeAg,所以血清中测不出 HBeAg,在"两对半"检测报告中只能表示为 HBeAg 阴性,而且前 C 区变异还影响 α 干扰素的治疗,给治疗带来困难,成为乙肝慢性化的主要原因之一。一项研究显示,我国抗-HBe 阳性的慢性乙肝患者约 30%仍有 HBV 复制,主要是由于 HBV 基因产生前核心区突变的缘故。本人就属此例,在 2005 年 6 月 16 日所做的 HBV-DNA 多态性化验结果显示,1 896、1 814、1 762 和 1 764 位碱基都生了特变株病毒基因,增加了治疗的难度。

(2)乙肝病毒基因的耐药变异:由于拉米夫定是一种核苷(酸)类反转录酶抑制药,它可抑制 HBV 反转录酶的活性,但又不损伤细胞的线粒体,从而能阻止 HBV 的复制。国内外许多权威性资料证明,每日口服 100 毫克,1~4 周患者血清中 HBV-DNA 显著下降,6 个月内大部分转阴,能改善肝组织病变,疗效及安全性均较好,一般需治疗至发生 HBeAg 转换时,才能考虑逐渐减量停药,停药后还需注意反跳现象。但是它对 HBeAg 转阴率较低,连续治疗 1 年为 19%,长期使用会发生病毒变异及形成耐药株。

第一篇 肝脏与肝病

拉米夫定治疗慢性乙肝半年以上者,可发生HBV的YMDD变异。所谓YMDD,是指酪氨酸(Y)、蛋氨酸(M)、天门冬氨酸(D),发生变异后,M被缬氨酸(V)或异亮氨酸(I)代替,变成YVDD或YIDD。YMDD变异株的复制能力低于野生株,因此血清中HBV-DNA水平较低。当发生YMDD变异时,病情可以复发,出现恶心、乏力等症状,并表现为丙氨酸氨基转移酶(ALT)升高,血清HBV-DNA转阳。因此,用拉米夫定治疗半年后,若肝功能指标升高,应警惕YMDD变异。变异者可改续用阿德福韦酯或恩替卡韦等新一代抗病毒药物取代,具体方法在乙肝治疗中作介绍。

3. 乙肝病毒模板的复制性 乙肝病毒基因(DNA)有一条长链和一条短链,在肝细胞内复制时,长短链首尾相接形成共价闭合环(cccDNA),即乙肝病毒的复制模板。这个复制模板,目前还没有药物可将它杀灭,这是慢性乙肝难以彻底治愈的原因之一。

4. 乙肝病毒感染易急性转慢性 大量研究发现和临床病例证实,急性HBV感染时,HBsAg是人体免疫攻击的主要靶位,适当休息和对症治疗,HBV可被自限性的免疫细胞清除。但如果病程超过3个月,而HBsAg不转阴者,HBV感染可趋向慢性化,免疫靶位则转向HBeAg(具体机制专家们至今尚未搞清)。S抗原靶位向e抗原转移后,部分患者同样可出现免疫耐受。

5. 乙肝病毒基因的整合性 HBV基因可与肝细胞核内相关基因整合,特别是X基因与肝细胞基因的整合,就会形成原发性肝细胞癌(HCC)。这是肝癌发生的主要原因之一。

6. 乙肝病毒基因的异源性 根据HBV基因的全系列异源性分析,全世界可将HBV分成不同地区常见的A、B、C、D、E、F、G、H 8种基因型。我国已证实至少存在A、B、C、D、E 5种基因型。这些基因型别的不同,与很多治疗药物的效果和预后密切相关。

7. 乙肝病毒感染的隐匿性 仅抗乙肝病毒核心抗体1项阳

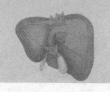

性的乙肝患者可呈隐匿性感染,表现为 HBsAg 已转阴,但血清或肝细胞中仍能检测到 HBV-DNA 在复制,并与其疗效和预后存在相关性。

八、乙肝病毒感染的自然史分哪几期

《慢性乙肝防治指南》2010 年更新版提示,HBV 感染时的年龄是影响慢性化的最主要因素。在围生(产)期和婴幼儿时期感染 HBV 者中,分别有 90% 和 25%~30% 将发展成慢性感染,而 5 岁以后感染者仅有 5%~10% 发展为慢性感染。婴幼儿期 HBV 感染的自然史一般可人为地划分为 4 个期,即免疫耐受期、免疫清除期、非活动或低(非)复制期和再活动期。

(1)免疫耐受期:其特点是血清 HBsAg 和 HBeAg 阳性,HBV-DNA 载量高(通常 >10^6 国际单位/毫升,相当于 10^7 拷贝/毫升),但血清丙氨酸氨基转移酶(ALT)水平正常,肝组织学无明显异常并可维持数年甚至数十年,或轻度炎症坏死、无或仅有缓慢肝纤维化的进展。

(2)免疫清除期:其特点是血清 HBV-DNA 滴度 >2 000 国际单位/毫升(相当于 10^4 拷贝/毫升),伴有 ALT 持续或间歇升高,肝组织学中度或严重炎症坏死、肝纤维化可快速进展,部分患者可发展为肝硬化和肝衰竭。

(3)非活动或低(非)复制期:其特点是 HBeAg 阴性、抗-HBe 阳性,HBV-DNA 持续低于 2 000 国际单位/毫升(相当于 10^4 拷贝/毫升)或检测不出(PCR 法)、ALT 水平正常,肝组织学无炎症或仅有轻度炎症;这是 HBV 感染获得免疫抑制的结果,大部分此期患者发生肝硬化和 HCC 的风险大大减少,在一些持续 HBV-DNA 转阴数年的患者,自发性 HBsAg 血清学转换率每年为 1%~3%。

(4)再活动期:其特点是在部分处于非活动期的患者中可能出

第一篇 肝脏与肝病

现1次或数次的肝炎发作,多数表现为 HBeAg 阴性、抗-HBe 阳性(部分是由于前 C 区与/或 BCP 变异所导致 HBeAg 表达水平低下或不表达),但仍有 HBV-DNA 活动性复制、ALT 持续或反复异常,成为 HBeAg 阴性慢性乙型肝炎,这些患者可进展为肝纤维化、肝硬化、失代偿肝硬化和肝细胞癌(HCC);也有部分患者可出现自发性 HBsAg 消失(伴或不伴抗-HBs)和 HBV-DNA 降低或检测不到,因而预后常良好。少部分此期患者可回复到 HBeAg 阳性的状态(特别是在免疫抑制状态如接受化疗时)。

必须指出:并不是所有感染 HBV 者都经过以上 4 期。新生儿时期感染 HBV,仅少数(约5%)可自发清除 HBV,而多数有较长的免疫耐受期,然后进入免疫清除期。但青少年和成年时期感染 HBV,多无免疫耐受期,而直接进入免疫清除期,他们中的大部分可自发清除 HBV(90%~95%),少数(5%~10%)发展为 HBeAg 阳性慢性乙型肝炎。

最新资料显示,自发性 HBeAg 血清学转换主要表现在免疫清除期,每年发生率为 2%~15%,其中年龄 40 岁以下,ALT 升高及感染 HBV 基因 A 型和 B 型者发生率较高,HBeAg 血清学转换后每年有 0.5%~1.0%发生 HBsAg 清除。

慢性 HBV 感染者的肝硬化发生率与感染状态有关。免疫耐受期患者只有很轻或没有肝纤维化进展,而免疫清除期是肝硬化的高发时期。肝硬化的累积发生率与持续高病毒载量呈正相关,HBV-DNA 是独立于 HBeAg 和 ALT 以外能够独立预测肝硬化发生的危险因素。发生肝硬化的高危因素还包括嗜酒、合并 HCV、HDV 或 HIV 感染等。

非肝硬化的患者较少发生 HCC。肝硬化患者中其 HCC 的年发生率为 3%~6%。HBeAg 阳性和/或 HBV-DNA > 2 000 国际单位/毫升(相当于 10^4 拷贝/毫升)是肝硬化和 HCC 发生的显著危险因素。解放军第 302 医院曾对 3 654 例 HBV 感染者 11.4 年的前

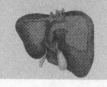

瞻性列队研究显示，HBV-DNA＞10^5 拷贝/毫升是发生 HCC 的独立危险因素。大样本研究显示，年龄大、男性、ALT 水平高也是肝硬化和原发性肝癌发生的危险因素。原发性肝癌家族史也是相关因素，但在同样的遗传背景下，HBV 病毒载量更为重要。

九、什么是丙型肝炎病毒，它是通过什么途径传播的

丙型肝炎病毒（以下简称丙肝病毒或 HCV）是从 20 世纪 60 年代起，人们已经注意到有一种输血后引起的肝炎，它既不同于甲肝，也不同于乙肝。经流行病学调查和动物实验研究发现，这类肝炎的病原体至少有两种以上，在当时尚无特异性检测方法的情况下，将这类肝炎统称为"非甲非乙型肝炎"。世界卫生组织建议将"非甲非乙型肝炎"分为两类，即肠道传播的"非甲非乙型肝炎"和肠道外传播的"非甲非乙型肝炎"。以后又发现，后者常见输血后引起，或半年内曾有过静脉滴注、注射和手术史，因此遂将这类肝炎病毒统一命名为丙型肝炎病毒。

丙肝与甲肝、乙肝相比，在病毒性肝炎中比例虽少，但其发病率在国际和国内都有增高的趋势。而且可发展为慢性肝炎、肝硬化，引起原发性肝细胞癌。

HCV 与 HBV 在生物学上存在许多差异，具体表现在以下几个方面：①乙肝病毒基因为 DNA，丙肝病毒基因是 RNA，即前者是脱氧核糖核酸（HBV-DNA），后者是核糖核酸（HCV-RNA）。②HBV-DNA 可以整合于人的机体细胞内，而 HCV-RNA 则不能。③HBV 感染引起的病毒血症病毒滴度高，在急性感染期可达 10^{10} 拷贝/毫升，而 HCV 急性感染期，病毒的滴度极少超过 10^7 拷贝/毫升，慢性丙肝血中病毒滴度更低，一般为 $10^2 \sim 10^4$ 拷贝/毫升（个别也有 10^6 拷贝/毫升），提示慢性丙肝患者的传染性比慢性乙肝低。④HCV 抗体的滴度也较 HBV 抗体的滴度低。

HCV-RNA 的分型有多种命名系统，而且都有明确的对应关

第一篇　肝脏与肝病

系,现常用如 HCV-Ⅰ、Ⅱ、Ⅲ、Ⅳ、Ⅴ型,分别相当于 1a、1b、2a、2b、3a 型,迄今为止,HCV 至少可分为 6 个基因型和共 11 个亚型。

日本、韩国以Ⅱ(1b)型为主,欧洲则多为Ⅰ(1a)型。我国与日本近似,Ⅱ(1b)型占 80% 以上,其次是Ⅲ型。在国内不同地区之间也存在着差异,如Ⅲ型武汉可达 37.3%,北京为 20%,而广东Ⅲ型相对较少。多次大量输血的患者,常为不同基因型混合存在。

HCV 的主要传播途径是输血和血制品:在输血后肝炎中 85%～90% 以上为丙肝。静脉吸毒者,由于共用注射针头而感染,在发达国家较为常见。性接触传播:但所占比例很小,不如 HBV 传播那么多。日常生活接触传播的几率很低。经母体传播给新生儿的可能性很小。

关于丙肝病毒造成肝细胞损伤的确切机制,目前尚不完全清楚。HCV 疫苗已开始研制,尚处于实验阶段,由于迄今尚未发现针对 HCV 感染中的抗体,因此研制 HCV 疫苗还面临十分困难,尚未进入临床。

十、什么是丁型肝炎病毒,它是通过什么途径传播的

丁型肝炎病毒(以下简称丁肝病毒或 HDV)是 20 世纪 70 年代中期,意大利一位年轻的胃肠病学者在慢性乙肝患者的肝细胞内,首先发现了一种病毒新抗原,当时称德耳塔(delte)抗原,其后证实是丁肝病毒抗原。它是一种缺陷的负链 RNA 病毒,必须与 HBV 共生才能复制,故 HDV 不能单独感染,常与 HBV 混合感染或重叠感染。

丁肝的传播途径与乙肝基本相同。HDV 与 HBV 联合感染时,常使病情加重,易发生为急性重症肝炎。丁肝的疫苗尚处于研究阶段。但有资料称:由于 HDV 感染必须有 HBV 的辅助,因此接种乙肝疫苗也可预防 HDV 感染。

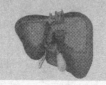

十一、什么是戊型肝炎病毒，它是通过什么途径传播的

戊型肝炎病毒（以下简称戊肝病毒或 HEV），是由 HEV 感染人体后引起的肝炎。戊肝的流行特征多以暴发式为主，由水源被粪便污染所致，多有季节性，以雨季及洪水后为多见。流行特点主要是在青壮年中发病，男性多于女性，孕妇患者病死率高。其传播途径和甲肝相同，都是粪-口传播，但其传染性低于甲肝，一户一例较多见，家庭接触者两代发病率低（2%～3%），ALT 异常率为 8.4%～32.6%，但临床症状较甲肝严重，不转为慢性肝炎。感染戊肝后，体内可产生抗体，但抗体持续时间短，存在 1 个月左右即消失，无终身免疫力，可重复感染。不久可望有疫苗问世。

此外，已型肝炎病毒（HFV）和庚型肝炎病毒（HGV）是科学家们最新发现的，关于它们的生物学特征，尚需经其他学者重复研究证实后方可定论。

第二节 肝炎的临床意义

一、慢性乙肝病毒感染临床上是怎样分类的

根据《慢性乙肝防治指南》2010 年更新版临床诊断提示：既往有乙型肝炎病史或 HBsAg 阳性超过 6 个月，现 HBsAg 和（或）HBV-DNA 仍为阳性者，可诊断为慢性乙型肝炎病毒感染。根据 HBV 感染者的血清学、病毒学、生化学试验及其他临床和辅助检查结果，可将慢性 HBV 感染分为携带者（慢性 HBV 携带者和非活动性 HBsAg 携带者）、隐匿性慢性乙肝、慢性乙肝（HBeAg 阳性慢性乙肝、HBeAg 阴性慢性乙肝）、乙型肝炎肝硬化（代偿期肝硬化、失代偿期肝硬化）如图 10 所示。

在图 10 中显示，慢性 HBV 感染的转归有 4 种：一是携带者，携

第一篇 肝脏与肝病

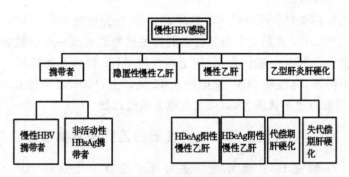

图10 慢性乙肝病毒(HBV)感染的临床分类

带者又分慢性HBV携带者和非活动性HBsAg携带者两类；二是隐匿性慢性乙肝；三是慢性乙肝，在慢性乙肝中又分HBeAg阳性慢性乙肝和HBeAg阴性慢性乙肝两类；四是乙型肝炎肝硬化，在乙型肝炎肝硬化中又可分代偿期肝硬化和失代偿期肝硬化两类。

在我国，以献血员检测为例，感染过HBV的人数达59.8%（感染率），他们大多数是在不知不觉中感染上的，却又极少成为真正的乙肝患者，基本上都是一过性感染。成年人机体免疫功能健全完善，病毒一旦进入体内，凭借自身强有力的免疫识别和防卫能力，即可将HBV彻底清除，不留隐患，他们可能在日后的某一次体检化验时发现，HBV的表面抗体(抗-HBs)为阳性，获得了较持久的免疫力。最能说明成年人不怕HBV感染的实例是与乙肝患者零距离密切接触的配偶很少得乙肝，这主要就是成年人所具有正常的免疫机制，使得HBV无可奈何。

HBV入侵人体后，约20%的感染者要发病，表现为典型的急性黄疸型或急性无黄疸型乙肝的临床经过。绝大多数急性乙肝患者预后良好，病毒彻底被清除，不留隐患；尚有一部分患者由于病原及机体免疫方面的原因，特别是儿童、母体垂直感染的婴儿基本上属慢性HBV感染，而成年人由于症状不明显，误诊、漏诊或急

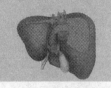

性乙肝恢复期生活方式不注意等,也可演变为慢性 HBV 感染;约 10% 的 HBV 感染者常由急性乙肝变为慢性乙肝或一开始就表现为慢性乙肝。一般认为,临床上若发现 ALT 持续升高超过 1 个月不降者,急性期 HBsAg 阳性在 12 周以上,HBeAg 阳性在 8～10 周或以上不转阴者,就可发展成为慢性乙肝。

二、如何区分两类不同性质的乙肝病毒携带者

1. 慢性 HBV 携带者　多为处于免疫耐受期的 HBsAg、HBeAg 和 HBV-DNA 阳性者,1 年内连续随访 3 次以上均显示血清 ALT 和 AST 在正常范围,肝组织学检查无明显异常。

2. 非活动性 HBsAg 携带者　血清 HBsAg 阳性、HBeAg 阴性、抗-HBe 阳性或阴性,HBV DNA 低于最低检测限,1 年内连续随访 3 次以上,ALT 均在正常范围。在评估抗病毒治疗方面,最常用的是 Knodell 的组织学活动指数(HAI)评分系统,分别以界面性炎症及桥接坏死的程度按 0～10 分评定。肝组织学检查显示,Knodell HAI＜4 或根据其他的半定量评分系统判定病变轻微。

三、什么是隐匿性慢性乙肝

隐匿性 HBV 感染的特征是血清 HBsAg 阴性,但血清和(或)肝组织中 HBV-DNA 阳性持续存在,但病毒基因复制的基因表达低下,并有慢性乙型肝炎的临床表现。除 HBV-DNA 阳性外,患者可有血清抗-HBs、抗-HBe 和(或)抗-HBc 阳性,但约 20% 隐匿性慢性乙型肝炎患者的血清学标志均为阴性。诊断需排除其他病毒及非病毒因素引起的肝损伤。

对隐匿性慢性乙肝必要的对症治疗是肯定的,是否需要抗 HBV 治疗,目前尚无定论。

四、什么是 HBeAg 阳性慢性乙肝

HBeAg 阳性慢性乙型肝炎,是指血清 HBsAg、HBeAg 阳性、抗-HBe 阴性、HBV-DNA 阳性,ALT 持续或反复升高,或肝组织学检查有肝炎病变。

五、什么是 HBeAg 阴性慢性乙肝

HBeAg 阴性慢性乙型肝炎,是指血清 HBsAg 阳性,HBeAg 持续阴性,抗-HBe 阳性或阴性,HBV-DNA 阳性,ALT 持续或反复异常,或肝组织学检查有肝炎病变。

根据生物化学试验及其他临床和辅助检查结果,上述两型慢性乙型肝炎也可进一步分为轻度、中度和重度。

六、什么是乙型肝炎肝硬化,临床上分哪几类

《慢性乙肝防治指南》2010 年更新版提示,乙型肝炎肝硬化是慢性乙型肝炎发展的结果,其病理学定义为弥散性纤维化伴有假小叶形成。其临床上可分为代偿期肝硬化和失代偿期肝硬化两类。

1. 代偿期肝硬化 一般属 Child-Pugh A 级。影像学、生化学或血清学检查有肝细胞合成功能障碍或门静脉高压症(如脾功能亢进及食管胃底静脉曲张)证据,或组织学符合肝硬化诊断,但无食管胃底静脉曲张破裂出血、腹水或肝性脑病等严重并发症。

2. 失代偿期肝硬化 一般属 Child-Pugh B 级和 C 级。患者已发生食管胃底静脉曲张破裂出血、肝性脑病、腹水等严重并发症。

亦可将代偿期和失代偿期肝硬化再分为活动期或静止期。

七、乙肝的发病机制是什么

乙肝的发病机制十分复杂,但一般而言,肝细胞受 HBV 入侵后,HBV 本身并不直接引起肝细胞病变。HBV 只是利用肝细胞

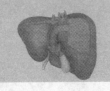

肝病患者的康复之道

摄取的养料赖以生存并在肝细胞内复制。HBV的标志物是乙肝表面抗原(HBsAg)、乙肝e抗原(HBeAg)和乙肝核心抗原(HBcAg),它们都释放在肝细胞膜上,激发人体的免疫系统来辨认,并发生免疫反应。这种在肝细胞膜上发生的抗原抗体反应可造成肝细胞的损伤和破坏,从而产生了一系列的临床症状。

八、引起乙肝慢性化的因素有哪些

由于乙肝的发病机制十分复杂,有些问题还有待于医学科学家攻关成功后得出科学的解答,导致乙肝慢性化的原因也是如此。但一般说来主要包括以下因素:

(1)年龄因素:许多慢性乙肝患者实际上自幼就已感染上了HBV,只是自己不知道而已,在日后的某一次偶然查体或明显发病时才被发现,他们的实际感染病毒的年限可能已相当长了。最初感染HBV时的患者年龄与慢性乙肝有密切关系。有研究表明:胎儿、新生儿感染HBV的,90%~95%可成为慢性HBV携带者,儿童期感染HBV后约20%会成为慢性HBV携带者,成年人只有3%~6%会发展为慢性HBV携带状态。

(2)免疫功能因素:免疫功能低下者主要是指合并其他感染,如结核病、麻风病等,肿瘤化疗或放疗、器官移植、血液透析,或因其他疾病使用免疫抑制药均可引起免疫抑制,常能破坏患者体内的免疫平衡,也容易使急性肝炎转变为慢性。或既往有其他肝炎或肝病史者,或有并发症者,当再感染HBV时,不仅易转为慢性乙肝,而且预后较差。

(3)误诊、漏诊因素:许多急性期隐匿起病的无黄疸型乙肝患者易转化为慢性乙肝,这与隐匿起病症状不明显,容易造成误诊或漏诊,不注意休息等有关。

(4)病毒因素:①感染HBV的数量。若初次感染的HBV数量少,就可引起潜伏期延长和慢性化。②乙肝病毒的变异。

(5)其他因素:如急性期乙肝患者过度劳累、酗酒、性生活过度、应用损害肝脏的药物、营养不良、有其他病原微生物的严重感染等,均可由急性转为慢性。

九、丙肝病毒感染的标志物有哪些

目前,检测丙型肝炎病毒(HCV)感染的标志物有两种,一种是抗-HCV,抗-HCV 阳性表明机体有 HCV 感染,但不能区分是过去曾经感染、已快痊愈,还是现在仍然携带有 HCV。由于抗-HCV 不是中和抗体,因此抗-HCV 阳性并不能代表机体已获得了免疫力,所以应再检测丙肝病毒基因 HCV-RNA,只要 HCV-RNA 阳性,即表明体内存在 HCV 现症感染,即使 LAT 正常,也应进行抗病毒为主的综合治疗。

十、为什么说肝病中乙肝和丙肝对人类的危害性最大

在所有各类肝病中,乙肝、丙肝对人类的健康危害最大。因为这两型肝炎的部分患者可发展成慢性肝炎、肝硬化,少数患者甚至发展为肝癌。由前述可知,目前我国慢性 HBV 感染者(携带者)约 9 300 万人,其中慢性乙肝患者约 2 000 万例。慢性 HCV 感染率达 3.2%,感染者也有 3 000 万例以上。但每年诊断出的丙肝患者仅 3 万多人,大多数患者因未及时诊治而被延误造成不良后果,丙肝已成为人类公共健康的巨大威胁。慢性乙肝和丙肝如不及时进行规范化治疗,部分患者可进展为肝纤维化和肝硬化,少数人甚至会发展成原发性肝细胞癌(HCC),因此必须加强自我保养和科学预防。如何进行保养与预防,第二篇将详细介绍其内容和方法。

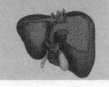

第二篇　保养与预防

导读：本篇讲的保养与预防，包括第四章自我保养与第五章肝病预防。自我保养与肝病预防两者关系密切，互相渗透，相辅相成，是构成本书自我保养、肝病预防、肝病检查、肝病诊治、肝病康复系统的重要组成部分。根据现代医学理念，任何疾病的预防、治疗与康复相统一的观点，尤其是传染性疾病的控制，关键在于自我保养与预防；而许多慢性疾病的治疗又与自我保养与预防、康复密不可分。慢性乙肝和丙肝就是兼具了这3个特点的一种慢性病，自我保养与预防是控制该疾病的最根本办法，而该肝病的长期治疗过程，本身就是包含自我保养、肝病预防和肝病康复的内容。因此，自我保养与肝病预防应贯穿于肝病诊疗与康复过程的始终，也是实现自我保养、肝病预防、肝病检查、肝病诊治、肝病康复系统良性循环的新起点，这就是系统论中人造概念系统的动态原理。本篇就是按照上述思路，在紧跟着第一篇所介绍的面对肝病、认识肝脏、了解肝病基础上，具体介绍自我保养与肝病预防的内容和方法。

第四章是自我保养，主要从解读养生保健的经典入手，具体介绍心理保养、运动保养、饮食保养、起居定常自我保养等内容方法。第五章是肝病预防，主要介绍病毒性肝炎的预防措施，重点介绍病毒性乙肝、丙肝的具体预防措施。

第四章　自我保养

导读：所谓自我保养，顾名思义，是指自己保养好自己的身体，保障身体健康。人的身体健康了不仅能预防疾病，在某些情况下

第二篇 保养与预防

还能治疗疾病。它的确切含义是指人类为了自身的生存和健康长寿,根据生命发展的客观规律所进行的自我保养身体,减少疾病,增进健康的一切物质和精神活动的总和。由此可见,自我保养与减少疾病、防病治病、健康长寿密切相关,肝病防治与康复亦不例外。

自我保养健身抗病的秘诀是:心态平衡,劳逸结合,适量运动,均衡膳食,合理营养,禁忌烟酒,起居定常,控制情欲(控制房事),定期复查,关心健康。本章从解读古今养生保健经典入手,结合笔者自我保养防治疾病的经验教训,具体介绍心理保养、运动保养、饮食保养、起居定常保养、四季保养等内容和方法并进行解读。

第一节 养生保健经典解读

一、古代中医养生保健经典解读

中国古代有关中医养生保健的论著中,最重要的是两部,一部是《黄帝内经》,另一部是《伤寒论》。前者代表的是贵族医学,它追求的是长生、长寿,其医理是扶阳固本,手段是强调个性化的养生,强调元气对人体健康的意义,故很少用药治疗疾病;到了《伤寒论》著作出现的时期,人们的生活方式发生了巨大的改变,药物治疗疾病成了首要。《黄帝内经》作者不详、写作年代不确定,最后人们决定用"皇帝"来做代言。"皇帝"是封建社会至高无上的绝对权威,取"皇帝"之名彰显了古代医家一统天下医学的决心,同时避免了医学理念犹如战国时代的纷争与不和谐。为了保卫一个伟大的生命理念,各门各派牺牲或放弃了自己的某些自由,而让自己归顺"皇帝"的旗下,去谋求中庸之道和阴阳的和谐……它的慈悲在于用"皇帝"的权威确保了这本经典可以万代流传,并因此而惠及中华后代千万民众。

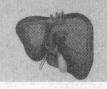

肝病患者的康复之道

《伤寒论》的作者为张仲景,因为这本医书对医学的伟大贡献,所以人们称他为"医圣"。

笔者没有阅读以上两书的原著,实因缺乏古语言文学基础,即使见到这两本原著也不一定能看懂,而反映《黄帝内经》养生的多种解读论著中,笔者对曲黎敏著的《黄帝内经养生智慧》及《曲黎敏养生十二说》颇受启发,而且深入浅出,容易理解,因为它对养生保健,防治各类疾病有普遍指导意义。在本节中,将选择有关经典论述,结合自己的体会进行解读,为尔后分节介绍肝脏养护的内容和方法,用中西结合的医药理念奠定理论基础。

1. 强调做人做事要顺其自然　做人做事要顺其自然,这是《黄帝内经》的宗旨之一。顺其自然也叫"因天之序"。天的顺序是春、夏、秋、冬,周而复始,这个顺序是永远不变的客观规律。万物是春季生、夏季长、秋季收、冬季藏的顺序,人的生命也是有序的,永远是从出生到壮大,从衰老到死亡;企业开发的产品从投入市场到退出市场也是有产品生命周期的,即研制开发、投入期、成长期、成熟期、衰退期。做人做事顺应了这个顺序,就能万事如意、健康长寿、幸福快乐过百岁;违背了这个顺序,就会出方方面面的问题,如春天该生发时不生发(春天不播种)、夏天不生长、秋季不收获、冬天无果藏。年轻人,该结婚时候不结婚,该生育时候不生育,人生的整个过程就会被打乱。据《京华时报》2011年2月11日报道:由中国医师协会、中国医院协会等40余家机构及媒体单位共同举办的首份中国城市"剩男剩女"健康状况调查报告显示,有30%的"剩男剩女"错过最佳生育时期。北京市健康保障协会会长韩小红表示,女性生育的最佳年龄在25～30岁,过度晚婚晚育对女性身心健康不利,更对下一代健康构成威胁。韩小红表示,"剩男剩女"中妇科疾病、激素水平紊乱等内分泌系统问题、乳腺疾病和男性前列腺增生、尿路感染等泌尿系统问题所占比例,均超过肥胖症、高血压、脂肪肝等疾病。长期单身的人易受到经济和舆论等

第二篇 保养与预防

多方面的压力。在所调查人群中,快乐情绪仅占25%,孤独寂寞、焦虑等负面情绪占75%。而顺着"因天之序"做了,万物万事就顺当。

2. 强调"天人合一"与阴阳平衡 "天人合一"、阴阳平衡是《黄帝内经》的又一宗旨。天人合一,就是人应该因循天的顺序,因人的本性来生活。不仅要关注身体层面,也要关注我们精神灵魂的层面,这样我们才能建立起良好的、符合我们生命本性的生活习性,也将有助于我们建立和谐社会并拥有和谐、自然的人生。人处天地之间,上为天,下为地,天为阳,地为阴,男为阳,女为阴。天有春、夏、秋、冬之分,地有东、西、南、北、中之别,五行顺序是"金、木、水、火、土",如图11所示。

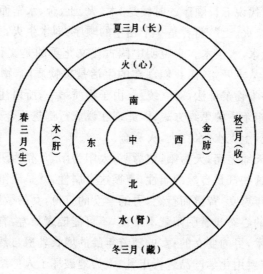

图11 《黄帝内经》中的天、地、人方位顺序对应图

在图11中,按照中华古文化取象类比的方式,把东归属于木,西归属于金,南归属于火,北归属于水。因火是向上升的,所以

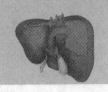

肝病患者的康复之道

南在上,水是往下流的,所以水在下方,北属于水。在远古时代,从某种意义上来说,木和金为可盛受之物,用手就可以拎着去以物易物的。而水和火是不可盛受之物,是用手拿不走的,正如人们日常所说,纸包不住火,竹篮子打水一场空。从这个层面上讲,我们中国人只讲"买东西",不讲"买南北"。更何况,在中国人的价值观中,"热情如火"或"柔情似水",情感的东西不是花钱可以买卖的。

其实中国民间骂人有时也有一定文化内涵的。比如说"这个人不是个东西",什么意思呢?说这个人不是个东西那就是南北了,说这个人像水火一样无情无义,水火不相容,同这种人不宜相处交朋友。

随着时代的发展,人们的思维方式也发生了很大的变化。例如,中国古代说五行顺序的时候是"木、火、土、金、水",而现在是说"金、木、水、火、土",前者是一个相生的顺序:即木生火,火生土,土生金,金生水,水生木。它说明中国古代文化重的是文化,重的是生发,所以从木开始;而我们现在的生活是重物质的,物质是第一性,现在讲唯物辩证法,对立统一,由于物质第一,所以注重的是相克、相侮、相矛盾的思维方式,因此现在说五行都是从金开始,金克木,木克土,土克水,水克火,火克金。

人处天地之间,天为阳,地为阴,太阳为阳,月亮为阴,男为阳,女为阴。这些都是自然的属性,遵循这个属性,就是阴阳平衡。现在有的青年男女,背道而行之,男的学女的打扮,女的学男的打扮,这种变态的心态我看阴阳就不平衡,不可能健康长寿,有的还利用高科技手术,男的变女的;女的随着年龄的增长乳房自然退行性萎缩了,还非要用化学产品进行丰乳,人为地破坏了人体结构而造成不良后果的事例时有发生。中医强调阴阳平衡,实际上就是我们人体内部的各个脏器行使各自的功能时,都要和谐协调,不能顾此失彼。调整某个脏器的功能障碍时,也要统筹考虑其他脏器不受或少受影响;多个脏器受损时,也得抓主要矛盾,安排先后顺序,求得整个机体和谐协调。笔者在反思治病中的深刻教训时,认识到过去就缺乏这方面的认知,曾得了肺病为了治肺,擅自过量服用抗结核药,结果救了肺,伤了肝;现在对慢性乙肝进行抗病毒治疗时,千万不能为了救肝而伤肾,为了治糖尿病、高血压就不能盲目长期服对肝、肾有损伤的降糖药、降压药。因此,在定期复查肝功能时,一定要常查血糖和肾功能。

3. 强调以人为本,健康长寿靠自己 以人为本,求人不如求自己,健康长寿靠自己是《黄帝内经》的又一重要宗旨。人体具有自愈能力,许多疾病属自限性疾病,不一定非要依靠药物治愈,像乙肝和丙肝,至今还没有能彻底治愈的特效药物,而临床上确实也存在未经药物治疗达到彻底清除病毒而彻底治愈的病例,虽然从统计学角度测算仅是百分之几,但它说明人体具有自愈能力是不可否认的事实。这就是靠自身的免疫力,彻底清除了病毒,获得乙肝、丙肝彻底治愈康复,从这层面上理解,求医不如求自己,强调"三分防病七分养","防治三分靠医药,康复七分靠自己"的科学哲理。健康长寿是个积精累气的过程,靠的是平和的心态,合理的膳食,均衡的营养,适量的运动,充足的睡眠,控制欲望,节制房事,劳逸结合,起居定常,四季养生,各有侧重,贵在坚持,效果显著。

《黄帝内经》及中医学对养生保健,防病治病还有许多精辟的经典论述,如同病异治、异病同治,不治已病治未病,人为本,病为标,调动人体的自愈能力,不轻易乱用药物,强调人心互动,重视人文关系等,由于受篇幅所限,不一一展开介绍。

二、现代养生保健的八项原则解读

随着经济社会的发展,人们物质文化生活水平的提高,为满足人们日益增长的健康长寿需求,当代中、西医养生保健专家、营养专家相继出版了许多养生保健方面的论著,各抒己见,百花齐放,虽然也有相悖之处,公说公的理,婆说婆的理。笔者认为不足为

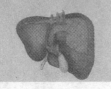

肝病患者的康复之道

奇,任何学术性论说的不同意见争论是永恒的主题。信不信自己拿主意,千万不要今天听了某专家之言,把本来血糖、血压控制良好的降压药、降糖药一下子全停了,而去相信吃他宣传的保健品,特别是正在进行抗病毒治疗,病毒复制已得到控制,肝功能已稳定的乙肝、丙肝患者更不要轻易改服其他所谓新研制的特效药。医生的话不可不信,但不可全信,更不能迷信,这就是最好的医生是自己,要走出从众心理的误区。

这里介绍的养生保健的八项原则主要是根据洪昭光教授的养生保健经典论著中的相关内容,加上自己的理解为读者解读。

养生保健的八项原则主要包括"四大基石"和"四个最好"两方面的内容。"四大基石"是指合理膳食,适量运动,戒烟限酒,心态平衡,这是减少疾病外因调控的现代文明生活方式的"维多利亚宣言"的基本原则;"四个最好"是指最好的医生是自己,最好的药物是时间,最好的心情是宁静,最好的运动是步行。

洪教授把以上养生保健的八项原则展开解读,使平民百姓易学、易记、易懂、会用。在此,笔者归纳以下4点进行解读。

1. 坚持一个中心,两个基本点,保持心态平衡 一个中心就是以健康为中心,必须认识到:权力是暂时的,荣誉是过去的,财产是子女的,只有知识和健康才是自己的。这就是所谓1+00000……观点,健康是1,没有健康其他再多都是零。

两个基本点,就是凡事糊涂一点,看穿一点,活得潇洒一点。因此要度量大一些,风格高一些,站得高一些,看得远一些,小事不去斤斤计较。

良好的心理状态就是最好的抗病方法。人走茶凉这是普遍社会现象,在位时门庭若市,退下来后冷冷清清,对此不要有失落感。应该忘掉不愉快的过去,享受幸福的今天,展望美好的未来。

要保持心态平衡,必须做到3个正确对待。一是正确对待自己,就是要定准人生的坐标,到位不错位,不越位,不自卑;二是正

第二篇 保养与预防

确对待他人,要宽容他人;三是正确对待社会。人对待社会有两种态度,一种人永远乐观,积极态度看社会,天天都是春风桃李花开日,心态必然平衡;另一种人是悲观、消极看社会,"生活像镜子,你笑它也笑,你哭它也哭",心态必然不平衡。

2. 发扬"三大作风",树立"四个最好"的新观念 "三大作风"指的是,助人为乐,知足常乐,自得其乐。有了这个"三乐"就能永葆快乐;"四个最好"指的是:最好的医生是自己,最好的药物是时间,最好的心情是宁静,最好的运动是步行。步行可以逆转冠状动脉硬化斑块,还能有效预防糖尿病,特别适合中老年人。步行还能明显使体型健美,能改善神经系统功能,尤其是改善平衡功能,改善思维,使情绪变得愉快。

步行能达到如上效果必须坚持"三个原则"、"三个字"。

三个原则是指有恒(持之以恒)、有序(循序渐进)、有度(适度运动)。

三个字即"三、五、七"。"三"是指1次步行3千米30分钟以上;"五"是指1周至少步行5次;"七"是指适量运动。过分运动有害,适量运动是有氧代谢运动,运动量是年龄+心跳等于170。

3. 合理膳食 合理膳食可以归纳为"1"、"2"、"3"、"4"、"5"和"红"、"黄"、"绿"、"白"、"黑"。

(1)合理膳食的"1"、"2"、"3"、"4"、"5":①"1"是指1天喝1袋牛奶,晚睡前喝奶加100毫克维生素C和1片复合维生素B。这样吃既能补钙,还能防治中风、高血压、心脏病;阻止人体吸收有毒物质;脱脂奶和酸奶能增强人体免疫力,提高大脑工作效率,还能美容、催眠,这些益处无疑对养护肝脏也是十分有利的。②"2"是指每天吃250~350克糖类食物(即碳水化合物),相当于300~400克主食。这是相对而言的,与性别、年龄、劳动强度大小等应有区别。控制主食就可控制体重。洪教授讲:"饭前喝汤,苗条健康;饭后喝汤,越喝越胖";"瘦人想变胖,饭后喝汤,胖人想变瘦,饭

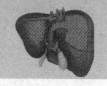

肝病患者的康复之道

前喝汤"。仅一字之差出入就很大。③"3"是指3份蛋白质,1份是1两(50克)瘦肉或者1个大鸡蛋,或者100克豆腐,或者100克鱼虾,或者100克鸡肉或鸭肉,或者25克黄豆,1天3份。例如,早上吃1个蛋,中午吃50克瘦肉,晚上吃100克豆腐或100克鱼。这样1天3~4份蛋白质不多不少。动、植物蛋白合理搭配。动物蛋白以鱼类最好,植物蛋白以黄豆最佳,尤其肝病患者要吃优质蛋白。④"4"是指有粗有细,不甜不咸,3、4、5顿,7~8分饱。有粗有细是指粗细粮搭配,1周吃3~4次粗粮,棒子面、老玉米、红薯这类粗粮和细粮如大米、面粉合理搭配,营养合适。不甜不咸是指吃的饭菜清淡为好;3、4、5顿是指每天吃的餐数。绝对不能不吃早饭,只吃两顿;7~8分饱,这是古今中外的最有效的能延年益寿的办法之一,叫低热能膳食。⑤"5"是指每天吃500克蔬菜和水果。常吃新鲜蔬菜和水果是防癌的好办法。

(2)合理膳食的"红"、"黄"、"绿"、"白"、"黑":①"红"是指1天吃1~2个西红柿,熟吃更好。常年坚持吃,前列腺癌可减少45%。②"黄"是指富含β胡萝卜素(维生素A的前体)的食物,如胡萝卜、西瓜、红薯、老玉米、南瓜,统称红黄色的蔬菜,红黄色的蔬菜含维生素A多。补充维生素A可使儿童增强抵抗力,降低感冒、扁桃体炎的发病率;减少中年人得癌症、动脉硬化的发生率,以及老年人眼睛发花、视网膜疾病等。③"绿"是指喝绿茶,饮料里茶最好,茶叶中绿茶最好。常喝绿茶能延年益寿,减少肿瘤,防止动脉硬化。④"白"是指燕麦粉、燕麦片。吃50克燕麦粥,可以少吃50克馒头,但效果比馒头好,它不但能降低胆固醇及三酰甘油,还能辅助治疗糖尿病、减肥通大便。⑤"黑"是指黑木耳,一天吃5~10克,吃黑木耳可以降低血黏度,使人不易得脑血栓、老年痴呆和冠心病。

4. 健康"养心汤"

(1)慈爱一片心:人要对世界、社会、家庭人际关系的和谐,人

第二篇　保养与预防

与人之间充满爱心,讲奉献。

(2)好心肠二寸:一个人既要对世界、对社会、对家庭充满爱心,又要心地善良,肯帮助别人。

(3)正气三分:人要心存正气,要做好人,做善事,不贪色、不贪财。

(4)宽容四钱:人皆非圣贤,多有不足,"金无足赤,人无完人",做人必须度量大,对他人宽容。

(5)孝顺常想:孝顺父母、长辈,这是中华民族的传统美德。

(6)老实适量:说老实话,做老实事,也是做人的美德,但老实也应看情况适量有度,人不老实不行,但太老实变成傻子也不行,容易吃亏,受骗上当。

第二节　心理保养

一、心理保养有什么重要作用

人是自然的人,人生活于天地万物之间,靠自然界生活。自然界是人类赖以生存的基本条件。人又是社会的人,他不同于一般动物,是万物之灵,人有意识,有思维,有非常丰富而又极为复杂的心理活动。

在以上介绍的《黄帝内经》著作中,阐述了"身心一体"的重要思想,认为"形与神俱"。我们可以从中体会到精神依赖于人的肉体,肉体产生精神,且人的肉体本身又是物质世界的产物。它详细地论述了中医学的形神关系,概括了肉体和精神、机体与生命功能、物质与运动的整体的统一的辩证关系。这表明作为当代医学理念、心理学精神的"生物-心理-社会医学"模式,早在2 000年前就被我国的祖先提出来了。中医学与哲学、心理学、社会学在历史发展的长河中相互影响、相互补充,最终在身心合一问题上,在修心

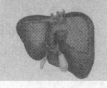

肝病患者的康复之道

养生方面，创立了一系列与近代疗养医学及心理医学相似的论点和方法，为后世医学、哲学、社会学、心理学的研究奠定了基础。

现代心理学认为，人脑是心理、精神赖以产生的主要器官，即古人称之的"心"。没有头脑，也就没有心理，没有精神。人脑及与之相关的一系列生理活动，乃是心理活动或精神现象赖以产生的物质前提。现代科学研究表明，人的心理活动的器官，并不仅仅限于人脑。人脑无论具有怎样复杂而又重要的功能，仍然只是神经系统乃至身体的一部分，它不能离开整个神经系统乃至整个躯体而孤立地起作用。换句话说，人的心理活动，不仅仅与整个神经系统有关，而且也和整个躯体密切相关。无论是大脑或是神经系统的其他部分，都不可能脱离人的躯体而单独存在或进行活动。

肝病是常见的多发病，特别是病毒性乙肝、丙肝面广量大，已成为现阶段我国最突出的公共卫生问题之一。由于目前还没有特效药物能彻底治愈，不仅对身体健康影响极大，还面临恋爱婚姻、生儿育女、孩子入托、上学、就业、社会歧视等一系列问题。在"谈肝色变"不亚于"谈癌色变"的环境下，不管谁患了肝病，都可能产生不同程度的恐惧、紧张、焦急、烦恼、悲观、失望。这些失衡的心理与不稳定的思想情绪，无不直接影响着药物的疗效，关系到病情的转归。

俗话说，"治病应该先治心"。在日常生活中许多人往往并不是真正死于疾病，而是死于对疾病的无知。一旦查出癌症吓死一半，一旦查出糖尿病不是吃死就是饿死。慢性肝病无知患者也是如此，明明知道医嘱，乙肝患者烟酒不能沾，而在乙肝患者中常见烟酒不离口，医嘱只当耳边风，到了肝硬化晚期只得自己叹息"早知今日，何必当初"，后悔莫及，遗憾留给亲属。

心理保养的关键在于思想上要正确对待，情绪上要保持平静，精神上要排除消极，要树立牢固的科学治病观。

得病是不幸的事，特别是得了这个目前还没有特效药根治的

第二篇 保养与预防

慢性乙肝、丙肝，但急是治不好病的。相反，情绪上的波动常能通过神经系统的作用，不利于肝病恢复。"笑一笑，十年少，一夜愁，白了头"，这些古代俗话早就说明大脑皮质的功能活动与健康密切相关。现代神经免疫学家的研究表明，免疫活性细胞分泌的某些因子，与中枢神经系统的某些递质、神经肽有相同的生物活性和作用途径，神经在内分泌系统与免疫系统间有正负反馈的双向调控作用，由此构成"神经-内分泌-免疫"环路。这是一个庞大复杂的网络，有信息、有传递，相互关联、相互作用，控制着人体的内环境，影响着体内的微循环。人体的内环境与人体外环境是直接相通的，"神经-内分泌-免疫"环路与人们生活各方面的联系是可以想象的，如情绪、心理、心情等精神因素，都会对人体内环境产生影响。焦虑、着急、忧郁等可影响细胞介导的免疫反应，使T细胞活性降低，对病毒、真菌感染的抵抗力和对肿瘤细胞的监视力降低；人体还能出现发热、感觉迟钝、乏力、消化不良、精神不振、思想不能集中等，有一种说不清、道不明的不适感。而人们在日常生活中，若能多进行观察树木、花卉、优美风景，听音乐、按摩、理疗及体育锻炼等活动，除可赏心悦目、陶冶性情、缓解紧张情绪、增强机体活力外，在一定程度上还可通过神经-内分泌系统来调节免疫系统的功能，从而提高身体的免疫力，以利于增进健康。

同样，心理和精神因素可影响肝病患者的病情。由于来自社会和家庭等各方面的压力，有的慢性肝病患者往往在这些方面似乎更加脆弱。在精神和心理的压力下，整天愁眉不展、忧心忡忡，常使肝病患者可表现出肝区疼痛、食欲下降、失眠、乏力等症状，进而怀疑病情恶化，长此以往形成恶性循环，必然诱发病毒复制、肝炎复发。

中医学认为，七情不可过度，情绪过于激动会损伤脏器，如"怒伤肝、喜伤心、思伤脾、忧伤肺、恐伤肾"等。慢性肝病患者应该抱有"既来之，则安之"的稳定情绪。如果慢性肝病患者对战胜肝病

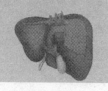

肝病患者的康复之道

病魔缺乏信心,过分忧郁,感情脆弱,喜怒无常,情绪波动,必然会造成中枢神经系统功能紊乱,导致其他器官功能调节障碍,直接或间接影响肝功能的康复。慢性肝病患者如果性格开朗,意志顽强,心胸开阔,情绪饱满,就能减轻病痛,促进免疫功能增强,必将有利于治疗和病体康复。乐观情绪是机体内环境稳定的基础;保持机体内环境稳定是慢性肝病患者自身精神治疗的要旨。

综上所述,应该思想上正确对待,情绪上保持乐观,精神上排除消极因素,发挥自己的主观能动性,与肝病病魔作斗争。因为病情波动与自身免疫的失衡有很大关系。所以,只有培养自己坚强的性格,顽强的意志,在治疗的基础上,加上重视自我保养的心理调养,才能达到早日康复的目的。

二、怎样做好心理保养

由上所述可知,对一个肝病患者来说,首先应做到保持稳定的心理状态,不被疾病所吓倒和困扰,善于进行自我调节,这是使肝病得以康复的先决条件。因此,每个肝病患者都必须努力做到以下几点:

1. 要正确认识疾病 在各类肝病中对人类危害最大的是病毒性乙肝和丙肝的慢性化,肝功能反复异常,疾病迁延不愈,一部分人会向肝硬化、肝癌方向发展。虽然至今还没有能彻底治愈它的特效药物,但现在已有一套规范化的治疗方法,能最大限度地长期抑制病毒复制或消除病毒,减轻肝细胞炎症坏死及肝纤维化,延缓和阻止疾病进展,减少和防止肝硬化和肝癌的发生,从而改善患者的生活质量和延长存活时间。而患者心理状态的好坏,自身免疫功能的强弱则是病程转归的决定因素。因此,只有保持稳定的情绪,注意休息,合理营养,科学治疗,虽然病毒并未彻底清除,也能够长期保持肝功能正常,处于病毒携带状态,达到了康复的目的,就能和正常人一样学习、工作、恋爱、结婚、生儿育女,为社会作出贡献,这是笔者自1961年患肝病至今的切身体会。

2. 要注意情绪调控 肝病是一种多症状、长期的疾病,特别是慢性乙肝和慢性丙肝,病情经常反复,多种症状困扰躯体。此时患者最容易出现紧张烦躁、坐立不安、夜不成眠、四处投医屡不见效,长此以往,势必影响病情好转。因此,每个肝病患者首先应学会从心理上调控自己的情绪。

(1)尽量宣泄烦恼:可以找有经验的专科医生进行心理咨询,坦率地诉说生病的苦恼,倾吐积郁,以此释放和减轻心理压力;另一方面在得到医生解答后,还可以提高对防病治病的认识,消除疑虑,建立治病信心,树立抗病意识。

(2)培养自控能力:对于肝病带来的烦恼和不愉快,应当承认其发生的情理性和必然性,任何人在一生中不可避免地患这种病或那种病。对此平时要注意培养个人的自我控制能力,要有足够的思想准备和心理承受能力,万一患病了,应保持头脑冷静,一方面请医生进行合理治疗,另一方面可到书店去买一些相关疾病的通俗易懂的科普性知识读物进行学习,树立科学治病观,了解一些相关疾病的防治知识。

(3)转移情绪:在病程中除了要消除烦恼,尽量控制自己的情绪外,可以把注意力转移到自己感兴趣的方面去,如看书、友人交谈、娱乐、散步、钓鱼等放松一下,这样就可避免越想越复杂、越想越烦恼、钻牛角尖、陷入病魔的泥潭而不能自拔的现象发生。

3. 要克服心理障碍 在人生道路上,每个人都会遇到种种挫折,疾病的袭击、生活的坎坷、工作的不顺心、上下关系的不协调、家庭的不和睦等,都会使人陷入苦闷、忧虑、恐惧、愤怒或失望之中。人的心理长期失衡,对身心健康绝对不利,因此必须学会克服心理障碍的一些常用方法。

(1)豁达法:俗话说,宰相肚里好撑船,这是指一个人应具有宽阔的胸怀、豁达大度,遇事站得高一点,看得远一点,不斤斤计较个

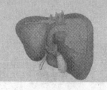

肝病患者的康复之道

人得失的心理素质。平时做到性格开朗、合群、坦诚、知足常乐、笑口常开,这样就不会产生或减少愁闷烦恼。

(2)松弛法:这是一种放松养心的方法。具体做法是被人激怒后或十分烦恼时迅速离开现场,做深呼吸,并配合肌肉的松弛活动,亦可做养生功放松,以意导气,逐渐入境,使全身放松,摒除脑海中的一切杂念,心理障碍亦可顺势消除。

(3)节怒法:这是一种自我节制怒气的方法。主要依赖高度的理智来克制怒气的暴发,可在心中默默背诵名言"忍得一肚子气,能解百愁之忧"、"退一步海阔天空"、"将相和,万事休"、"君子动口不动手"等。万一节制不住怒气,则应迅速脱离现场,找亲朋好友倾诉一番后,心情就可平静下来。

(4)平心法:这是保持自我心情宁静的一种有效方法。万事想开点,看穿点,除了知识、本领、健康是自己的,其他都是身外之物,权力是暂时的,荣誉是过去的,财产是子女的,只有知识、本领、健康才是自己的,而自己的健康才是最根本的。如果有这种心态就能做到"恬淡虚无"、"清心寡欲",与世无争,淡泊名利,不为名利、金钱、权势、色情所困扰,不贪不沾,看淡身外之物,同时又培养了自己广泛的兴趣爱好,陶冶了情操,充实和丰富了精神生活,可使自己常处于怡悦宁静的心境之中,对养护肝脏绝对有好处。

(5)自悦法:这是一种自得其乐,自寻愉悦、自找乐趣的方法。可以经常参加一些有益于身心健康的社交活动和文体活动,广交朋友,经常谈心交流情感,充分释放自己的身心。也可以根据个人兴趣爱好,来培养生活的乐趣。做到劳逸结合,在工作学习之余,可常到公园、小区绿化休闲区或郊外散步,欣赏大自然、乡村、田野风光,体验大自然的美景。还可去钓鱼,钓鱼能使人消除烦恼,陶冶情操、修心养神、培养耐心,"消磨"时间。

(6)心闲法:就是通过闲心、闲意等意境,来消除身心疲劳,克服心理障碍。人生不要活得太累,心情闲适,遇事想得开,既能拿

第二篇 保养与预防

得起又能放得下,那么一切烦恼忧愁就会远离你。

4. 要稳定紧张情绪 精神愉快、心情舒畅、宽宏大量、胸怀大度的人,通常就意味着身体健康、延年益寿。反之,如果经常情绪紧张、意志消沉、精神萎靡不振者,则疾病丛生。因此,及时消除紧张情绪,对于保持健康的体魄乃至延年益寿都大有裨益。如何消除紧张情绪,根据有关资料提示,可归纳10条消除紧张情绪的方法。

(1)畅所欲言法:就是遇到不顺心的烦恼事,不要埋在心里,可以向所信赖的、头脑冷静的、处事慎重低调的人倾诉。

(2)暂时回避法:当事情不顺利时,可暂时回避,回避并不意味着逃避。暂时回避就是等情绪趋于镇静时,再去全力以赴着手解决问题。

(3)改掉不良习惯法:肝脏有病的人往往易乱发脾气,当感到要想发脾气的时候,应想到发脾气对肝脏有害,就要做到尽量克制自己,把矛盾暂放一下,同时用克制后多余的精力去做一些有意义的事情。

(4)谦让法:如果经常与人争吵,就要进行自我反思,自己是否过分主观和固执了。可以坚持正确的东西,但是应静静地去做,以给自己留有余地,因为也有可能是错的。

(5)为他人做事法:试一试为他人做些事情,这将使人的烦恼转化为精力。

(6)一次只做一件事法:先做最迫切的事,把其余的事暂时放一下。一旦一件事做好了,就会发现事情本来就不那么难,那么再做其余的事就容易多了。这一点从我来讲体会也是非常深刻的。20世纪80年代初,笔者45岁改行搞管理科学的教学与研究(我的专业是航空航天火箭发动机),对著书立说望尘莫及,尤其高校的教材编著正式出版,想都不敢想,然而就在1982年,在我的策划下,主编的我国第一部40多万字的《中小型工业企业管理》由江苏

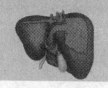

肝病患者的康复之道

人民出版社出版了,而且成为那个年代的畅销书,连续几年重印,发行量达10多万册。在以后的20多年里,我编著出版了高校统编规划教材和专著40多本。5年前开始根据自己病历学习研究乙肝防治知识,连续出版了《乙肝患者的事业与康复》(东南大学出版社,2007年10月)、《得了乙肝怎么办》(金盾出版社,2008年3月出版,12月重印)、《医患结合乙肝防治新方略》(人民军医出版社,2009年1月出版,5月重印),以及2010年5月由金盾出版社出版的《肝脏养护与肝脏病防治》。我感到也并不是原来想象得那么难,因为不是创作作品,而是编辑作品,与《中国剪报》的办报宗旨"集千家精华,成一家风骨"一样,我是按照"博采众长,融合提炼,自成一家,造福大众"的原则,潜心研究学习专家们的著作,通过自己消化吸收,并联系自己患乙肝多次复发以来防治中的经验教训,用自己的语言,新的结构体系来表达,成为广大乙肝患者能看得懂、学得会、用得上的科普书,这就是作品的亮点。当然,能做到这一点没有坚强的毅力谈何容易。关键是进入角色,不为名利,认真去做,肯定能取得成果,因为一分耕耘一分收获。

(7)避开"超人"的冲动法:做任何一件事都希望尽善尽美,当然这种想法很好,但金无足赤,人无完人,才无全才,做事不可能件件尽善尽美,否则容易走向极端和失败。世界上没有一个人一生中能把所有的事情都做得完美无缺。对待肝病的检查报告,各项指标全在正常范围当然很好,但也不要因某1~2项指标"超差"就疑神疑鬼害怕起来,更无必要一味追求病毒指标全部阳转阴。

(8)对人宽容法:不要去苛求别人的行为,抓其一点不及其余,尽找人家的不是,而应该尽量寻找别人的闪光点。特别是和自己关系有点紧张的人,更应放宽尺寸,在他们出现过失时,应尽量避免发怒。因为在这种情况下,发怒常会失控而导致关系更恶化,甚至造成终身遗憾。

(9)对己"有用"法:现实生活中许多人有被忽视感,实际上这可

第二篇 保养与预防

能是自己看不起自己,有一种自卑感、自责感。为此应遇事不要退缩、逃避,要主动做实事、好事,而不要等着别人提出要求。

(10)修养法:要多学习,多看书,接受新事物,了解新情况,不断给自己充电,提高自身的修养。

5. 要注重心理保健 心理保健范围很广,内容很丰富。有的专家归纳为以下方面。

(1)培养兴趣:兴趣和爱好可增进人的身心健康,特别是能使人愉快的活动,如打球、散步、打牌、下棋、书画、钓鱼、集邮等,可以根据自己的条件选择一种或几种,对陶冶情操、强身健体大有好处。

(2)助人为乐:如果经常帮助比自己不幸或困难的人,就一定能体会到比自己受帮助更大的快乐。

(3)不断求新:一个人的生活如果老一套,没有新道道,长此以往就会陷入单调沉闷的"老一套"之中,就会感到烦闷、不愉快。经常搞一些有趣的活动,并且放手去做,就可以扩大自己的生活领域,增加生活乐趣,从而会获得不断求新的快乐感。

(4)广交益友:就是广交对双方都受益的朋友,不是交"小人之交甜如蜜"的酒肉朋友,而是交"君子之交淡如水"的知心朋友。而且,在广交益友中要善于识别君子和小人,帮了君子得知音,帮了小人害自身。曾在我的拙作《乙肝患者的事业与康复》(东南大学出版社 2007 年 10 月)一书中用人生感悟二则作了总结概括,读过此书的一些熟人见到我就说,书中的人生感悟非常深刻,现实社会中的人际关系就是这样,具有普遍意义。因本书已脱销,新华书店不一定能买到,既然能和读者产生共鸣,有参考价值,为此在这里引证一下,供读者在广交朋友时参考。本感悟的上文背景是笔者总结了事业有成的真谛后概括的。上文的基本观点是:清白做人,认真做事,诚信待人是事业必成的真谛,紧接着是对交友中受益与受伤害的经验与教训的概括和升华。

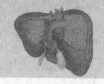

人生感悟(一)

人生好比一部戏,回忆往事添乐趣;
成功失败掺一起,欢乐痛苦莫忘记;
回忆失败掉眼泪,回忆成功心欢喜;
每时每刻有机遇,看你是否有勇气;
挑战机遇同时在,果断决策在自己;
事业成功有哲理,清白做人是前提;
认真做事谈何易,进入角色不容易;
诚信待人要小心,善辨君子和小人;
别把小人当知音,以免隐患留终身。

人生感悟(二)

人生难得一知音,有了知音益终身;
人生觅得一知音,与时俱进事业成;
帮了君子得知音,帮了小人得教训;
错把小人当知音,终身遗憾留伤痕;

人生感悟(三)

广交朋友好处多,老朋友加新朋友;
清茶一杯叙叙旧,互相启发收获多;
老马朋友有好多,笔友渔友加病友;
两头少来中间多,君子小人仅几个;
君子不记小人账,从今以后一扫光;
彻底忘掉伤心事,安度晚年别多想;
人人都有难念经,个个都有人生账;
清白做人很重要,诚信两字要记牢;
人老脑老易健忘,做人底线不能忘;

第二篇　保养与预防

> 携手同步九十九,共乘嫦娥奔月球;
> 共饮吴刚桂花酒,一醉方休共飞舞;
> 今世欠情来世补,但愿来世再相逢。

我一生中交的朋友共分三类:一类是笔友,就是喜欢读书、写文章的朋友,聚会交流时清茶一杯,相互交流看法,虽然有时对不同观点争论得面红耳赤,但相互了解各自的性格,冷静下来细想双方得益;第二类是渔友,我从小在乡下就喜欢钓鱼,至今仍有此爱好,笔杆子和钓鱼杆子轮流抓,活得很潇洒。渔友在一起,议题中心就是钓鱼,讲其他就不会感兴趣;第三类是病友,议题中心就是吃什么药,打什么针,以及交谈对医生医德医术的各种评论和对其他病友的关心。在交朋友中不要忘记交朋友的原则和度。笔者朋友有很多,真正知音并不多,小人也就3~4个,这符合正常生活规律,两头少(小),中间多(大)。

我国首席健康保健专家洪昭光教授在他的有关著作中也提醒读者,即使好朋友也要分"等级",也要保持一定"距离",人要老实,但老实也要有个度,否则太老实要吃亏。交朋友的本意是双方受益,是人注重心理保健一种形式的选择,交上君子朋友就得益,若交朋友中错把小人当知音,必然终身遗憾留伤痕,对健康不但无益反而有伤害。

广交益友一方面要珍惜、巩固老朋友的友谊,保持经常联系、交流,另一方面要发展新朋友,接受新思维,建立新友谊,在新老朋友交往中不断调整距离、等级,做得好,不仅有助于身心健康,还能受到启发,开拓创新,再干一番事业。

我45岁改行成为教授是受到《中国剪报》创始人王荣泰益友的启发和自己果断决策加努力的结果,我73岁改行写医书,一是在乙肝第五次复发住院期间在"病员"交谈和目睹患者不良结局中

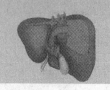

肝病患者的康复之道

得的教训,认识到许多人死于对肝病防治知识的无知,应该给予防治肝病科普知识的教育支持,要认识到知识就是健康的真谛。二是 2005 年底,北京工作和探亲的常州人在北京的常州宾馆聚会时,亦是受到益友王荣泰的启发,他事业有成后做了许多很有社会价值的为民公益活动,如在革命老区办了两所希望小学,在常州瞿秋白纪念馆前植树绿化和树碑文等。联系到自己,如何为同病相怜的人写一本能看得懂的乙肝防治科普书,使他们早日康复,在这种精神动力推动下,拿出 20 世纪 80 年代改行、讲学、写书的劲头,在社会各方和全家的支持下,至今先后由东南大学出版社、金盾出版社、人民军医出版社正式出版了 4 种不同的版本和江苏省新闻出版局批准出版的 4 种内部交流本,共 8 本合计 150 万余字。2010 年 7 月继续发动全家三代人,我与老伴吴秋英任主编,内部出版的近 26 万字的《肝病患者的康复之道》面市以来,更受到了广大读者的欢迎。

在上述治病、成书过程中,我又和常州市第三人民医院、北京地坛医院、解放军第 302 医院有关防治肝病的专家交上了朋友,和上述 3 个出版社的编辑交上了朋友,真是广交益友好处多多,获得了防治肝病和著书立说更上一层楼的平台。

(5)凡事自立:俗话说,求人不如求己,遇事如果太依赖别人,常易产生失望情绪。相反,若凡事自立,养成依靠自己解决困难、完成任务的习惯,就可避免失望情绪。

(6)计划行事:合理地制订作息计划,并且尽力按照计划行事,不仅可以减少和防止忙乱感和紧迫感等不良心理反应,还能提高工作效率,从而保持乐观积极的精神状态。计划行事也应留有余地,不要满打满算,以免由于某些意外原因而无法完成时产生失望情绪。

(7)知足常乐:一方面不要对工作、学习、生活等条件斤斤计较,要善于在较差的条件下做出较好的成绩;另一方面也要正视自

第二篇 保养与预防

己的缺点和正确对待失败、挫折。做人很难做到十全十美,做事也很难总是成功,慢性肝病复查也常会发现一些指标出现异常,只要善于总结经验、吸取教训,把以后的事做得好一些就可以,使个人心态始终保持平衡。

6. 要认识好心情的益处 良好的心情胜过良药,这句话有其科学的哲理。从医学角度看,肝脏内分布着丰富的交感神经,气恼忧愁会直接导致肝细胞缺血,影响肝细胞的修复和再生。所以,应该改变对自己和他人过于苛求、牢骚满腹的不良行为模式,培养乐观、开朗、宽容、放松的健康行为模式和品性,保持高度的乐观主义精神,培养增强战胜疾病的信心,遇人处事心怀坦荡,保持正常的思想情绪。盛怒之下交感神经兴奋,血压升高,肠胃蠕动减弱,消化液分泌减少,肝静脉回流障碍,天长日久会导致肝细胞萎缩,甚至可诱发癌症。中医学认为"肝主疏泄",主要是指肝脏具有疏畅气机,促进胆汁分泌与疏泄,协调脾胃的消化功能。肝的功能正常,就会心情舒畅、气机调顺;反之,怒伤肝,不良的精神刺激反过来影响肝的疏泄功能,导致肝气郁结,气机阻滞,出现胸胁胀痛、食少纳呆等症。在同肝病患者的交谈中,不少人因为这事那事受情志刺激而致使病情加重或愈后复发的情况并不少见。故对肝病患者在用药物治疗的同时,应配合心理治疗,保持乐观的情绪,只有这样才能有助于病体的康复。

三、为什么对肝病患者要给予心理支持

社会、组织、家庭、亲朋好友对肝病患者给予必要的心理支持十分重要,也是心理治疗的重要组成部分。做好这项工作不仅有利于早日康复,还能预防不良后果的发生。肝病防治专家根据不同年龄段(儿童、青年、中年、老年)的生理和心理特点,以及不同病情(急性、慢性、重症肝病)患者的心理和行为特征,总结了如何给予心理支持的经验和方法。这里,选择对青年患者、中年患者及慢

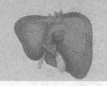

性肝病患者给予心理支持的相关内容和方法。

四、如何对青年肝病患者给予心理支持

青年人正处于朝气蓬勃的时期,有着自己的远大理想和奋斗目标,一旦患上肝病往往感到莫大的震惊,短时间内很难接受这个残酷的事实。因为许多肝病患者症状并不十分明显,他们通常开始不相信医生的诊断,否认自己得病,直到真正感到身体不舒服和体力减弱才勉强承认;或者换个正规大医院进行复查肝功能仍是异常,知名度高的专家作出同样诊断时才勉强承认。正如1961年我大学三年级的同学中有发现肝炎病例时,我去南京市中医院顺便叫医生检查我的肝功能,结果丙氨酸氨基转移酶(ALT)80单位,天冬氨酸氨基转移酶(AST)60单位,医生说我是患上肝炎了,我不相信得了肝炎,就到南京第一医院肝炎科就诊,要求复查肝功能,结果ALT为131单位,诊断为无黄疸型传染性肝炎而入住该院九病区隔离治疗,才勉强承认自己确实是患上肝炎了。

勉强承认患肝炎后,接下来的思想情绪和心理活动就开始复杂化起来了,这时候主观感觉异常敏感,喜欢事事都打听、询问。打听其他病人吃什么药,打什么针,哪个药好,需要多长时间能治好病等,担心疾病对自己恋爱、结婚、养儿育女、就业工作、参军提干等有否影响等诸多问题。

在"谈肝色变"及社会歧视的环境下,不少青年肝病患者不愿意把自己的病情告诉自己的亲朋好友,乃至不敢到传染病医院去问医吃药,怕别人知道后疏远、歧视自己。而且患者的情绪往往容易极不稳定,从自信到自贬,从热情到冷漠(淡),从兴高采烈到消极失望,能在瞬间从一个极端走向另一个极端。他们对待病情也是如此,病情稍有好转就盲目乐观,不再认真执行医嘱,不按时吃药,不定期复查。病情稍微出现一些反复就自暴自弃,悲观失望,情感变得异常脆弱和孤僻而怪异。由于受疾病迁延不愈的折磨,

第二篇　保养与预防

他们甚至会出现严重的精神障碍,焦虑、忧郁、紧张,导致理智失控而轻生的实例时有发生。

青年人具有向群性的特点,哥儿们常在一起聚聚,情感交流可激发生活的乐趣,但肝炎和肝硬化患者由于疾病特点又不允许和亲朋好友有亲密的接触和频繁的交往。所以,消除孤独感,也是青年患者心理支持的重要内容。青年肝病患者可以阅读一些感兴趣的书籍或者做些感兴趣的工作,来消除孤独。

正在热恋中的青年男女,甚至婚检时发现一方有肝炎时,对双方都面临着极其复杂的思想斗争和带来不可估计的预后,因一方有肝炎而导致恋爱终止或虽已结婚,由于缺乏肝病的防治知识产生婚变的例子也不少见。

另外,青年人一般较重视自我评价,自尊心强,任何消极刺激对他们都会是一种伤害。反之,调动他们的积极性,及时给予恰当的鼓励,给予积极的心理支持,对肝病患者稳定情绪,克服困难,与疾病作斗争都能起到良好作用。所以,对青年肝病患者多关怀、支持,循循善诱,耐心疏导,对早日康复将会起到十分有益的作用。

五、如何对中年肝病患者给予心理支持

中年人是人生历程中最值得回首寻味的年代。在这个时期,中年人的社会角色比较突出,既是家庭的支柱,又是社会的中坚力量。当他们患了肝病时,心理活动尤为沉重和复杂,他们担心家庭经济收入受影响,牵挂着对老人的赡养和子女的教育问题,还惦念着自身事业的进展、个人职业职务的升迁、夫妻情感的维持等非常复杂的问题。

对中年肝病患者的心理支持首先要树立科学治病观,到正规的专科医院去问医取药,不要轻信广告乱投医。要使他认识到治疗疾病才是当务之急,身体康复才是家庭和事业的根本,"留得青山在,不怕没柴烧"。另外,也要动员其家庭成员妥善安排、处理患

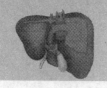

者牵挂的人和事,尽量减少他在治病养病时的后顾之忧。同时,也可以利用中年人世界观已经成熟稳定,对现实具有评判能力,以及对挫折的承受力比青年人要强等特点,鼓励他们充分发挥主观能动性,尽快实现康复。

此外,中年肝病患者大多数情况下是乙肝和丙肝的慢性肝炎患者,长期的疾病折磨和长疗程的抗病毒治疗的经济支出所产生的心理压力,会使患者性格压抑,经常会出现情绪低落,在心理支持上也应该充分注意这一点,家庭成员要给予患者更多的关爱。

六、如何对慢性肝病患者给予心理支持

慢性肝病患者,尤其是慢性乙肝、慢性丙肝及其相应的肝硬化患者,因为病情反反复复使其承受着长期的疾病折磨,经历漫长的病程,接受长疗程的治疗,花费昂贵的医学检查费用,给家庭生活带来许多的困难,往往会产生极为复杂的心理活动和精神负担。

大部分慢性肝病患者最初都存在侥幸心理,即不十分相信自己真的患上了肝病,不愿配合医生接受治疗。一旦认识到自己患肝炎确诊无疑,又极易产生心急乱投医,恨不得立即服上灵丹妙药,转瞬之间把病治好。他们对自己的疾病十分敏感、格外关心,喜欢追根寻源,向病友"取经",或翻阅大量相关防治书籍,渴望弄清疾病的来龙去脉,企图主动地把握病情。

随着时间的推移,病情的变化,慢性肝炎患者情绪起落无常,时而高兴,时而悲伤,有时满意,有时失望,紧张、焦虑、忧愁、急躁、烦恼、闷闷不乐等消极情绪也经常出现。有些患者由于长期被疾病折磨,人格特征也往往发生变化。过去那种兴高采烈、生机勃勃的形象不见了,取而代之的往往是动作迟缓、情感脆弱,连走路讲话都提不起精神,谨小慎微、被动依赖、敏感多疑,以自我为中心等表现。他们过分关注机体感受,计较病情变化,一旦受到消极暗示,就会疑神疑鬼,并迅速导致心境抑郁,认为死亡即将来临而产

第二篇 保养与预防

生悲观绝望情绪。

对慢性肝炎、肝硬化患者的心理护理和支持,必须紧紧围绕长病程、长疗程、见效慢、易反复等特点,调控情绪、变换心境、安慰鼓励,使之不断振奋精神,顽强地与疾病作斗争,建立打持久战的思想准备。并把心理护理与生理护理结合进行,做到相互促进。在饮食方面,不仅要考虑到患者的营养需要和禁忌,也要讲究色、香、味、形、量及就餐的环境条件等方面。在良好的心理护理(支持)配合下,好的饮食不仅能提供患者日常生活的热能,而且还有饮食疗法的意义。另外,幽雅的环境、舒适的治疗条件,也具有心理支持的意义。

针对慢性肝炎病毒复制得到控制传染性较低、空闲时间多等特点,患者可以根据不同情况,进行必要的活动,如欣赏音乐、绘画、看电视、短途旅游等,使其心情舒畅,情绪饱满。

对于因病情反复和病程长而失去信心的患者,其家庭成员要态度和蔼、语言亲切、多安慰、多鼓励。不要视其为负担、包袱或累赘,更不能表现出任何厌弃的行为,所有这些都是对慢性肝炎患者十分重要的心理护理和心理支持。

第三节 运动保养

一、运动保养对肝病患者有什么作用

运动的益处人人皆知,那么一旦有了肝病能否运动呢?答案是肯定的,运动对肝病患者同样重要。不过,在炎症的发作期一定要静卧休息。运动保养主要是针对慢性肝病恢复期(肝功能稳定)和非活动性的肝硬化患者而言。

专家认为运动保养对慢性肝病的主要作用有以下两点:

(1)能增强体质,提高人体的抗病能力:运动可使人体心率、呼

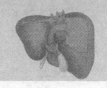

吸加快,锻炼心肌、呼吸肌的功能,从而提高身体的适应性和抗病毒能力,同时增强体质,增强防治慢性肝病的自信心。

(2)能降低胰岛素水平:运动可使肌肉对胰岛素的敏感性增高,降低血糖和减少患者对胰岛素的需要量,从而使患者血液内葡萄糖的利用率增加,防止多余的糖转化为脂肪,可减少慢性肝病患者合并糖尿病、脂肪肝等并发症的发生,以利于保护肝脏不受多种损伤。

二、什么叫有氧代谢运动

什么叫有氧代谢运动,有氧代谢运动对养护肝脏有什么作用,如何确定有氧代谢运动的项目及强度,有氧代谢运动有否禁忌证,为了弄清楚这些问题的来龙去脉,我查阅了不少资料,终于在《登上健康快车——讲课经典·健康行动》及医学博士吕文良专家的有关著作中找到了答案,在此按照专家们的观点,根据我的理解,结合自己的体会重新整理,进行如下的解读。

有氧代谢运动是指那些以增强人体吸入、输送氧气,以及与使用氧气能力为目的的耐久性运动。在整个运动过程中,人体吸收的氧气大体与需求相等,即达到"供需平衡"。因此,有氧代谢运动的特点是强度低,有节奏,不中断,持续时间长。一般来说,有氧代谢运动对技巧的要求不高,如步行、跑步、游泳、骑自行车、跳健身舞、滑雪等。这些活动能有效地改善心、肺与心血管的功能,而这些器官的状况,对人的健康是至关重要的。

三、有氧代谢运动有什么作用

生命在于运动,健康在于运动,健康来源于科学的运动。有氧代谢运动对健康的作用主要可归纳为以下几点:①能增加血液总量。氧气在体内是随血液供应到各部位去的,血总量提高也就相应增强了氧气的输送能力。②能增强肺功能。有氧代谢运动使锻炼

第二篇 保养与预防

者的呼吸加深加快,从而提高肺活量,提高吸入氧气的能力。③能改善心脏功能,防止心脏病发生。氧气吸入肺后,要靠心脏收缩才能把血液输送至全身。有氧代谢运动使心肌强壮,每次排出更多的血液,并且提高血液中对冠心病有预防作用的"好胆固醇"即高密度脂蛋白胆固醇的比例。④能增加骨骼密度,防止骨质疏松。随着年龄增长,人体骨骼中的钙渐渐减少,因此老年人容易骨折,有氧代谢运动可有效防止钙的损失。⑤能减少体内脂肪,预防与肥胖有关的疾病。体力活动不足与饮食过量可导致脂肪与体重增加。肥胖增加冠心病、高血压和糖尿病的可能性。有氧代谢运动加上适当的饮食控制,可有效去除体内多余脂肪,减轻体重。如果坚持每天2次快步行走(每分钟120米),每次20分钟,2周即可减500克体重,1年可减12千克纯脂肪。快步行走既不剧烈,也无难度,重要的是持之以恒。⑥能改善心理状态,增加应对生活中各种压力的能力。一个人缺乏运动时,常会感到疲劳、情绪抑郁、记忆力减退,甚至丧失工作兴趣。有氧代谢运动可奇迹般的扭转这种状态,使人情绪饱满,精神放松。

综上所述,有氧代谢运动的益处是能改善肝病患者心血管系统的功能,促进心输出量和肺通气量功能的提高,提高人体耐乳酸能力,改善身体素质,增进机体健康。有氧代谢运动可使肝病患者血中的白细胞介素增多,进而增强自然杀伤细胞的活性,增强杀灭病毒与癌细胞的能力。通过有氧代谢运动,在人体免疫系统和病毒之间就会展开一场长时间的斗争。人体的免疫功能越强,就越能将病毒对肝细胞的损害降到最低限度。

据有关实验证实,有氧代谢运动使人体肌肉获得比平常高出10倍的氧气,从而使血液中的蛋白质增多,供应全身营养物质充足,使人体内免疫细胞增多,促进人体新陈代谢,使人体内的致癌物质及其有害物质、毒素等及时排出体外,减少了机体的致癌因子,保证了身心健康。

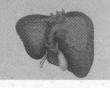

有氧代谢运动还可明显提高大脑皮质和心肺系统的功能,促使周围神经系统保持充沛的活力,并且使体内抗衰老的物质数量增加,推迟肌肉、心脏及其他各器官生理功能的衰老和退化,从而延缓机体组织的衰老过程。有氧代谢运动还可提高人体耐力素质,缓解心理压力,保持良好的心态,有很好的辅助治疗肝病的功能。

四、什么是有氧代谢运动的"质量"

质和量是有氧代谢运动有效的关键。所谓有氧代谢运动的质,就是在进行有氧代谢运动的锻炼中,心率要达到"有效心率范围",并在这个范围保持20分钟以上。有效心率是指锻炼身体时,有效健身效果的心率值。一般健康人适宜的运动负荷是以人的每分钟最大心率的百分数来表示的。

一般健康人的最大心率用公式近似推导如下:最大心率=220-年龄;如40岁的人其最大心率=220-40=180次/分钟;最大心率的60%=180×60%=108次/分钟。

当运动心率在最大心率的50%以下时,健身效果不明显。所以有效健身的心率应当是达到最大心率的50%以上,但是又不宜超过85%。每个人要根据自己的年龄和身体情况选择适宜的运动量,达到有效健身的心率值。开始进行有氧代谢运动锻炼时,选择最大心率的百分数低一些,经过一段时间适应后,再逐渐提高。

所谓有氧代谢运动的量,是指每次至少20分钟耐力运动,每周不少于3次;或每周4次,每次20分钟,其收效很明显;或每周5次,每次20~30分钟,进步最快,不必天天都练,天天练的成效不比练5次大多少,但受伤的可能性却增加了。运动要循序渐进,搞突击不行,做做停停也不行。当然,身体不适时应另当别论。

五、慢性肝病患者宜选择什么强度的有氧代谢运动

针对慢性肝病患者运动强度不宜过大的特点,主要选择中等

强度的有氧代谢运动,包括快中速步行、慢跑、上下楼梯运动、骑自行车、游泳、做广播体操、跳舞(交谊舞、健身舞等)、打羽毛球、打台球及运动器械等。可按照各个人的具体情况(年龄、性别、身体状态和个人爱好),因地制宜、因人而异地选择其中1~2项即可。一般情况下,锻炼时心率或脉搏至少要维持在每分钟100次以上,但最高心率不宜超过220减年龄后的65%~70%,同时要注意自我感觉。锻炼后只有轻度疲劳感,而精神状态良好,食欲和睡眠正常,说明有氧代谢运动的强度是合适的,如果锻炼后十分疲乏,四肢沉重、全身乏力、不思进食、睡眠欠佳,且精神不爽,表明强度过大,应适当调整强度。

同时,还应重视做有氧代谢运动前后的放松活动。专家们认为,对肌肉最有效的放松是被动的牵拉肌肉。

六、有氧代谢运动的科学过程是什么

科学、有效、安全的有氧代谢运动过程通常经历以下4个阶段:①准备活动阶段。一是活动各个关节与肌群,提高体温,增加弹性和活动范围,以适应将要进行的运动。二是逐渐提高心率,使心血管系统做好大强度运动的准备,以防发生意外和损伤。准备活动一般需要5~10分钟,可以慢跑或原地做伸展柔韧性练习。②有氧代谢运动阶段。这是整个运动的核心,质与量都必须予以保证。所谓"质"就是锻炼过程中,心率要达到"有效心率范围",并保持在这个范围中。所谓"量"就是每次进行至少20分钟耐力运动,每周3次以上。③放松整理阶段。经过比较剧烈的20~30分钟耐力锻炼后,若突然停止运动或坐或躺都是十分有害的,因为肌肉突然停止运动会妨碍血液回流到心脏,从而造成大脑缺血,会感到头晕,甚至晕倒,失去知觉。正确的做法是放慢速度,继续运动3~5分钟,同时做些上肢活动,让心率慢慢降下来。④肌力练习结束阶段。主要是上肢与腰腹部的活动,可以做徒手俯卧撑、引体

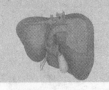

向上、仰卧挺身。然后再做几分钟放松性韧性练习，整个有氧代谢运动的锻炼就可由此结束，需40～50分钟。

根据年龄、体质、病情及个人爱好等具体情况，选择不同形式（项目）的有氧代谢运动内容，并定期做体能检测试验，这种运动方式不仅仅要有一个良好的运动开端，更重要的是持之以恒。这样做肯定会从有氧代谢运动中获得身心健康的益处。

七、有氧代谢运动有哪些禁忌证

有氧代谢运动并非适合每个肝病患者，它同样存在禁忌证。

肝炎患者伴有严重并发症，如急性心肌梗死、不稳定型心绞痛、充血性心力衰竭、重度高血压、肾功能不全、肝功能明显损害或发展至肝硬化失代偿期，以及恶性营养不良、蛋白质等热能不足、甲状腺功能亢进和肺结核等全身消耗性疾病，运动应在严密医学观察下进行。频发室性期前收缩和心房颤动、室壁瘤、肥厚梗阻性心肌病、扩张性心肌病、明显的心脏肥大、未能控制的糖尿病、严重肥胖，以及应用洋地黄或β受体阻滞药者均属禁忌之列。

八、慢性肝病患者如何选择有氧代谢运动项目

由前述所知，慢性肝病患者宜选择中等强度的有氧代谢运动的要求，结合洪昭光教授提出的最好的运动是步行的观点，笔者认为快速步行简单易行，应作为有氧代谢运动的首选项目。

专家们也认为，快速步行（简称快走）是最安全、有效、易行的有氧代谢运动项目之一，更是慢性肝病患者特别是老年人的明智选择。当然，慢跑也是很好的有氧代谢运动项目，但与快走相比可能会造成关节、韧带的损伤。这是因为快走时双脚与地面基本上是水平接触，从力学角度分析，无论是双脚对地面的作用力还是地面对双脚的反作用力都相对较小，而慢跑时，由于速度相对较快，双脚与地面的拼撞力较大，因而地面的反弹力也较大，较大的反作

第二篇 保养与预防

用力长时间作用于踝关节,会带来损伤。

快步行走也称"耐力步行"、"快速行走"或"竞争性行走"(简称竞走),可使人体获得理想的耐力,而不刺激产生过多的有害的自由基,也没有损伤骨骼和肌肉的危险。资料显示,对102名绝经前妇女监测6个月,他们被分为一个对照组(不改变她们日常的生活习惯)和另外3个步行组。鼓励步行者每周走5次,每次均走4 800米,距离相同,但每一组所设定的速度不同。第一组速度为1 600米用20分钟,共走36分钟。这样运动6个月之后,步行者的健康水平有所提高:速度1 600米/20分钟者,耐力提高4%;速度1 600米/15分钟者,耐力提高9%;速度1 600米/12分钟者,耐力提高16%,所以速度最快的第三组收到了最充分的健康效果,相当于用9分钟跑步1 600米的同样效果。3组人中没有发现任何肌肉、骨骼或韧带出现问题,但是如果她们进行慢跑,这一年龄组的妇女至少有1/3的人会出现不同程度的骨、关节或韧带损伤。

由此可见,快步行走不但是锻炼耐力的有氧代谢运动,而且比跑步更安全,健身效果优于跑步,这是慢性肝病患者进行有氧代谢运动自我保养的理想选择。

九、不同年龄段如何掌握快速步行有效的安全强度

快速步行的有效强度是指在这个强度范围内有效(有益),达不到这个强度和超过这个强度不但无效(无益)反而会不安全。自我测定快速步行强度的简易方法是测定脉搏数。

走慢了不管用,要使有氧代谢运动有效果必须达到有效心率范围。患者测定心率简单易行的方法是将自己的右手中间3个手指的指腹轻轻地放在左手的手腕处,就可数出每分钟心脏跳动的次数,这就是心率。

不同年龄段的人,最大的心率是不同的。20岁的人大约每分钟200次,30岁为190次,40岁为180次,50岁为170次,60岁为

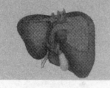

160次。为了健康,人们应保持一定的运动量,坚持长期锻炼,要使锻炼有效果,锻炼时心率应是最大心率的60%~70%。具体到快速步行这项有氧代谢运动,20岁的人快走时脉搏应在每分钟120~140次/分钟,30岁是115~130次/分钟,40岁是110~125次/分钟,50岁是100~120次/分钟,60岁是95~110次/分钟。

不同年龄段的人有氧代谢运动的时间安排和分配是一致的。一般说来,先轻松地走5~15分钟,再以中等强度走15~30分钟,年轻者或体质较好者最激烈地快走30分钟以上,然后再逐步放慢步行5~15分钟。总的时间也就是1小时左右,通过脉搏可知活动强度,这给我们带来一定的方便,使快走成为一项相当安全有效的有氧代谢运动,尤其适合慢性肝病患者养护肝脏和老年人养生保健。不管任何年龄段的人,进行快速步行的有氧代谢运动,只要行走时保持脉搏最大值的60%~70%时,走的速度比平时速度快20%~30%,对养生保健就绝对有益。但应注意,若心跳达最大值的80%,心脏就要承受更多负担,因此为了防止事故,要慎重为之。

第四节 饮食保养

饮食保养也称饮食疗法,它与本书的第八章第七节中的营养治疗既有密切的联系,又有本质的区别,两者相辅相成,前呼后应。对无肝病者来说,平时注意科学的饮食结构和合理的营养搭配,有利于达到科学养护肝脏保健康;对慢性肝病患者来说,能按书中饮食养护的要求去做,其效果往往起到药物治疗无法替代的作用。

一、饮食保养有什么重要作用

俗话说,"是药三分毒","药补不如食补",慢性肝病患者科学的合理搭配膳食,应该吃什么,不应该或少吃什么,吃的食物类别和数量及其搭配的科学合理,就是慢性肝病患者的饮食保养,简称食疗。根据中医学理论结合现代医学观点认为,食疗是人体自我调理最基本有效的措施,其主要理由有以下几点:①食物是人体生命活动的物质基础。针对自身疾病和营养情况,合理选择补充食品,往往胜过吃药。②食疗可改善人体各器官的功能。各种食品都将对人体的某种器官发挥一定的作用。③饮食得当可维持人体的生理平衡。一般认为,米、面、肉、蛋多属酸性食物;蔬菜、水果以碱性居多,适当搭配调理,有利于人体代谢的酸碱平衡。④用食品来调整有病的机体是自我保养中最高明的"医道"。肝病患者或兼有高血压、动脉粥样硬化、肥胖的人应少食动物脂肪,食用肉类时宜用鱼、虾、瘦肉;平素兼有脾胃虚弱的人可多吃白扁豆和豆制品,因为这类食品暖脾胃、除湿热,且富含蛋白质,可调节并增强消化系统的功能。

二、慢性肝病患者如何补充蛋白质食品的种类和数量

一般而言,通常人为维持轻微劳动每日所需蛋白质约70克,肝病患者为了有利于肝细胞的修复再生,则每日需要90~100克蛋白质。给慢性肝病患者补充蛋白质时应注意以下几点:①选择蛋白质含量较高的瘦肉。瘦肉中蛋白质含量为16%~25%,如牛瘦肉中的蛋白质为20%,而鸡肉中的蛋白质为25%。②动、植物蛋白质要各半搭配。摄入的蛋白质经消化被分解为氨基酸后才能被人体吸收,然后在肝脏内制造最重要的肌肉和血液成分的蛋白质,人体有8种氨基酸自身不能制造,一定要靠外源供给。当动、植物蛋白质每日各半搭配、均衡提供时,可弥补各自的不足,能明显增加蛋白质的利用率。适量的植物蛋白质能抑制动物性脂肪量,减少对动脉硬化的影响,保证氨基酸的充分吸收和利用。③多余的蛋白质是增加肥胖的基础,并以脂肪形式储存在体内。如果每天过量吃肉、蛋、鸡、鱼,实际吸收增多,而真正利用的仍只有每日需要量。多余的蛋白质要肝脏把它转化为脂肪储存,增加肝脏

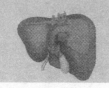

负担,导致人为因素发胖,甚至酿成脂肪肝。因此,对肝病患者来说,如把多天(如1周)需要的蛋白质总量在1~2日内吃完,不如把多天(如1周)的蛋白质总量分成每天需要的等份,每天吃相等份量,将是一种既不浪费多余的蛋白质,又能达到合理的营养搭配的目的。④饮食要均衡。五谷杂粮等含淀粉类食物,以及各种水果类、蜂蜜等能供给糖,以补充日常生活所需热能,增进肝脏的解毒功能。但有的肝病患者害怕肥胖,不愿吃含糖食品。正常人每日必须摄入400克左右的糖类食品才能保证热能供给。如果摄入的糖过少,必然把肝脏好不容易制造的蛋白质,都被移作热能去消耗,实属太可惜。所以,在饮食上不能偏食,要均衡每一天,即每天一定要注意补充含维生素、微量元素丰富的蔬菜、水果、五谷杂粮,尤其是绿色蔬菜、海藻、菇类都应混合搭配才利于肝病的康复。⑤重型乙肝或肝硬化有肝性脑病趋势的患者应少食,甚至禁食蛋白质。肝性脑病恢复后的患者,供给蛋白质亦应从低量开始。临床上曾发现,个别重型肝病患者因多吃1个鸡蛋而诱发肝性脑病。遇到这类情况,在饮食方面应绝对服从医嘱。

三、慢性肝病患者如何选择脂肪类食物

芝麻、花生、大豆、玉米、葵花子、椰子等食物,以及植物油、蛋黄、牛奶、少量动物性油脂等,可为肝病患者提供脂肪酸,补充热能,还能帮助脂溶性维生素的吸收。

四、慢性肝病患者如何选择维生素类食物

1. 维生素A类食物 牛奶、蛋黄、动物肝脏、胡萝卜、荠菜、韭菜、空心菜、苋菜、玉米、菠菜等均可提供维生素A。

2. 维生素B_1类食物 黄豆芽、绿豆芽、麦芽、全麦、糠皮、豌豆苗、花生、各种豆类、鲜果、蔬菜中均含有较丰富的维生素B_1。

3. 维生素B_2类食物 小米、大豆、干酵母、豆瓣酱、绿叶菜、

动物肉、乳、肝及禽蛋、蚕蛹中均含有较多的维生素 B_2。

4. 维生素 B_6 类食物　豆类、新鲜绿色蔬菜,动物肝肾和酵母中均含较多的维生素 B_6 及泛酸、烟酸等。

5. 维生素 C 类食物　新鲜蔬菜和水果,尤其是鲜枣、猕猴桃、野苋菜、青椒、西红柿、青蒜苗叶、山楂等均含有丰富的维生素 C(抗坏血酸)。

6. 维生素 D 类食物　维生素 D 是一种抗佝偻病的维生素。鱼肝油、牛奶、蛋黄、酵母,以及鱼、肉、排骨等均含有较多的维生素 D。

五、慢性肝病患者为什么要经常吃水果,但量要适宜

毫无疑义,肝病患者经常吃水果对健康有利。但如果吃得太多,就会加重消化器官的负担,导致消化和吸收功能障碍。例如,橘子含有丰富的维生素 C,但如果吃多了,容易"上火",引起咽喉肿痛、嗓音嘶哑;梨吃多了会伤脾胃;柿子吃多了,大便会干燥,若原有痔疮的人柿子吃多了就会便血;荔枝吃多了,会出现四肢冰凉、无力、多汗、腹痛、腹泻;未熟透的葡萄、苹果中含有较多的酸类和发酵的糖类,对牙齿有腐蚀性,易造成龋齿。据有关资料显示,75%左右的 7 岁以下儿童对水果中含的果糖吸收不好,这与家长过量给孩子吃水果及果汁等有关,它不仅影响孩子们正餐的食欲,还使大量果糖不得不从肾脏排出。若患肝病的孩子肝功能已不正常,容易引起尿液变化,出现"水果尿",就有可能引起肾脏病理性改变,反而造成肝功能康复的障碍。

六、慢性肝病患者怎样合理食醋和饮茶

肝病患者饮茶(以绿茶或花茶为宜)应注意适时、适量。一般早晨泡绿茶一杯,陆续加水饮用。晨起茶水浓度较高,能使人精神爽快,下午渐渐清淡,避免引起晚间失眠、多尿。早、中、晚餐的饭

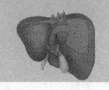

肝病患者的康复之道

前1小时应暂停饮茶,因为此时饮茶易冲稀胃酸,减弱对正餐的消化吸收。空腹时宜少饮茶,茶水不宜太浓,1天茶水总量不宜超过1 000~1 500毫升。每餐后用温茶漱口,有利于保持口腔清洁,保护牙齿,还可预防或减少牙周炎和口腔溃疡的发生。

实验证明,绿茶有抗凝、防止血小板黏附聚集和减轻白细胞下降等活血化瘀作用。对慢性肝病有五心烦热、口干口苦、牙龈红肿出血的淤血型患者有辅助治疗作用。

慢性肝病患者宜少食酸为好。中医学在谈五味时指出,酸入肝,肝病时宜少食酸为好。临床中发现,中药五味子、乌梅、山楂等都有明显酸味,对多数肝病患者有降低ALT的效果。但是一旦食用过量,疗程会相应延长,超过一定限度,有可能不利于肝细胞的修复再生。据有关资料报道,曾利用五味子粉降酶,常引起吞酸胃灼热,影响食欲,停用五味子后,ALT约有50%的人反弹。经验证明,五味子、乌梅、山楂等,都不宜过量使用。

醋能入肝,多食有害,但用少量调味,却很有益处。肝病患者为补充蛋白质,经常吃鱼,以利于功肝能好转与肝细胞修复再生。做鱼时加点醋可以除腥。不少荤素食物,稍加醋作调料,可增加食品色香味。肝病患者讲究食疗,想做美味佳肴,无疑离不开醋。另外辨证施治中醋有散瘀解毒之功效,肝病患者对醋如能使用适度,方法得当,可辅助并改善药性,防治多种并发症。

七、慢性肝病患者为什么要终生忌酒

酒的主要成分为酒精,对肝脏有直接的损害作用。酒精可促进肝内脂肪的生成和蓄积。长期过量饮酒的人常常发生脂肪肝,对于原有肝炎的患者更容易复发或加重病情。

酒对肝脏来说是一种毒品。饮酒后酒在胃肠道内很快被吸收,约90%以上的酒精成分(乙醇)在肝脏内代谢而生成乙醛,乙醇和乙醛都有直接刺激、损害肝细胞的毒性作用,可使肝细胞发生

第二篇 保养与预防

变性、坏死。大量饮酒者常有饮食不足、呕吐等酒精急性中毒症状;长期嗜酒者,乙醇、乙醛的毒性常常影响肝脏对糖、蛋白质、脂肪的正常代谢及解毒功能,导致严重肝损伤和酒精性肝硬化。病理学观察,可见肝脏失去应有的光泽,出现小结节性分隔性为主的肝硬化,肝内呈中重度脂肪病变,可见乙醇性透明小体,在坏死肝细胞周围可见中性粒细胞浸润,肝小叶中心塌陷和纤维化。

据有关文献报道,急性肝炎潜伏期的患者,由于大量饮酒可突然发生急性肝衰竭;慢性肝病稳定期若一次大量饮酒可引起肝炎活动,激发 ALT 和黄疸升高。HBsAg 长期阳性的患者长期饮酒易导致肝硬化和促进肝硬化失代偿,还可能促发肝癌,缩短寿命。肝病患者的肝功能已有损害,对乙醇代谢的各种酶类活性降低,导致肝脏解毒功能降低,即使少量饮酒,也是有害无益的。为此,肝病患者严格忌酒是自我保养的基本要求。

一般来说,自得肝病之日起,医生也这样要求,开始自己也照着做,可时间一长,在"盛情难却"的应酬场合下往往全忘光。有些人认为少饮点没关系,高度白酒不喝,喝点红葡萄酒、啤酒活活血"有好处",其实这对肝病患者来讲也是一种误区。笔者回忆起来,2005 年 5 月份单位体检时发现 ALT 小幅度升高与体检前几天下乡钓鱼时喝了一杯啤酒很有关系。因此,我自从几次因盛情难却或好心人劝说下喝了一点酒引起的肝功能异常后,下决心烟酒不沾,以茶代酒陪客人,想要活命这个决心非下不可。

八、慢性肝病患者哪些食物宜少食或忌食

1. 少食或忌食大蒜:大蒜的某些成分对胃、肠有刺激作用,抑制肠道消化液的分泌,影响食欲和食物的消化,可加重肝炎患者厌食、厌油腻和恶心等诸多症状。研究表明,大蒜的挥发性成分可使血液中的红细胞和血红蛋白等降低,并有可能引起贫血及胃肠道缺血和消化液分泌减少。这些均不利于肝炎的治疗。

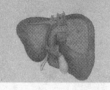

2. 少食或忌食羊肉 羊肉味甘性温、热,过多食用会加重病情。另外,较高的蛋白质和脂肪大量摄入后,因肝脏有病不能全部有效地完成氧化、分解、吸收等代谢功能,会加重肝脏负担,导致发病或使病情加重。因此,肝病患者宜少食或忌食羊肉。

3. 少食或忌食甲鱼 肝炎患者由于胃黏膜水肿,小肠绒毛变粗变短,胆汁分泌失常等原因,其消化吸收功能大大减弱。甲鱼含有极丰富的蛋白质,肝炎患者食后难以消化吸收,使食物在肠道中滞留,造成腹胀、恶心呕吐、消化不良等现象;严重时,因肝细胞大量坏死,血清胆红素剧增,体内有毒的血氨难以排出,会使病情迅速恶化,诱发肝性脑病,甚至死亡。当然,不发病时少吃一点也是可以的。

4. 少食或忌食生姜 生姜的主要成分是挥发油、姜辣素、树脂和淀粉。变质的生姜还含有黄樟素。姜辣素和黄樟素都可使肝炎患者的肝细胞变性、坏死,以及间质组织增生、炎症浸润,从而使肝功能失常。

5. 少食或忌食葵花子 葵花子中含油脂很多,且大都是不饱和脂肪酸,如亚油酸等。若食用过量,可使体内与脂肪代谢密切相关的胆碱大量消耗,致使脂肪代谢障碍而在肝内堆积,影响肝细胞的功能,造成肝内结缔组织增生,严重的还可形成肝硬化。

6. 少食糖 从医学角度讲,每日补充适量葡萄糖对肝病患者来讲是迫切需要的,每1克葡萄糖可产生16.7千焦(4千卡)热能。正常人每日需8 368千焦(2 000千卡)的热能才能维持生命的基本需要,而肝病患者则每日需要更多热能才能维持体内代谢功能,并促进肝功能复常。但是,肝细胞的修复再生还必须补充蛋白质、维生素和少量脂肪,过量吃糖对肝病患者不但无益,反而有害,因为糖只能满足身体热能的需要,却不能代替蛋白质、维生素之类的营养物质。其实体内过多葡萄糖有害无益。首先,肝脏是各种营养物质代谢的场所,其中糖的代谢占重要地位。当肝脏受

第二篇　保养与预防

损时,许多酶类活性失常,糖代谢发生紊乱,糖耐量也降低,若过多吃糖就会使血糖升高,易患肝源性糖尿病;其次,体内过多的葡萄糖会在体内转变为磷酸丙糖,并在肝内合成低密度脂类物质,使血清中三酰甘油等脂肪物质增多。体内三酰甘油增高可使血流减慢及血黏度增加,因而微血管中红细胞和血小板可能发生聚集和阻塞现象,重者可继发出血,使心、脑、肝及肾对氧的利用减少而造成器质性病变;再者,肝病患者由于休息较多,体力活动减少,补充营养过剩,体内脂肪沉积,身体发胖,若再大量补充糖类营养,则更加促使体内脂肪类物质增多,甚至引起高脂血症和脂肪肝,可使原有肝病病情加重,迁延不愈。因此,肝炎患者不管是早期、慢性活动期或恢复期都不宜大量吃糖。

肝病患者不宜大量吃糖的科学道理,不要说一般肝病患者不大清楚,就连患过51年肝病的、有大学文化水平的我,今天才真正认识到它的真谛。过去一直认为肝病患者应多吃糖,所以晚睡前必喝一杯糖水,牛奶、豆浆、吃粽子都加糖,团子、馒头都挑甜的吃,聚餐猪油八宝甜饭放开肚皮吃。其结果体重超过85千克;1990年体检三酰甘油超标准;1998年B超显示肝脏脂肪浸润;2004年体检诊断为糖尿病。上述经历都证实了肝病患者适量吃糖有益,过量吃糖有害。

九、慢性肝病患者应掌握哪些饮食防癌知识

乙型、丙型、丁型肝炎病毒的本身,就是人们公认的致癌微生物。一旦饮食中经常含有致癌物质,就较容易诱发肝癌。专家特别提示肝病患者应了解一些有关饮食防癌知识。

(1)忌食发霉食品:真菌中的黄曲霉毒素为致癌物质。黄曲霉毒素的致癌性比公认的致癌物亚硝胺类强75倍,比3,4-苯并芘强4 000倍。该毒素能诱发人、猴、鼠、禽类发生肝癌,致癌所需时间最短24周。我国广西壮族自治区、上海启东等肝癌高发区亦已证

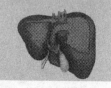

肝病患者的康复之道

实与当地的粮食、油料作物被该毒素污染有关。预防真菌污染食物宜注意以下几点：①家藏花生、玉米、白薯干、稻米、小米等一定要晒干晒透，放在通风环境中。②发霉的花生、薯干、萝卜干等应剔除丢弃，人、畜、家禽均不能食用。③花生油及棉子油均不宜久储；当怀疑大批粮油、奶类食品有真菌污染时，应请防疫站检查，经许可后才能发放、销售或食用。

（2）忌食用陈腐油类：陈腐油类中均含有丙二醛这种化学成分，它能生成聚合物并与人体内的蛋白质和脱氧核糖核酸发生反应，使蛋白质的结构变异，导致变异蛋白质的细胞失去正常功能并向初期癌细胞转化。此外，丙二醛聚合物能阻碍脱氧核糖核酸的复制并使人的老化过程加快。因此，动、植物油切勿存放太久，已经变质的油类不宜食用，否则容易致癌或使人的寿命缩短。

（3）多食米糠纤维可防癌：日本福冈县卫生公害中心和国立癌症中心的研究人员发现，8种食物纤维中以米糠纤维吸附致癌有害物的效果最好，而且已被吸附的有害物质很难从米糠纤维上脱落。研究者认为，米糠不仅含有丰富的B族维生素，对保肝有利，而且能将吸附有害物质的米糠纤维全部以大便形式排出体外。慢性乙肝、丙肝或慢性HBsAg阳性长期携带者中，确实存在向肝硬化和肝癌转化的隐患。这类患者如果经常用米糠来调剂食谱，以吸附和排泄消化道中的有害物质，确实是预防消化道癌症的一种良策。

第五节 起居定常保养

一、如何劳逸结合保养身体

目前，治疗不同类型的肝病虽有众多的方法和药物的选择，但严格来说，没有一种特效药物能彻底清除肝炎病毒（如HBV、HCV等病毒），但休息得合理从某种意义上讲胜过药物治疗。10

第二篇　保养与预防

多年前，笔者从一个权威性刊物上看到过上海一位防治肝病的著名专家有一篇名为《不药胜良医》的文章很有哲理。笔者患乙肝50年之久，过去体检肝功异常时基本上没有用药物治疗，而是通过适当休息2～3周，复查肝功能均正常了就照常工作。

一般来说，肝炎急性期及慢性肝炎活动期，特别是黄疸出现和血清ALT猛升的阶段，正是大量肝细胞肿胀、坏死的关键时刻。此时不论是住院还是在家休息，原则上应以静养为主。每日除饮食、洗漱、两便下床外，其余时间均应卧床休息。实验证明，人体在卧床与站立时肝脏中血流量有明显差别。卧床时出入肝脏的血比站立时至少多40%。此时平卧静养等于自我输血。只要早期卧床休息的时间足够，肝病后遗症就会明显减少。卧床的时间应根据症状及肝功能检查结果等情况来决定。起床活动可先从扶床站立开始，逐步到靠椅背静坐、倚窗观景、室内散步、沐浴、做操、练养生功、打太极拳等，循序渐进，以增强体力。

肝病患者若为恢复期或慢性非活动期，则除饭后或午休、晚上睡觉之外，不必卧床休息，可以担负部分轻工作，但要注意动静结合，活动适度，不要劳累。每个人可根据自己的年龄、体质、职业、疾病的轻重不同，摸索出自己适度的运动量。总的原则是运动量的增加以不疲劳为度，每次活动以自觉轻微出汗为度。运动后如果食欲好转，身心愉快，乏力减轻，肝功能改善，则可在此基础上量力而行地加大一些活动量。只要能做到循序渐进、动静结合，积极休息，无疑会有利于促进肝炎顺利康复。

有的肝炎恢复期患者，担心活动后会引起肝炎复发，过于长期卧床休息，反而有碍新陈代谢，造成肝细胞脂肪变性，反而延迟肝功能的复常。另外，实践证明每餐饭后左侧卧床半小时，中午保证1小时午睡的肝炎患者比饭后百步走的患者康复更快。原因是餐后定时定位休息的方法有利于食物的消化、吸收和利用，保证肝脏获得更多的血供和营养。

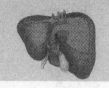

肝病患者的康复之道

在日常生活中,慢性肝病患者要做到劳逸结合,积极休息。通常应掌握以下几点:

1. 注意消除眼睛疲劳 睡眠是保护眼睛、消除疲劳的最好方法,所以提倡肝病患者除要保证每晚7~8小时睡眠外,中午最好能午休1小时。然而白天上班,如果长期过多地看书读报,写文章或用眼过度,常常会影响肝功能。因此,建议肝病患者工作生活中看书写字超过1小时,应远视、观景或闭目养神5~10分钟作为休息。眼睛疲劳时应多看一看绿色的草坪或树木,以解除劳累。

2. 用交叉工作法达到积极休息 脑力劳动时间持续2小时后更换为体力劳动或做操运动一下,这也是驱走疲劳、积极休息的有效方法。上班时精神过于集中在办公室书写和思考上,下班后买菜做饭亦可算积极休息的好办法。

3. 培养兴趣爱好 有爱好,既增加乐趣,又能劳逸结合,积极休息。人往往上班时精力过于集中,紧张脑力劳动或体力劳动,一天下来使你精疲力尽,没精打采。如果有爱好,如养花赏花,打牌下棋,钓鱼养鱼,练书法、画画,听音乐,跳舞,打太极拳,去公园和小区绿化带散步,或拉二胡,哼小曲……用娱乐生活使精神放松,帮助消除疲劳也是很起作用的。

4. 注意动静结合和自我保健 动静结合不仅能消除疲劳和健身,更能养心和保肝。休闲时可和亲人散散步,再和老朋友聊聊天;当久坐或站立劳动腰酸背痛时可用木棍捶捶腰背,揉揉膝盖或挂挂脚;思考累了闭目按摩太阳穴几分钟都能使人消除疲劳。

5. 勿过劳 有的慢性肝病患者一旦肝功复常,病毒复制指标转阴,就认为万事大吉,忘乎所以,好了伤疤忘了痛,不注意自我保养,结果使病情恶化、复发。个别人因酒杯一端或一时纵欲,导致不可挽回的结果。殊不知肝脏病理修复远较临床指标复常慢得多。有关肝炎会议上专家认为,临床治愈肝病标准各项指标随诊1年无异常改变者,要求HBsAg转阴,急性乙肝才算治愈。对于

第二篇 保养与预防

慢性肝病基本治愈的标准应停药后再观察2年以上,病情持续稳定并能胜任正常工作者才算基本治愈。在康复期内过早从事繁重的工作和激烈的运动是绝对不适合的。但也不必绝对卧床休息。如上所述做到动静结合,有利于巩固疗效,早日康复。

6. 谨防感冒和各种感染 肝病患者久病则虚的身体,各种病毒、细菌、真菌等病原微生物常常乘虚而入。因此,肝病患者经常易感冒并发咽喉炎、皮肤疖肿、气管炎、肺炎、胸膜炎、泌尿道感染、腹腔感染等,使本来已稳定静止或趋于痊愈的疾病再度活动和恶化。因此,肝病患者在饮食起居、个人卫生等方面要格外小心。应适当进行体育锻炼,气温变化时随时增减衣服。

二、如何起居定常、睡眠充足保养身体

1. 起居定常保养身体 起居定常是指生活应顺从人体生物钟的节拍,吃饭、睡眠、学习、休息、适量工作和活动,都有一定规律性,应按部就班,养成习惯。生活有序,大脑皮质就会形成相应的条件反射,以保证内脏器官有条不紊地工作,促进肝功能复常。

2. 睡眠充足保养身体 睡眠充足如前所述的是指每晚要睡足8小时,中午保证午休1小时。久卧不起会造成新陈代谢下降,营养障碍,气血不畅,筋脉不舒。所谓"久卧伤气"很有哲理。睡眠姿势除饭后半小时保肝左侧卧外,一般以右侧卧为佳,使心脏不受压迫,促进胃肠蠕动排空,加上全身肌肉放松,可使睡眠安稳、舒适、自然。睡眠时还应注意不要用手置胸前压迫心前区,防止噩梦惊醒。睡眠还应注意卫生,切勿张口呼吸、蒙头大睡。睡前也切勿饮浓茶、咖啡或刺激性饮料。晚餐宜清淡,切勿过饱过咸。入睡前可饮1杯牛奶,用热水泡脚,都可诱导入睡,保证睡眠质量。

三、如何根据四季变化调整起居

中医专家认为,晚睡晚起是养生保健的大忌,按照《黄帝内经》

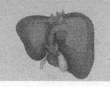

肝病患者的康复之道

中医学养生保健经典:人生于天地之间,其生命活动就要与春、夏、秋、冬的"春生"、"夏长"、"秋收"、"冬藏"保持协调配合同步。根据四季变化来调整自己的起居、睡眠作息,顺其自然,能够改善睡眠质量,起到很好的养生保健作用。为此,应做到以下几点。

(1)春季晚睡早起:春季是万物开始生长之季,此季开始萌发天地之气,故春天的睡眠应该是"晚睡早起"。具体睡眠时间,一般保持在晚上约10时半入睡即可;早晨要早起,5～6时起床为宜,这样有利于机体内阳气的生长。

(2)夏季夜卧早起:夏季万物处于盛极状态,人体也是如此。随着人体活力渐入高峰,人脑清醒的时间也会不断增加,一般人夏季睡眠只要5～6小时即可,因而夏季睡时最短,夏季作息原则是"夜卧早起"。与春季不同的是,因为夏季的白天是一年中最长的,所以入睡时间应该更晚些,可在11时左右上床,但早起时间不变。

(3)秋季早睡早起:如果春季的"生"和夏季的"长"到位,做得比较好,那么到了秋季,人体就会达到最佳平衡的状态。此时的人体状态从夏季时的亢奋转变为秋季时的内敛。因此,条件许可时可早些入睡,每天至少保持8小时的睡眠时间,以利于阴精的"收"。秋季虽然开始收敛,但也无需"藏",因此在早睡的前提下,要注意早起,以顺应阳气的舒张。

(4)冬季早睡晚起:冬季主"藏",动植物大多都进入冬眠状态,以养精蓄锐,为来年生长做准备。人体也应该顺应自然界的特点而适当减少活动,以免扰动阳气,损耗阴精。所以,冬季的睡眠应"早睡晚起",最好做到天明才起。但也不应起得太晚,否则阳气无法舒展升腾,不利于身体的阴阳平衡。

虽然四季的作息时间不尽相同,但"晚睡晚起"却是养生保健的大忌。晚睡晚起打破人体顺应自然变化的规律,因此熬夜、睡懒觉会使身体疲乏,头脑昏沉,无精打采。当然,任何一种作息规律都应有个度,每天以总量睡眠时间在7～9小时。

第二篇　保养与预防

四、如何节制性生活保养身体

性功能是人体正常生理功能之一，是夫妻双方的事。男女双方只有健康和谐的性生活才能使夫妻双方共同幸福。因此，夫妻双方如果一方患有肝病，彼此的性生活就得有所限制，双方应互相谅解。

据有关资料及肝病专家提示：急性肝炎恢复期、慢性肝炎和肝硬化相对稳定期出院后，应暂停性生活。事实告诉我们，肝病患者一旦放纵性生活，有可能引起肝病复发或加重。有肝病史的患者应该自觉控制性生活的频率，如青年人每周控制在1～2次，中年人每1～2周1次，中年后期每月1～2次，似较合理。但在肝功能波动阶段，特别当血清ALT不稳定和出现黄疸上升的时期，应该停止性生活。至于性生活的适度，其原则根据房事后第二天有无疲乏感作为指标。如果性交次日感到倦怠，腰酸乏力，食欲缺乏，即可认为是性生活过度，应自觉控制纠正，延长间隔期或暂停性生活。

急性肝炎未愈、慢性肝炎未静止稳定时，暂时不宜结婚。因为新婚夫妻性生活难以节制，每次性交时体力和精力的消耗均可加重肝脏负担，使病情加重或产生所谓"蜜月肝炎"。另外，HBV、HCV可存在于精液、经血和阴道分泌物中，性交中相互感染，感染率可达10%～15%。

五、如何定期体检关注健康

坚持定期体检（复查）是肝病患者的康复之道又一重要秘诀。所有健康人应参加单位组织的定期体检（一般每年1次），现实中不少慢性疾病，如肝炎、高血压、心脏病、糖尿病、肺病等，平时症状不明显，结果查体时发现了，这样就有利于早发现、早诊断、早治疗、早康复。有些人自以为身体很好、工作忙，体检怕麻烦，经常不

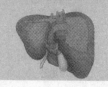

肝病患者的康复之道

参加,结果偶然参加体检发现疾病已到了中、晚期,失去了根治的机会。每个单位都会有这样的病例,体检发现了各类癌症、肝病,有的属早期,立即采取治疗措施挽救了生命,有的已是中、晚期,往往就是人财两空的结局,这些都是值得人们关注的大问题。

慢性肝病患者的定期复查非常重要,这也是自我保养的重要方面。慢性肝病患者的自我保养是否成功,一看自我感觉;二看定期复查、动态分析情况。不能认为"吃得下,拉得出,睡得香"感觉良好就不去管它,放松自我保养或继续积极治疗。不少经验教训告诉我们,不少乙肝"三阳"患者,在不知不觉中导致慢性化,直到肝硬化甚至出现肝腹水时再去求医,这就为时太晚了,那时候要改善一点症状所花的代价也太大了。一般来讲,急性乙肝患者治愈出院的第一个月每2周复查1次,如2次都正常就可以1~2个月复查1次肝功能及"两对半",半年后每3个月复查1次肝功能。乙肝病毒指标("乙肝五项"及HBV-DNA)转阴,肝功能复常后,每半年复查1次,再稳定1年,才算临床治愈。HBsAg携带者每半年复查1次,出现特殊情况应随时检查。慢性肝病患者定期复查是长期坚持不懈的任务,复查的主要项目包括肝功能系列指标(ALT、胆红素、蛋白比值和分类、凝血功能、胆碱酯酶等)、B超、甲胎蛋白、乙肝病毒指标("两对半",HBV-DNA等)、血常规、电解质、肾功能等,复查的时间间隔因人而异。非活动性的HBsAg携带者可半年检查1次肝功能的主要指标,包括ALT、AST 2项、胆红素3项、总蛋白、白蛋白、球蛋白、白球比共9项及"两对半"或HBV-DNA定量。慢性活动性乙肝或治疗过程中的乙肝患者应每1~2个月复查1次肝功能,每3个月复查"两对半"和HBV-DNA定量,每半年复查1次甲胎蛋白和B超。复查的目的是为了了解病情是否好转、稳定、活动或恶化,治疗是否有效,自我保养是否得当,以便对治疗和自我保养方案进行确认、调整或更改。每次复查的资料都要妥善保管,列表汇总,进行动态分析。

第二篇 保养与预防

第五章 肝病预防

导读： 本章将根据《慢性乙肝防治指南》2010年更新版要求进一步介绍预防肝病的有效措施，有了这方面知识就懂得了如何预防肝病，即使由于预防措施不到位，自我保养不认真，人体感染了传染性肝炎的病毒后，如何预防不患病，或已经患病成为现症病毒性肝炎患者（主要指乙肝、丙肝），如何预防不向慢性化、重型慢性肝炎"三步曲"（慢性肝炎—肝硬化—肝癌）发展；或家庭成员中有肝炎患者、同事同学中有肝炎患者、孕妇中有携带肝炎病毒，甚至是乙肝、丙肝患者，应掌握哪些预防措施和注意事项，所有这些疑问将在本章中根据有关文献资料提示，结合笔者的体会进行解读。

第一节 预防乙肝的措施及注意事项

一、我国《慢性乙肝防治指南》规定了哪些预防乙肝的措施

我国《慢性乙肝防治指南》2010年更新版提示，预防HBV感染的主要措施包括乙型肝炎疫苗预防、切断传播途径预防、意外暴露HBV后预防及对患者和携带者的管理4个方面。

1. 乙型肝炎疫苗预防接种 接种乙型肝炎疫苗是预防HBV感染的最有效方法。乙型肝炎疫苗的接种对象主要是新生儿，其次为婴幼儿，15岁以下未免疫人群和高危人群（如医务人员、经常接触血液的人员、托幼机构工作人员、器官移植患者、经常接受输血或血液制品者、免疫功能低下者、易发生外伤者、HBsAg阳性者的家庭成员、男性同性恋或有多个性伴侣和静脉内注射毒品者

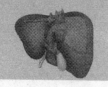

等)。乙型肝炎疫苗全程需接种3针,按照0、1、6个月程序,即接种第一针疫苗后,间隔1个月及6个月注射第二及第三针疫苗。新生儿接种乙型肝炎疫苗要求在出生后24小时内接种,越早越好。接种部位新生儿为臀前部外侧肌肉内,儿童和成年人为上臂三角肌中部肌肉内注射。

单用乙型肝炎疫苗阻断母婴传播的阻断率为87.8%。对HBsAg阳性母亲的新生儿,应在出生后24小时内尽早(最好在出生后12小时)注射乙型肝炎免疫球蛋白(HBIG),剂量应≥100国际单位(IU)/毫升(以下简称单位),同时在不同部位接种10微克重组酵母乙肝疫苗或20微克中国仓鼠卵母细胞(CHO)乙型肝炎疫苗,在1个月和6个月时分别接种第二针和第三针乙型肝炎疫苗,可显著提高阻断母婴传播的效果。也可在出生后12小时内先注射1针HBIG,1个月后再注射第二针HBIG,并同时在不同部位接种一针10微克重组酵母乙肝疫苗或20微克CHO乙型肝炎疫苗,间隔1个月和6个月分别接种第二针和第三针乙型肝炎疫苗。新生儿在出生12小时内注射HBIG和乙型肝炎疫苗后,可接受HBsAg阳性母亲的哺乳。

对HBsAg阴性母亲的新生儿可用5微克或10微克重组酵母乙肝疫苗或10微克CHO乙型肝炎疫苗免疫;对新生儿时期未接种乙型肝炎疫苗的儿童应进行补种,剂量为5微克或10微克重组酵母乙肝疫苗或10微克CHO乙型肝炎疫苗;对成人建议接种20微克重组酵母乙肝疫苗或20微克CHO乙型肝炎疫苗。对免疫功能低下或无应答者,应增加疫苗的接种剂量(如60微克)和针次;对3针免疫程序无应答者可再接种3针,并于第2次接种3针乙型肝炎疫苗后1～2个月检测血清中抗-HBs,如仍无应答,可接种一针60微克重组酵母乙肝疫苗。

接种乙型肝炎疫苗后有抗体应答者的保护效果一般至少可持续12年。因此,一般人群不需要进行抗-HBs监测或加强免疫。

第二篇 保养与预防

但对高危人群可进行抗-HBs 监测,如抗-HBs<10 单位,可给予加强免疫。

2. 切断传播途径 预防大力推广安全注射(包括针灸的针具),并严格遵循医院感染管理中的标准防护原则。服务行业所用的理发、刮脸、修脚、穿刺和文身等器具也应严格消毒。注意个人卫生,不和任何人共用剃须刀和牙具等用品。进行正确的性教育,若性伴侣为 HBsAg 阳性者,应接种乙型肝炎疫苗或采用安全套;在性伙伴健康状况不明的情况下,一定要使用安全套以预防乙型肝炎及其他血源性或性传播疾病。对 HBsAg 阳性的孕妇,应避免羊膜腔穿刺,并缩短分娩时间,保证胎盘的完整性,尽量减少新生儿暴露于母血的机会。

3. 意外暴露后 HBV 预防 在意外接触 HBV 感染者的血液和体液后,可按照以下方法处理。

(1)血清学检测:应立即检测 HBV-DNA、HBsAg、抗-HBs、HBeAg、抗-HBc、ALT 和 AST,并在 3 和 6 个月内复查。

(2)主动和被动免疫:如已接种过乙型肝炎疫苗,且已知抗-HBs≥10 单位者,可不进行特殊处理。如未接种过乙型肝炎疫苗,或虽接种过乙型肝炎疫苗,但抗-HBs<10 单位或抗-HBs 水平不详,应立即注射乙肝免疫球蛋白(HBIG)200~400 单位,并同时在不同部位接种一针乙型肝炎疫苗(20 微克),于 1 和 6 个月后分别接种第二和第三针乙型肝炎疫苗(各 20 微克)。

4. 对患者和携带者的管理 在诊断出急性或慢性乙型肝炎时,应按规定向当地疾病预防控制中心报告,并建议对患者的家庭成员进行血清 HBsAg、抗-HBc 和抗-HBs 检测,并对其中的易感者(该 3 种标志物均阴性者)接种乙型肝炎疫苗。

乙型肝炎患者和携带者的传染性高低,主要取决于血液中 HBV-DNA 水平,而与血清 ATL、AST 或胆红素水平无关。对乙型肝炎患者和携带者的随访有关《慢性乙肝防治指南》"患者的随

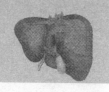

访"。

对慢性 HBV 携带者及 HBsAg 携带者（见本《慢性乙肝防治指南》"临床诊断"），除不能捐献血液、组织器官及从事国家明文规定的职业或工种外，可照常工作和学习，但应定期进行医学随访。

二、乙肝患者的家庭成员怎样预防乙肝

HBV 的主要传播途径除《慢性乙肝防治指南》中所述的主要经血液、血液制品、母婴、破损的皮肤和黏膜及性接触传播以外，调查表明，乙肝患者家庭成员中的密切接触也是重要的传播途径之一。当然如《慢性乙肝防治指南》中提示的一般接触不会传播 HBV，但当有消化道溃疡或黏膜糜烂、血液暴露等就会导致 HBV 感染。

因此，一旦家庭成员中查出有 HBsAg 阳性和确诊为乙肝患者时，家庭中其他成员首先应对其安慰、关怀，不要歧视、惧怕和疏远，除了劝其到专科医院就诊、复查进行适当治疗外，同时还应注意以下事项：①家庭全部成员应到医院去查肝功能和"两对半"。②如果 HBV 指标 5 项（即"两对半"）全部阴性，应及时接种乙肝疫苗，对 HBsAg 阳性者的配偶和家中的小孩应注射 HBIG 进行特异性被动免疫的紧急预防。③如果经查家庭成员中有多个 HBsAg 阳性的，尤其是父亲和母亲是 HBsAg 阳性的，应考虑是否为由母婴传播或父婴传播而感染上乙肝的，如果是，所有 HBsAg 阳性者应定期到专科医院进行检查，预防和及早发现早期肝硬化和肝癌。④在家中尽量实行分餐制或采用公筷，对 HBsAg 阳性者的餐具及生活用具进行必要的消毒处理。⑤如果 HBsAg 阳性者为女性，应注意经期卫生，尽量不要让经血污染家中其他人员的生活用具。

三、乙肝病毒感染者能否结婚,结婚后另一方如何预防

HBsAg 阳性者如果肝功能不正常,即正在患病(肝炎),当然暂时不能结婚,应等到乙肝"基本治愈"后,即临床症状消失、肝功能完全正常后 6 个月以上才能结婚。已确诊为肝硬化的病人原则上不应结婚,勉强结婚对男女双方及下一代均为不利。

对肝功能正常且稳定的非活动性 HBsAg 携带者及肝炎后恢复期 HBsAg 携带者,结婚前双方应抽血检查肝功能和"两对半",如双方 HBsAg 均阳性,但肝功能正常,可以结婚。如另一方"两对半"全部阴性,则应在结婚前接种乙肝疫苗,待产生抗-HBs 阳性后再结婚为好;如另一方血清中抗-HBs 已阳性,说明对乙肝有了抵抗力(具有免疫力、不会再感染 HBV 了),则可以结婚。

四、乙肝病毒感染者能否怀孕,HBV 对怀孕有什么影响

骆抗先教授在他有关论著中提示:只要肝功能没有严重损害,乙肝患者的孕育龄妇女可以怀孕。

慢性乙肝或肝硬化对怀孕的影响因病情而异:轻度肝炎对怀孕除早产率较高外,无其他影响;较重的肝炎,如炎症活动性已经静息、早期肝硬化如代偿功能良好,可能对怀孕无明显妨碍。产儿的存活率取决于分娩时的成熟程度,与母亲病情的直接关系较小。

肝硬化代偿不全的孕妇有可能发生急性肝衰竭,胎儿有早产、自发性流产和死胎的可能性,如能足月生产则新生儿常健康。

乙肝病毒感染对胎儿无致畸作用,也不引起先天性疾病。对胎儿的致畸作用和引起先天性疾病的是有关治疗肝病的药物,在药物说明书中均有提示。

五、乙肝病毒感染者的妇女生育时如何预防母婴传播

在慢性 HBV 感染者中的一部分人(主要指妇女),其 HBsAg

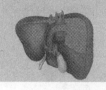

可持续携带数年,甚至数十年,肝功能正常,无自觉症状,一直正常工作,不让生育是不现实的,但必须尽可能地预防HBV的传播。母婴传播是导致我国HBsAg阳性率高的主要原因,因此HBsAg阳性,尤其是HBeAg同时阳性的妇女若需要生育时,应该采取有效措施预防母婴传播。

HBsAg阳性,肝功能不正常的妇女应暂时不怀孕生育,因为怀孕可能加重肝脏负担,甚至诱发肝衰竭,危及孕妇及胎儿生命。HBsAg阳性妇女生育后,应立即对新生儿注射乙肝疫苗和乙肝免疫球蛋白进行联合免疫,阻断母婴传播。

六、妊娠早期患了乙肝如何预防病情加重

第一,注意休息。急性乙肝早期和慢性乙肝急性发作期(活动期)应住院或就地隔离休息,避免过劳。HBsAg阳性而肝功能正常者不必休息(但不应过劳),但需要随访。第二,改善饮食。急性乙肝和慢性乙肝活动期,以易消化、维生素含量丰富的清淡食物为主,同时注意补充微量元素,适当增加蛋白质食物,如蛋类、豆类及其制品等。食欲缺乏、进食量少者应静脉输注10%葡萄糖液、复合氨基酸制剂及中长链脂肪乳,以保证孕妇和胎儿所需的营养。病情稳定后恢复正常饮食。第三,慎用药物。必须用药治疗时,应选用对胎儿及肝脏无损害的药物,如易善复、还原型谷胱甘肽等。对轻度慢性乙肝患者用药不宜过多,疗程不宜过长(抗病毒治疗例外)。重型乙肝患者应住院治疗。第四,根据病情决定是否继续妊娠。在积极治疗肝炎的同时,应处理好妊娠。因妊娠早期反应本身可增加肝脏负担,体力消耗较大。一般而言,急性乙肝和轻、中度慢性乙肝患者在积极护肝治疗基础上可以继续妊娠,但应密切观察病情变化。重度慢性乙肝、肝硬化和重型乙肝患者应做好充分准备后迅速终止妊娠。

第二篇 保养与预防

七、妊娠中晚期患了乙肝如何预防乙肝重症化

妊娠中、晚期患了乙肝,在休息、饮食及治疗方面基本上与妊娠早期患上乙肝的相同,但应及时住院治疗,防止乙肝重症化。专科医生、特别是妇产科医生在处理这类患者时应注意以下事项:①一般不考虑终止妊娠。由于引产手术等措施未必能改善疾病的进程,有时反而增加患者肝脏负担,宜待病情好转或稳定后才能平安分娩。但对肝硬化失代偿期和重型乙肝患者,应在积极护肝治疗后考虑终止妊娠。②备血和止血药物。在分娩时应配好新鲜血备用。选用合适的止血药物,如维生素K、凝血酶、巴曲酶等。③检查凝血机制。应多次复查纤维蛋白原、血小板及凝血酶原时间,若凝血酶原时间>20秒钟时应引起重视。④加强产程管理。缩短第二、三产程,减少产后出血。⑤严密观察病情变化。对重型乙肝应严密观察血压、神志、出血量及尿量,防止肝、肾衰竭。⑥加强产后管理。分娩后应使用对肝脏无损害的抗生素,急性期不宜哺乳。中晚期妊娠肝炎的治疗强调要按比一般肝炎高一等级的处理方式。

八、给HBsAg阳性孕妇分娩前3个月注射小剂量免疫球蛋白的方法是否有效

关于孕妇产前用什么方法阻断HBV的母婴传播目前有不同的意见。国内有一部分专家研究表明,在孕妇分娩前3个月,每4周肌内注射乙肝免疫球蛋白200~400单位,直到临产;当新生儿出生后再对婴儿及时进行规范的主动、被动联合免疫,可明显减少HBV的宫内感染和传播,且无任何不良反应。他们认为:第一,乙肝免疫球蛋白可与母血中的HBsAg结合,同时作为启动因子激活补体系统,增强体液免疫,协助清除HBV,降低母血中病毒载量,防止和减少病毒对正常细胞感染。第二,怀孕20周后,胎盘滋养层细胞具有主动从母体传输IgG抗体给胎儿的功能。以妊娠

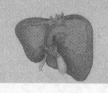

后期4～6周这一转运活性最明显,孕后期多次注射乙肝免疫球蛋白可使抗-HBs经胎盘摄取,使胎儿获得被动免疫。第三,孕后期应用乙肝免疫球蛋白可能调节孕妇体内的Th1/Th2平衡,并使Th1趋向优势,而Th1类细胞因子的优势表达,往往会有利于HBV的清除。如果对携带者孕妇产前用药,真能使体内HBV-DNA降低到一定程度,从理论上讲就可有效地阻断HBV的母婴传播。

根据上述思路,国内有人采用让携带病毒的孕妇孕足8个月后服用拉米夫定每日100毫克,持续到临产,以求用药来阻断HBV在孕体内的高复制状态。

国内另一部分专家认为,这些方法的有效性和安全性仍然需要进一步做大样本双盲对照加以研究并进一步证实,这样才能在实践中推广使用。

我国著名肝病防治专家庄辉院士认为,HBsAg阳性妊娠妇女从妊娠7个月(即第28周)起每月注射1针乙肝免疫球蛋白200单位,直到婴儿出生,以预防HBV母婴传播的方法不可取。主要有以下8点理由:①世界卫生组织未建议采用此法。②我国卫生部也未建议去阻断HBV母婴传播。③全球没有一个国家用此法预防HBV母婴传播。④在妊娠妇女中普遍应用乙肝免疫球蛋白,可能导致HBV免疫逃逸株的产生。如果该免疫逃逸株在人群中传播,现在的乙肝疫苗就无法发挥预防作用。⑤给HBsAg阳性的母亲注射乙肝免疫球蛋白,可能形成抗原免疫复合物,对母体有潜在危险性。⑥从理论上讲,也难以解释此法可预防HBV母婴传播。肝移植患者,其肝脏(HBV复制的主要器官)已被切除,在这种情况下,欧美国家仍建议为预防乙肝复发,在手术中应给患者静脉注射大剂量乙肝免疫球蛋白10 000单位(是国内给妊娠妇女注射剂量的50倍),而且在术后7～10日,每天还需静脉注射乙肝免疫球蛋白10 000单位,然后每月静脉注射乙肝免疫球蛋白10 000单位,共6个

第二篇　保养与预防

月。此后每2周静脉注射乙肝免疫球蛋白1 000单位,共18个月,使血中抗-HBs水平维持在>100～500单位。即使这样,仍有一部分肝移植患者还会出现乙肝复发。妊娠妇女的肝脏并未切除,HBV仍在肝脏内大量复制,注射乙肝免疫球蛋白的剂量200单位实在太低了,根本不可能产生阻断HBV母婴传播的效果。⑦如果给HBsAg阳性孕妇注射乙肝免疫球蛋白200单位就能降低血中HBV水平,那无疑是治疗慢性乙肝的"创举"。可事实并非如此。⑧HBV母婴传播主要发生在围生期,所以新生儿出生6～24小时内应用乙肝疫苗和乙肝免疫球蛋白联合免疫,国内外均已取得高达95%以上阻断母婴传播的疗效。因此,我国《慢性乙肝防治指南》中只强调了采用围生期的阻断方法,而没有建议给母亲用注射乙肝免疫球蛋白的方法。庄教授还认为,给HBsAg阳性母亲注射小剂量免疫球蛋白可阻断母婴传播的方法不会有效,因此需要澄清这个问题。

然而,在现实中我在接待有些读者来电咨询中得知,有些医疗单位仍在采用此方法,敬请读者慎重对待。

九、HBsAg阳性产妇是否可以给婴儿喂奶

乙肝产妇及合并有HBV复制指标(HBeAg阳性或HBV-DNA阳性)的HBsAg阳性产妇,其乳汁具有传染性这一点已经确认。但HBsAg阳性产妇给婴儿喂奶是否会引起婴儿感染HBV目前尚有不同看法。

一种观点认为,婴儿在吸吮母乳时,也可吞入母亲乳头破溃处一些可能含有HBV的组织渗出液及血液,部分HBV直接经婴儿擦伤的黏膜侵入,引起婴儿感染。所以这类产妇曾被认为不宜喂奶。另一种观点认为,母乳含丰富的营养和不少抵抗病原体的抗体,放弃哺乳将是一种很大的损失,而且据统计,母乳喂养和人工喂养的婴儿HBV感染率差别并不显著,而人工喂养婴儿HBV消除率却不如母乳喂养的高。目前除"宫内传播"外,母亲的水平传

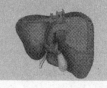

播基本上都可通过对新生儿接种乙肝疫苗和乙肝免疫球蛋白来阻断。因此,只要母亲乳头不破溃出血,母乳喂养是可以的。但喂奶前母亲应用肥皂水洗净乳头和双手,以减少传播的机会。

对 HBsAg 阳性产妇,新生儿在出生 12 小时内注射乙肝免疫球蛋白和乙肝疫苗后,可接受 HBsAg 阳性母亲的哺乳这一点在《慢性乙肝防治指南》中已有明确的规定,上述两种不同观点完全可以统一于《慢性乙肝防治指南》的这一规定。

十、乙肝病毒感染的母亲是否可以和婴儿同室

母乳是婴儿最理想的营养品,含有婴儿 4～6 个月生长发育所需的全部营养素,并适合婴儿肠胃的消化和吸收。为了提早进行母乳喂养,产后即开始哺乳,且越早越好,因此提倡母婴同室。实践证明,母婴同室好处很多,一方面能使产妇提早活动,有利于子宫收缩、产道恢复及全身状态的恢复;另一方面有助于建立母婴之间的感情联络,使产妇较早学到护理婴儿的知识,提高母乳喂养率。

HBV 感染的产妇能否与新生儿同室,取决于母亲会不会将 HBV 传染给新生儿的问题。如果母亲恰在乙肝的患病期(肝炎的急性期或慢性肝炎的急性发作期)是绝对不能与新生儿母婴同室的,因为她无力照顾婴儿,而且疲劳及睡眠不佳会影响其肝炎的恢复。如在肝炎的恢复期或 HBV 携带的产妇,且肝功能正常,一般可实行母婴同室。

第二节 如何预防乙肝复发及其他肝病

一、怎样预防慢性乙肝的复发

由于至今尚无特效药物可彻底清除 HBV,虽然抑制 HBV 复制可以通过以抗病毒为主的综合治疗,实现病情长期稳定的目标。

第二篇　保养与预防

但乙肝的发病机制十分复杂,稍有不慎(如过累、饮酒、纵欲、生气发怒等诱因),就会复发。

乙肝患者是要严格忌酒的,笔者过去一直烟酒不沾,后来自以为"乙肝好了",在友人的劝说下,认为少饮点酒活活血有益无害,特别是喝点红葡萄酒对老年人有好处,从此开始饮葡萄酒,结果1997年甲状腺囊肿住院手术时发现肝功能异常,出现 ALT>60单位及"小三阳",经保肝治疗2周,肝功能复常后才进行甲状腺囊肿手术。

笔者1998年刚退休,认为身体不错,在校园空地内开荒种菜,成天出大力流大汗,又由于过劳,肝功能异常,第一次住常州第三人民医院(传染病医院)经治疗2周后肝功能复常,1个月后出院。

2005年6月肝功能异常,也是由于过劳和下乡钓鱼,盛情难却喝了啤酒。由于认真对待,住传染病医院进行抗病毒为重点的综合治疗。至今已7年有余,病情得到了控制,各项检查指标基本都在正常范围。

以上所述我的慢性乙肝的几次复发足以证明,慢性乙肝的复发是慢性乙肝难治的顽固指征。对待这个顽症的科学态度应该是在战略上要藐视它,战术上要重视它。所谓战略上要"藐视它",就是不要害怕它,不要让疾病把人压得喘不过气来,精神支柱不能垮。而应活得潇洒一点儿,装糊涂一点儿,努力培养兴趣,自得其乐,助人为乐,享受天伦之乐,合理饮食,戒烟忌酒,活动适当,心理平衡。所谓"战术上要重视它",就是要定期进行肝功能检测、B超检查和甲胎蛋白(AFP)检查。主动配合医生做好跟踪随访工作。所有这些就是我对预防乙肝复发的具体有效措施之切身体会。

必须指出:慢性乙肝即使进行抗病毒治疗,HBV-DNA转阴,肝功能复常后,仍有可能出现反弹(未停药)或停药后复发,遇到这类情况出现,不要丧失继续治疗的信心,医患双方沟通、查找原因、证据,采取有效对策措施继续治疗,仍能获得康复。

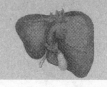

二、怎样预防重叠感染甲肝病毒和戊肝病毒

HBV、HCV感染者重叠其他肝炎病毒后易导致病情加重,如原本肝功能正常的慢性HBV携带者,感染其他肝炎病毒后会出现肝损伤,发展成慢性肝炎,甚至可能发展为重型肝炎。因此,慢性HBV、HCV感染者应尽可能避免重叠其他肝炎病毒感染,以免出现病情加重。

常见慢性HBV、HCV感染者重叠其他肝炎病毒的主要有以下几种情况,应加强预防措施。

甲肝病毒(HAV)和戊肝病毒(HEV)均经肠道传播(粪-口传播),均是甲肝和戊肝的病因。在我国,如1988年上海甲肝大流行,就是因为生食或基本生食被HAV污染了的毛蚶引起的。

甲肝流行时,虽然具有与乙肝相似的症状,但病情多较轻,呈急性自限性过程,只引起短期感染,很少引起严重的疾病,康复后总会产生免疫能力,且无长期危害。在我国,甲肝发病年龄有后移趋势,成人甲肝的发病率增高,慢性HBV感染者重叠甲肝的机会约占10%。国内外多数学者认为,慢性HBV感染者重叠感染HAV后,血清ALT异常的峰值较高,病变较重,包括发生暴发性肝衰竭,病死率较单一乙肝为高。

戊肝发病年龄偏大,主要见于青壮年(15~40岁),具有流行频繁、流行时发生的病例多及孕妇感染者预后差等特点。戊肝病情一般也较轻,呈急性自限性过程。临床上发现慢性HBV感染者重叠戊肝的机会也不少见。有人曾对我国广州的一个小样本调查发现,与HBV混合感染的占戊肝的52.6%,占慢性HBV感染急性发作病例的29.1%。国内外部分学者也认为,慢性HBV感染者重叠HEV感染后会使病情加重。印度报道,80.7%的暴发型肝炎、75.5%亚急性重型肝炎都是与HBV感染者重叠感染HEV所致有关。

第二篇 保养与预防

由于HAV和HEV的传播途径都是粪-口传播,且慢性HBV、HCV感染者一旦重叠感染HAV和(或)HEV后会使病情加重,造成不良的预后,因此,HBV、HCV感染者在日常生活中应注意饮食卫生,避免病从口入,防止重叠感染上HAV和HEV。

三、怎样预防重叠感染丙肝病毒和丁肝病毒

HCV和丁肝病毒(HDV)的传播途径与HBV基本相似,极易与HBV发生混合感染。在我国,HCV与HBV的感染率也不少,慢性HBV的感染者重叠感染HCV和(或)HDV的病例也不少见。慢性HBV感染者一旦再重叠感染HCV和(或)HDV后极易导致病情加重,由此造成重型肝炎和肝硬化的发生,正是雪上加霜,治疗难上加难。而HCV和HDV疫苗目前尚未研制成功,因此切断传播途径是预防HCV和(或)HDV感染的关键所在。为此,HBV、HCV感染者应尽量减少输血及使用血液制品、肌内注射和静脉注射,要十分重视避免重叠感染上HCV和(或)HDV。

四、怎样预防乙肝重型化

我国的重型肝炎绝大多数是在慢性HBV携带者或非活动性HBsAg阳性携带者、慢性乙肝、肝硬化的基础上发生肝细胞坏死所致。重型肝炎的发病机制十分复杂,从目前已知情况来看,主要重叠其他肝炎病毒感染、饮酒、过度疲劳、感染尤其是肠道感染、输液反应及应用肝毒性药物等是导致重型肝炎的诱因。慢性肝病患者预防重型化的措施主要是针对上述诱因注意以下事项。

1. 祛除诱因 ①严禁饮酒。凡是血清HBsAg阳性的人,无论有无自觉症状,肝功能是否正常,都应严格禁止饮酒和喝含有酒精的饮料。因为酒精对肝脏损害极大,一次性过量饮酒可导致急性脂肪肝,甚至发生急性肝衰竭而死亡。长期大量饮酒可导致酒精性肝炎、脂肪肝及肝硬化。临床上经常遇到慢性肝病患者因饮

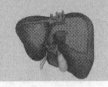

肝病患者的康复之道

酒而发生重型肝炎的病例并不少见。②避免过累。慢性肝病患者病情稳定期可以正常工作、生活,但应注意劳逸结合,避免过于劳累,保持生活有规律性,一旦感到身体不适时,如疲劳感、厌油腻食物、食欲减退等症状,应及时到专科医院就诊检查、治疗,千万不要因工作忙硬挺着不注意休息,不及时就诊、检查、治疗,最终铸成大错,后悔莫及。③避免肠道感染。肠道感染大多是由革兰阴性杆菌所致,如痢疾杆菌、致病大肠埃希菌、沙门菌属等。革兰阴性杆菌所致肠道感染时往往产生大量内毒素,从而诱发或加重慢性HBV感染者的肝损伤。常见肝功能轻度异常的慢性乙肝患者,因进食不洁食品而出现发热、恶心、呕吐、腹泻,随后病情加重,发展成重型肝炎的病例。因此,慢性HBV感染者,尤其是肝功能明显异常的慢性乙肝患者和肝硬化患者一定要注意饮食卫生,避免肠道感染。一旦出现发热、恶心、呕吐、腹泻等肠道感染症状时,就应及时到医院就诊治疗,尽早使用针对肠道感染的抗生素。笔者在2005年6月有一天,曾吃了超市买的一份盐水鸭,造成胃肠道感染,上吐下泻、发热,幸亏在医院做了及时处理,否则后果难以设想。④预防发生输液反应。输液反应的实质是外源性输入大量内毒素所引起的一种内毒素血症反应,主要表现为输液过程中突发的寒战、高热,严重者可引起内毒素休克,导致多器官功能损伤或衰竭,甚至死亡。部分患者可同时出现输入性败血症,全身性真菌感染及中毒性休克综合征。内毒素血症、败血症、真菌感染等均可导致慢性HBV感染者病情加重,甚至发展成重型肝炎。肝功能损害明显的慢性乙肝、丙肝和肝硬化患者,比一般人更容易发生输液反应。慢性乙肝、丙肝患者,切不可认为只有输液治疗才能恢复。在慢性乙肝、丙肝治疗中应尽量减少输液,即使病情确实需要输液治疗的,也应到正规医院住院治疗,切勿在家中或私人诊所输液,一旦发生输液反应,后果就不堪设想。

2. 合理用药 俗话说"是药三分毒",无论是西药,还是中药,

第二篇　保养与预防

对肝脏都有一定的损伤,药物性肝炎及药物引起的急性肝衰竭在临床上并不少见。慢性 HBV、HCV 感染者如果使用具有肝毒性的药物就更容易导致肝损伤加重,甚至会发展成急性肝衰竭。因此,慢性 HBV、HCV 感染者在用药治疗时应注意以下事项。

(1)在医生指导下用药:所有药物基本上都是在肝脏中代谢,过多用药会不同程度地加重肝脏负担,甚至药物本身对肝脏有毒性。因此,慢性 HBV、HCV 感染者能不用药就别用药或尽量减少用药,即使病情确实需要用药,也应在医生指导下合理用药。千万不要轻信广告瞎宣传,盲目追求转阴的各种偏方、民间验方,即使是对慢性乙肝、丙肝治疗有效的药物,如滥用多种药物或使用不当也有可能诱发病情加重,甚至发展成重型肝炎。

(2)避免使用有肝毒性的药物:慢性肝病患者合并其他疾病时,如合并肺结核、甲状腺功能亢进、糖尿病时,用药更应严格注意,并应保护肝功能。治疗肺结核、甲状腺功能亢进的药物都有不同程度的肝毒性作用,四环素、红霉素类的抗生素对肝脏也有损害,应尽量避免使用。合并肺结核时,应充分考虑患者的肝功能状况,认真比较和权衡肝炎和肺结核哪一种病目前对身体危害更大,以决定治疗的先后顺序,如确需抗结核治疗时,应尽量选用肝毒性小的药物,并密切观察肝功能变化,配合使用保肝药,一旦对肝损伤加重,应立即停止抗结核治疗。

常见肝毒性较大的西药:镇静安定类药物均有不同程度的肝毒性,如氯丙嗪、氯氮䓬等;抗惊厥药,如苯妥英钠、苯巴比妥;解热镇痛消炎药,如别嘌醇、吲哚美辛(消炎痛)、对氨基水杨酸钠等;口服降糖药,如甲苯磺丁脲等;抗甲状腺药,如他巴唑、丙硫氧嘧啶等;抗生素,如四环素、红霉素类、林可霉素、磺胺类等;抗结核药均有不同程度的肝毒性,如异烟肼、利福平、乙胺丁醇等;抗癌药,如博来霉素(争光霉素)、甲氨蝶呤、丝裂霉素、环磷酰胺、硫唑嘌呤、白消安(马利兰)等;其他,如口服避孕药和减肥药大多对肝有毒性。

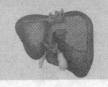

对肝毒性较大的中草药及中成药:过去人们一般认为中药无不良反应,事实上"是药三分毒","中药也是药",许多中草药、中成药均有一定的肝毒性。近年来有关中成药(如治疗乳腺增生的消核片)引起严重肝损害,甚至发生肝衰竭的病例明显增多。据国内有关资料报道,具有肝毒性的中草药及中成药主要有壮骨关节丸、疳积散、复方青黛丸、克银丸、小柴胡汤、望江南、牛黄解毒片、炒白果、六神丸、西黄粉、麻黄、大黄、天花粉、川楝子、贯众、蓖麻子、苍耳子、朱砂、铅丹、蝮蛇抗栓酶等。

五、怎样预防肝硬化

慢性病毒性肝病,特别是慢性乙肝和丙肝的病毒长期反复作用于肝脏,引起肝脏慢性进行性广泛损伤,大量的肝细胞变性坏死,纤维、结缔组织增生沉积,导致正常的肝细胞破坏,形态改变,在此基础上出现的一系列肝功能损害与门静脉高压的临床表现。其特征是形成放射状无功能瘢痕组织围绕有功能的肝组织,这就是肝硬化。而肝纤维化是各种慢性肝病进展为肝硬化的必经阶段。长期的肝纤维化后才形成肝硬化结节。慢性乙肝,特别是病情反复发作者,实际上均有不同程度的肝纤维化。肝纤维化经过长期积极的抗病毒治疗是可逆转的,如发展到失代偿肝硬化,从目前情况看,逆转治愈难度很大。慢性乙肝患者避免引起病情加重或反复的因素也是预防肝硬化的重要方面,如忌酒、避免过劳、精神创伤、饮食不节、纵欲、使用损肝药物、睡眠不足等。预防肝硬化的关键还在于肝硬化形成前,对慢性乙肝进行积极有效的长期抗病毒治疗。

六、怎样预防肝腹水

肝腹水是失代偿期肝硬化的主要指征,肝硬化患者预防肝腹水的措施很多,这里主要介绍的是肝硬化患者如何从饮食调养方面预防肝腹水的有关措施。

1. 饮食中应含营养丰富的优质蛋白 肝炎肝硬化患者,特别是并发肝腹水时,由于腹胀和食欲缺乏,蛋白质摄入量减少;再加上从腹水中损失的蛋白质,使体内蛋白质含量降低,尤其血浆白蛋白降低,而血浆白蛋白降低易导致或加重肝腹水、下肢水肿。适当进食蛋白质(尤其优质蛋白)饮食有利于增加血浆白蛋白,起到减少或预防肝腹水的作用。饮食以选择营养价值高的优质动物蛋白为主,如鱼、瘦肉、乳类等,植物蛋白和豆制品也较好,可按每千克体重给予1.5～2.0克计量。晚期肝硬化患者应根据病情适当调整,如有肝性脑病先兆表现时应限制蛋白质的摄入量,以每天不超过20克为宜,并以植物蛋白为主。

2. 饮食中应有足够的热能 成年患者每日需8 368千焦(2 000千卡)左右的热能,再根据体重及有无发热等情况作适当的调整。饮食中糖类要占每日总热能的70%左右(约400克主食),以米面为主食,脂肪摄入不宜太多,每日不超过20克为宜。

3. 补充维生素和微量元素 饮食中应有丰富的维生素和微量元素,以补充因腹水而丢失的部分。这主要靠新鲜蔬菜和水果来补充。

4. 限盐禁酒 对腹水严重者,每日食盐摄入量不应超过2克,如无明显低钠血症,就不必严格限制饮水量。酒精对肝细胞有损害,即使少量饮酒,也会加重病情,所以肝硬化患者应绝对禁酒。

5. 禁食煎炸及硬、脆、辛辣、干果食品和暴饮暴食 饮食性质应细软、易消化,并少食多餐,对粗纤维的蔬菜类应切碎,嚼烂慢咽,以防止食管、胃底静脉曲张破裂出血使病情加重。

七、怎样预防原发性肝癌

慢性病毒性肝病与原发性肝癌密切相关,不但有流行病学调查结果的支持,还有大量的实验结果也证实了两者的关系密切。

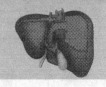

绝大多数肝癌细胞中有乙肝病毒基因(HBV-DNA)或丙肝病毒基因(HCV-RNA)。

我国肝癌病例绝大多数是由慢性肝炎、肝硬化发展而来,因此有慢性肝炎—肝硬化—肝癌发展"三步曲"之说。20 世纪 80 年代,世界卫生组织曾指出,"1/3 癌症是可以预防的,1/3 的癌症如能早期诊断是可以治愈的,1/3 的癌症患者可以减轻痛苦、延长寿命"。要想阻断肝癌的产生与发展,重点在源头,也就是把防治重点放在慢性肝炎和肝硬化之上。

坚持长期抗病毒治疗是预防肝癌的根本办法,同时还应重视肝癌的一级预防和二级预防。

1. 肝癌的一级预防　是指对肝癌本身的预防,立足于防患于未然,采取各种有效措施尽可能不要发生肝癌,所以肝癌的一级预防以预防慢性肝炎、肝硬化向肝癌发展为目标。它通过行政与法律手段,干预大卫生环境污染;进行健康教育,普及防癌知识,使人们自觉接受卫生措施,建立健康的生活方式;控制致癌危险因素,如肝炎病毒感染、黄曲霉菌等真菌感染、饮用污染的水等。

(1)肝炎病毒感染的预防:HBV、HCV、HDV 是人们公认的致癌微生物。HBV 感染的预防策略就是前面介绍的在全国实施新生儿、学龄前儿童的乙肝疫苗计划免疫等。实践证明,乙肝疫苗的使用还可预防丁肝病毒感染。由于 HCV 的易变性,当前还不能制备成疫苗。我国绝大多数丙肝来源于输血污染,因此预防 HCV 感染的主要措施是严格把住输血及血制品途径关及医疗器械的消毒关。

(2)黄曲霉菌感染的预防:黄曲霉菌毒素是肝癌发生的危险因素之一,且与肝炎病毒感染在肝癌致病上有协同作用。因此,肝病患者应特别注意以下几点:①不吃霉变食品特别是发霉的花生、玉米、白薯干。②不宜食用腐败变质的动物油、植物油,因为腐败变质的油脂内含有丙二醛,它能形成聚合物,与人体的蛋白质、脱氧

第二篇 保养与预防

核糖核酸发生反应,使之结构改变而癌变。③花生油、棉子油也不宜久贮,购买时注意保质期。④忌酒、少吃熏烤、油炸食品及腌菜、泡菜等。⑤适当补充微量元素(硒、锌)及维生素 A、B 族维生素、维生素 C。

(3)预防饮用水的污染:在肝癌高发区的池塘水中,存在着肝癌诱发物质;饮用池塘水可引起儿童血淋巴细胞损伤,长期饮用池塘水与含有黄曲霉菌毒素等食品对这种淋巴细胞损伤都有协同作用。

(4)积极治疗慢性病毒性肝炎:慢性病毒性肝炎患者必须及时、适宜地进行抗病毒、抗肝纤维化、抗炎、抗氧化和保肝等正规治疗。大量的临床研究表明:正确及时使用干扰素、免疫调节药、肝细胞膜保护药等,可以延缓甚至阻断肝癌发生。

(5)保持心态平衡:肝炎、肝硬化患者日常生活中应保持良好的心境,不急不躁,不怒不暴,劳逸结合,切勿过劳,综合营养,心态平衡。

我国权威机构提出,肝癌的一级预防归纳起来在于"防霉、防水、防肝炎"。世界卫生组织癌症专家认为,积极进行一级预防,控制致癌因素,降低患病率和死亡率,做好这项工作大约可预防 1/3 的肝癌发生。

2. 肝癌的二级预防 是指肝癌一旦形成,如何早期处理,防止发展。采取各种有效措施,使肝癌患者能够被尽早发现、及时诊断、及时治疗,达到降低死亡率、提高治愈率、延长生存期的目的。对于广大肝炎患者来说,二级预防更为重要,这项工作做好了,大约可使 1/3 的癌症病人获得最终治愈。目前,早期发现的肝癌可以采取切除、介入、肝移植等方法治疗,成功率都比较高。但是,晚期肝癌无论采取什么治疗,疗效都不太理想。据有关统计资料显示,全国 3 000 多例到医院就诊的肝癌患者,早期诊断仅占 0.4%,晚期病人占 52.6%(其中 43.3% 初诊时已发现腹水),故仅

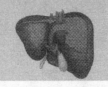
肝病患者的康复之道

23.2%患者可行手术切除,5年生存率仅2.6%。经二级预防后早期发现的亚临床肝癌可占25%～44.7%,手术切除率达53.8%,5年生存率提高到20.6%(早期发现的小肝癌5年生存率提高到72.9%)。

肝癌的高危人群(一级预防对象)为30～59岁的乙肝表面抗原阳性者,有慢性乙肝、丙肝或肝炎肝硬化患者,以及有肝病家族史者。对肝癌高危人群应定期进行甲胎蛋白(AFP)检查,并辅以B超检查等,每年至少进行1次,并建立有关检查档案,动态观察检查结果,如甲胎蛋白升高伴碱性磷酸酶高于正常值的3～5倍,要注意肝癌的可能,特别要注意甲胎蛋白滴度持续上升,因为这类患者随访1年内,8.5%～27.3%被诊断为肝癌。对高危人群定期进行甲胎蛋白检查,是目前早期诊断肝癌最好的方法,可在症状出现前6～12个月作出诊断。

第三篇　检查与诊断

导读：检查与诊断，是指肝病检查与肝病诊断的简称。虽然前者是医院检验科和放射科医技的职责，后者是临床医生的职责，根据系统论相关性原理，两者既有区别，又有相互联系、互相作用、互相依存，并各有分工的组成肝病防治系统的各个要素。肝病的各项检查结果为临床医生作出正确的诊断提供证据。而肝病的检查与诊断又是制订治疗方案的前提条件。

第六章是肝病检查，主要介绍肝病的实验室检查，重点介绍乙肝、丙肝的生物化学、病毒学、影像学、内镜与组织病理学检查，这些检查结果都是为临床医生提供足够的诊断和鉴别诊断的依据。本章还专节为读者解读肝病检查报告。第七章是肝病诊断，主要介绍病毒性肝炎的诊断依据，乙肝、丙肝的鉴别诊断依据，诊断的确立与一般处理。

第六章　肝病检查

导读：正确诊断肝病，制订优化治疗方案及评价疗效，确认或调整治疗方案，调整用药种类和剂量，要有科学的依据，这就必须对肝炎患者进行科学的检查。

肝炎的检查范围很广，项目也越来越多，越来越细，但并不是多多益善，必须根据临床状况，有目的、有针对性地选择，以"必须够用"为度，即以满足临床诊断和制订（调整）治疗方案、评价疗效提供足够的依据为度，医师应充分考虑治疗成本、患者的经济承受能力，处处为患者着想，切不可"小病大检查"，动辄做病毒基因量化、基因分型和CT之类费用昂贵的检查项目。

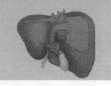

尽管肝病的类型很多,过去对常见肝病的检查,从大的方面来讲主要包括:实验室检查、影像学与内镜检查及肝穿刺组织病理学检查等。《慢性乙肝防治指南》2010年更新版检查项目又作了一些调整,本章除了系统介绍这些检查项目外,还专门为肝病患者解读乙肝检查报告。

第一节 实验室检查

实验室检查的内容主要包括生物化学检查、肝炎病毒的血清学检查、乙肝病毒脱氧核糖核酸(HBV-DNA)、基因型和变异检测及其他血液的检查。

一、乙肝的生物化学检查包括哪些项目

乙肝的生物化学检查,根据《慢性乙肝防治指南》2010年更新版规定主要包括以下项目。

1. 血清丙氨酸氨基转移酶(ALT)和天冬氨酸氨基转移酶(AST) ALT和AST水平一般可反映肝细胞损伤程度,最为常用。在黄疸出现之前血清ALT就开始上升,在病极期达峰值,急性肝炎时可有极高的峰值,恢复期随血清胆红素缓慢下降;慢性肝炎时,ALT可反复波动。重型肝炎时,胆红素急剧上升时,ALT反而下降,称为"胆酶分离"。AST升高,反映肝细胞病变加重。

2. 血清胆红素(TBIL) 通常血清胆红素水平与肝细胞坏死程度有关,但需与肝内和肝外胆汁淤积所引起的胆红素升高鉴别。肝衰竭患者血清胆红素可呈进行性升高,每天上升≥1倍正常值上限(ULN),可≥10×ULN;也可出现胆红素与ALT和AST分离现象。

3. 人血白蛋白(ALB) 反映肝脏合成功能,慢性乙型肝炎、肝硬化和肝衰竭患者可有人血白蛋白下降。

4. 凝血酶原时间(PT)及凝血酶原活动度(PTA) PT是反映肝脏凝血因子合成功能的重要指标，PTA是PT测定值的常用表示方法，对判断疾病进展及预后有较大价值，近期内PTA进行性降至40%以下为肝衰竭的重要诊断标准之一，<20%者提示预后不良。亦有采用国际标准化比值(INR)来表示此项指标者，INR值升高与PTA值下降意义相同。

5. 胆碱酯酶(ChE) 可反映肝脏合成功能，对了解病情轻重和监测肝病发展有参考价值。

6. 甲胎蛋白(AFP) AFP明显升高主要见于肝癌，但也可提示大量肝细胞坏死后的肝细胞再生，故应注意AFP升高的幅度、动态变化及其与ALT、AST的消长关系，并结合患者的临床表现和肝脏超声显像等影像学检查结果进行综合分析。

必须指出：以上6项检查是诊断慢性乙肝最基本和必不可少的生物化学检查。在基层医院中，通常还包括：γ-谷氨酰转肽酶(γ-GT)、碱性磷酸酶(ALP)、白蛋白/球蛋白比值(A/G)及血脂(总胆固醇及三酰甘油)等指标。

二、什么叫"乙肝两对半"和乙肝病毒脱氧核糖核酸

"乙肝两对半"和乙肝病毒脱氧核糖核酸(简称乙肝病毒基因或HBV-DNA)是乙肝病毒感染及病毒复制的血清学标志物。"乙肝两对半"是乙肝病毒(HBV)感染后血清中出现的病毒抗原和抗体，对于肝病的鉴别诊断、感染状态和病情预后的判断都十分重要。HBV-DNA的定量检测是判断HBV复制、抗病毒治疗疗效的重要依据之一。每一个乙肝病毒感染者都必须懂得每一项及不同组合的重要意义。

要了解"乙肝两对半"和HBV-DNA每一项的意义，首先要了解乙肝病毒。我们可以把HBV形象化地比作一个鸡蛋，如果把HBV放大，HBV的最外面一层是外膜。由于它就在病毒外表面，

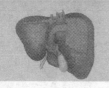

所以称之为乙肝表面抗原(HBsAg),这一层就相当于鸡蛋的蛋壳。

再往内就是 HBV 的内膜,称之为乙肝核心抗原(HBcAg),这一部分相当于鸡蛋的蛋白部分,因为在 HBV 的内层,不出现在血液中,血液中只能检测到它可以溶解的成分,称之为 e 抗原(HBeAg)。

人体感染 HBV 后,免疫细胞对上述3种抗原产生反应,分别产生3种对应的抗体,即表面抗体(抗-HBs)、核心抗体(抗-HBc)和 e 抗体(抗-HBe)。这就构成了三对抗原和抗体,但因为血清中不能检出核心抗原,所以临床上检查时乙肝病毒标志物只有"乙肝两对半",即表面抗原(HBsAg)和表面抗体(抗-HBs)、e 抗原(HBeAg)和 e 抗体(抗-HBe),以及单一的核心抗体(抗-HBc)。

HBV 的最内部就是 HBV-DNA,它相当于鸡蛋的蛋黄,同样也是自我复制和基因体传承的重要部件。

三、"乙肝两对半"分别表示什么意义

1. 乙肝表面抗原(HBsAg)阳性 标志感染了乙肝病毒,但并不能说明 HBV 是否复制活跃、病情的轻重、是急性还是慢性。

2. 乙肝表面抗体(抗-HBs 或 HBsAb)阳性 说明感染乙肝病毒(HBV)后已经产生了针对 HBV 的防护免疫力,不会再感染 HBV 了,或是注射乙肝疫苗后产生了免疫应答,已经产生了保护性抗体。

3. 乙肝 e 抗原(HBeAg)阳性 反映了乙肝病毒复制活跃,血液中有 HBV,有很高的传染性,但也不能说明病情的轻重。

4. 乙肝病毒 e 抗体(抗-HBe 或 HBeAb)阳性 e 抗体的出现有两种很不相同的情况:①对于血清 ALT 持续正常者,表示乙肝病毒复制已经非常少,处于感染的恢复期。②对于血清 ALT 升高或时高时低、HBV-DNA 仍增高者,是"小三阳"的慢性乙型肝

第三篇 检查与诊断

炎,e抗原阴性和e抗体阳性是因为发生了病毒变异。

5. 核心抗体(抗-HBc或HBcAb)阳性 也有两种不同情况：①与表面抗原(HBsAg)同时阳性,ALT正常,HBV-DNA阴性者表示HBV感染。但对于ALT异常、HBV-DNA增高者是病毒变异的"小二阳"慢性乙肝。②与表面抗体(抗-HBs)同时阳性表示感染HBV后已获得了针对HBV的免疫力。

四、"乙肝两对半"与HBV-DNA检测结果的不同组合说明什么

将以上介绍的"乙肝两对半"血清学检测结果与乙肝病毒脱氧核糖核酸(HBV-DNA)的检测结果进行不同组合,其临床意义可直观地用表1所示。

表1 "两对半"、HBV-DNA检测结果的不同组合及其临床意义

HBsAg	抗-HBs	HBeAg	抗-HBe	抗-HBc	HBV-DNA	临床意义
+	−	+	−	+	+	"大三阳"病毒在高复制,传染性强
+	−	−	+	+	−	"小三阳"病毒在低复制,传染性弱
+	−	−	+	+	+	前C区基因变异的"小三阳",病毒高复制,有传染性
+	−	−	−	+	−	"小二阳"病毒复制弱或基本静止,传染性很小
+	−	−	−	+	+	病毒变异的"小二阳",类同前区基因变异的"小三阳"

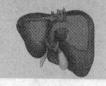

续表

HBsAg	抗-HBs	HBeAg	抗-HBe	抗-HBc	HBV-DNA	临床意义
-	-	-	+	+	-	感染HBV恢复期
-	+	-	-	+	-	感染HBV后恢复，已产生免疫力
-	+	-	-	-	-	乙肝疫苗注射后产生免疫力

五、HBV-DNA、基因型和变异检测说明什么

我国《慢性乙肝防治指南》2010年更新版提示如下。

1. HBV-DNA 定量检测 可反映病毒复制水平，主要用于慢性 HBV 感染的诊断、治疗适应证的选择及抗病毒疗效的判断。HBV-DNA 的检测值可以国际单位/毫升或拷贝/毫升表示，根据检测方法的不同，1 国际单位相当于 5.6 拷贝。

2. HBV 基因分型和耐药突变株检测 常用的方法有：①基因型特异性引物 PCR 法。②限制性片段长度多态性分析法(RFLP)。③线性探针反向杂交法(INNO-LiPA)。④基因序列测定法等。

六、HCV 血清学检测说明什么

未感染丙型肝炎病毒（HCV）的人，检查丙肝病毒抗体（抗-HCV）和丙肝病毒核糖核酸（HCV-RNA）定量均为阴性。如抗-HCV 阳性提示 HCV 感染，是否为现症感染，要根据 HCV-RNA 是否可检测到、抗-HCV 滴度、肝功能异常情况，甚至肝脏病理组织学检查来综合评估。抗-HCV 阴性不能除外 HCV 感染，如肝功能指标异常，可检测到 HCV-RNA，排除其他原因仍可诊断为丙型肝炎。北京地坛医院 HCV-RNA 参考值 $< 5 \times 10^2$ 拷贝/毫升

(<89.3国际单位/毫升),常州市第三人民医院为<10^3拷贝/毫升,解放军第302医院为<10^2拷贝/毫升,如在以上3个医院中任何一个医院检测HCV-RNA,若大于该院参考值,提示病毒复制,如检测值升高明显,则说明复制活跃、传染性强;当HCV-RNA检测值<参考值,提示病毒复制已得到抑制,传染性减弱。因而HCV-RNA定量检测是诊断丙型肝炎和判断抗病毒疗效的重要指标。

七、慢性肝病患者还应做哪些血液检查

除了《慢性乙肝防治指南》规定的检查项目外,临床上根据实际的需要还可进行其他血液的检查。

1. 血常规的检查 血常规检查主要包括红细胞数、血红蛋白含量、外周血白细胞总数及其分类、血小板计数等项目。肝炎患者白细胞总数正常或稍低,淋巴细胞相对增多,偶有异常淋巴细胞出现;重症肝炎患者的白细胞总数及中性粒细胞均可增高,血小板在部分患者中可减少。肝炎病毒感染者检查血常规的临床意义主要表现在以下几个方面。

(1)判断有无脾功能亢进:重度肝病、肝硬化患者通常存在脾功能亢进,导致外周血红细胞、白细胞、血小板破坏增加。如果肝病患者外周血白细胞总数和血小板明显降低,应考虑存在脾功能亢进,应注意检查是否存在肝硬化。

(2)指导抗病毒治疗:目前,抗病毒药物均存在不同程度的骨髓抑制作用,其中α干扰素对骨髓的抑制作用尤为明显,因此在进行抗病毒治疗前及抗病毒治疗中,应定期检查血常规。一般来说,当外周血白细胞总数<$2.5×10^9$/升、血小板<$50×10^9$/升时,不要选用或停用α干扰素,可选用核苷(酸)类似物(如拉米夫定、阿德福韦酯、恩替卡韦、替比夫定等)进行抗病毒治疗。

(3)判断有无细菌感染:重型肝病、肝硬化患者易并发各种细

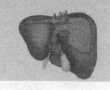

菌感染,尤其是由肠道革兰阴性菌引起的自发性细菌性腹膜炎,如果肝病患者外周血白细胞总数及中性粒细胞升高,应注意是否合并细菌感染。

(4)有助于判断是否存在再生障碍性贫血:肝病患者如出现不明原因的全血常规降低,应考虑是否存在再生障碍性贫血。

2. 肝纤维化指标检查 目前,临床检查肝纤维化的血清学指标(以下简称:血纤)有以下4项。

(1)透明质酸(HA):在目前所有肝纤维化血清学指标中是诊断价值最高的一个指标。HA值随着肝病的发展而逐渐增加,同时又随着病情的好转而逐渐下降。正常参考值为<40微克/升。

(2)层粘连蛋白(LN):正常参考值为<120微克/升。在肝纤维化倾向和肝硬化时,LN合成和沉积大大增加,其值明显增高,其敏感性为98%,特异性为91%。与门脉高压或食管下端静脉曲张程度相关。

(3)Ⅲ型前胶原肽(PⅢP)和Ⅲ型前胶原(PCⅢ):肝内炎症坏死时Ⅲ型胶原降解,Ⅲ型前胶原肽也可增高。Ⅲ型前胶原肽主要反映活动性肝纤维化,是动态观察抗纤维化药物疗效的较好指标。Ⅲ型前胶原有相似的临床意义,不过受炎症的影响较小。PCⅢ正常参考值为<10.6微克/升。

(4)Ⅳ型胶原(CⅣ):正常参考值为<28.3微克/升。肝纤维化倾向时,血中Ⅳ型胶原明显增高。

必须指出,以上4项指标与肝炎纤维化分期有一定相关性,但不能代表纤维沉积于肝组织的量。优点是只需抽血化验,方便易行。缺点一是特异性较差,"血纤"可以反映体内任何组织的纤维化,如患慢性支气管炎的老年人,"血纤"增高可能由于肺纤维化引起。"血纤"不是肝纤维化的专有标志物,除肝穿刺在显微镜下直接观察肝组织外,任何一种检测方法都难以判断接近实际的肝纤维化程度。二是准确性较差,目前各地肝炎纤维化检验方法多样,

第三篇 检查与诊断

结果无法统一,质量控制无法实施。因此,没有必要同检查肝功能那样花钱去定期检查以上介绍的4项血清纤维化标志物。

当前有一种新的肝纤维化检测方法,是一种无创伤性肝纤维化检查,即瞬时弹性或成像技术已经引进我国。解放军第302医院已建立了瞬时弹性成像技术,验证了其对肝纤维化、肝硬化的诊断价值比肝"纤维化四项"更具特异性(笔者于2011年7月16日在该医院作了该项检查,具体情况见本书第九章第一节)。

第二节 影像学、内镜与组织病理学检查

随着科学技术的发展,先进的物理检查技术在肝脏病的诊断和治疗中得到了广泛的应用,对临床医师的诊断和治疗水平的提高发挥了较大的作用。尤其是临床医师和物理检查医师的密切合作,使一些肝病治疗效果有了明显的提高。基于本书的读者定位在社区全科医师和广大百姓群体,本节仅介绍影像学中超声、电子计算机断层扫描技术(CT)、胃镜及肝穿刺组织病理学检查在常见肝病中的基本应用状况。

一、影像学检查

《慢性乙肝防治指南》2010年更新版提示,可以对肝脏、胆囊、脾脏进行超声显像、CT和磁共振成像(MRI)等影像学检查。影像学检查的主要目的是监测慢性乙型肝炎的临床进展、了解有无肝硬化、发现和鉴别占位性病变性质,尤其是筛查和诊断肝癌。

肝脏弹性测定的优势在于无创伤性、操作简便、可重复性好,能够比较准确地识别出轻度肝纤维化和重度肝纤维化/早期肝硬化。但其测定成功率受肥胖、肋间隙大小等因素影响,其测定值受肝脏脂肪变、炎症坏死及胆汁淤积的影响,且不易准确区分相邻的两级肝纤维化。

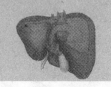

根据实际的需要对以上提示分类作适当的解读。

(一) 超声检查

超声是影像学中最常做的检查,目前普遍采用的超声有黑白B超和彩色多普勒超声(彩超)。

1. B超检查 在肝脏疾病影像学检查中黑白B超具有快捷简单,检查成本低,对肝脏无伤害,患者没有痛苦,容易接受检查,所以B超最为常用,一般来说在临床上具有以下作用:它可以观察肝脏的形态、大小、位置、回声、肝内的结构情况;观察有无胆管、血管的扩张;观察有无占位性病变、有无局灶性病变;观察有无胸腔积液、腹水及其内是否有分隔;观察有无门静脉栓塞(血栓、癌栓);观察有无侧支循环形成。

2. 彩超检查 彩超可测定门静脉、肝静脉的血流速度和频谱形态,可间接判定肝组织的改建状况,提示肝动脉是否扩张。彩超可清楚显示肝硬化患者的侧支循环情况,如检测胃左静脉的内径及血流方向,可预测出血的危险性。彩超所显示的侧支主要包括:①胃左静脉。②脐静脉重新开放。③腹壁下静脉增宽。④脾-肾静脉开放。⑤盆腔静脉扩张。

彩超还可检测肝内肿块或局灶性病变的血供状态,特别是肿瘤介入治疗前后的血供状态,可判定介入治疗的疗效;对肝内的囊性病变、门静脉栓子进行良性与恶性的鉴别,以及栓塞程度的判定等。

(二) CT检查

目前,CT在我国已成为临床常用的影像学检查方法,因其不仅能够进行形态学观察,而且还能够完成动态扫描,因此在肝脏疾病的诊断和鉴别诊断中发挥着重要的作用。

1. 肝脏CT检查的适应证 适合于各类肝脏疾病的检查,但也需与其他影像学检查方法配合使用。对于病毒性肝炎,CT的作用仅在于帮助判断是否出现并发症和除外占位性病变。对于B超发现的肝内病变,可应用CT进一步检查;对于拟行手术治疗的病例,进一步明确肝内病灶的解剖关系、病变性质,帮助术前评估。

2. 肝脏 CT 检查的注意事项　扫描前空腹,检查前 5～10 分钟口服 500～800 毫升温开水或 1.5% 泛影葡胺溶液,进扫描床前再服 200 毫升。首先行平扫,根据病情需要,由影像科医师确定是否需要增强扫描,但多数病例需要增强扫描。

另外,扫描前应做碘过敏试验,过敏者仅能进行平扫检查而不能进行增强扫描,或者行 MRI 检查以协助诊断。

二、内镜检查

随着科学技术的进步,内镜的发展已经从纤维内镜发展到电子内镜。电子内镜包括胃镜、十二指肠镜、结肠镜、小肠镜和胆道镜等。与肝病相关密切的主要是电子胃镜。

慢性肝病和肝硬化患者与非肝病患者群相同,胃镜检查的结果可有各型胃炎、消化性溃疡、食管炎、消化道息肉和肿瘤等疾病,这些疾病的胃镜下病变图像特征均与非肝患者群相同,处理原则亦相同。

肝硬化患者因为门静脉高压而合并门脉高压性胃病、食管静脉曲张、贲门静脉曲张和胃底静脉曲张,胃镜检查显示特有的图像特征,因而在诊断中有重要意义。

三、组织病理学检查

肝脏是肝炎病毒侵犯、复制的主要场所,也是肝炎病毒对机体造成损伤的主要器官。因此,肝穿刺活体组织病理学检查是明确肝脏病变程度、评估预后及病原学诊断的一种可靠检查方法,并公认为肝病诊断的金标准。肝穿刺活体组织病理学检查虽然是一种创伤性检查,但只要掌握好适应证、禁忌证及严格按规定操作,仍然是相当安全的。肝穿刺对人体危害极小,因此当医生提出要做此项检查时,患者不要恐惧和拒绝。

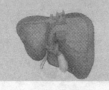

1. 肝组织活检的目的 《慢性乙肝防治指南》2010年更新版提示,肝组织活检的目的是评估慢性乙型肝炎患者肝脏病变程度、排除其他肝脏疾病、判断预后和监测治疗应答。

慢性乙型肝炎的病理学特点是明显的汇管区及其周围炎症,浸润的炎症细胞主要为淋巴细胞,少数为浆细胞和巨噬细胞;炎症细胞聚集常引起汇管区扩大,并可破坏界板引起界面肝炎,又称碎屑样坏死。亦可见小叶内肝细胞变性、坏死,包括融合性坏死和桥形坏死等,随病变加重而日趋显著。肝脏炎症坏死可导致肝内胶原过度沉积,形成纤维间隔。如病变进一步加重,可引起肝小叶结构紊乱、假小叶形成最终进展为肝硬化。

慢性乙型肝炎的组织学诊断内容包括有病原学、炎症坏死活动度及肝纤维化的程度。肝组织炎症坏死的分级($G_1 \sim G_4$)、纤维化程度的分期($S_1 \sim S_4$)。

必须指出,不是所有的慢性乙型肝炎都要进行肝组织活检。肝组织活检有一定的适应证和禁忌证。

2. 肝组织活检的适应证 适应证是指在什么样的情况下适合做肝组织活检,主要包括:①酒精性肝病、非酒精性脂肪肝、自身免疫性肝炎的诊断、分级和分期(肝脏炎症活动度分 $G_1 \sim G_4$ 四级、肝脏纤维化程度分 $S_1 \sim S_4$ 四期)。②慢性乙肝或丙肝的分级分期。③血色病患者及其亲属的诊断及铁水平的定量估计。④淤胆型肝病、原发性胆汁性肝硬化及原发性硬化性胆管炎的诊断。⑤血清学系列检查阴性而生化学检出结果异常的肝脏疾病的鉴别诊断。⑥治疗方法的有效性或不良反应的评价。⑦肝占位性病变的诊断。⑧肝移植前或移植后肝状况的评估。⑨不明原因的发热的鉴别诊断。⑩其他疾病的诊断。

3. 肝组织活检的禁忌证

(1)有明显出血倾向者:如血小板$<50\times10^9$/升,或血清凝血酶原活动度(PA)$<30\%$,或有明显体腔出血表现者。

(2)腹水:有中等量以上腹水,尤其是合并腹腔感染者。

(3)其他:如有明显胸腔积液和严重心肺疾病者。局部皮肤有感染者。

4. 肝组织活检的临床意义

(1)有助于明确病因诊断:目前,临床上有 10%～20% 的慢性肝病患者用常规血清学检查仍不能明确诊断。对肝组织切片检查可以明确部分患者的病因。

(2)有助于了解肝脏病变程度并指导临床治疗:常规肝功能检查虽然能反映乙肝病毒(HBV)感染者肝损伤情况,但仍存在许多缺陷。许多 HBV 携带者虽无症状,肝功能检查也正常,但肝穿刺活体组织病理学检查发现其中大部分人肝组织存在不同程度的病变(肝脏炎症、肝纤维化),甚至肝硬化。事实上,肝穿刺活检有助于指导临床是否需要抗病毒等治疗。

(3)有助于评估预后:肝穿刺活体组织病理学检查能直接了解患者肝脏炎症、坏死及纤维化情况,对估计患者预后有重要参考价值。

(4)有助于评价药物疗效:肝穿刺活体组织病理学检查有助于客观地评价各种护肝药物、抗病毒药物及抗纤维化药物的治疗效果。

第三节 怎样看懂肝功能检查报告

以上两节介绍了常见肝病的相关检查及其临床意义,这些检测结果为医生正确诊断疾病、制订或调整治疗方案,评价疗效提供了科学的证据。本节主要从乙肝患者角度出发联系自己的病情,如何解读肝功能检查的各项指标。

一般来说,乙肝患者看肝功能化验报告最关心的是两个问题,一是传染性强弱;二是病情的轻重。反映乙肝传染性强弱的指标,主要包括:HBV 标志物 5 项和 HBV-DNA 定量。通过这些指标,可初步判断是不是感染 HBV、病毒复制情况及传染性强弱等;另

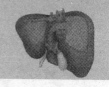

外,反映乙肝病情严重程度的有肝功能系列指标、B超、CT及肝穿刺活检的有关检查指标。为使乙肝患者能看懂这些化验报告,现进行汇总分类介绍。

一、怎样看懂乙肝病毒感染指标

1. 没有感染乙肝病毒 如化验报告中显示"两对半"和HBV-DNA全部阴性,即乙肝病毒表面抗原(HBsAg)、乙肝病毒表面抗体(抗-HBs)、乙肝病毒e抗原(HBeAg)、乙肝病毒e抗体(抗-HBe)、乙肝病毒核心抗体(抗-HBc)5项指标和乙肝病毒脱氧核糖核酸(HBV-DNA)全部阴性,表明没有感染HBV,须接种乙肝疫苗预防HBV感染。

2. 既往感染过乙肝病毒 这类人群既往有过明确或隐匿性的HBV感染,但最终向好的方面发展。HBV指标可以有以下几种情况:①抗-HBs、抗-HBc为阳性,HBV-DNA为阴性。②抗-HBs、抗-HBe、抗-HBc为阳性,HBV-DNA为阴性。③抗-HBs为阳性,HBV-DNA为阴性。

以上情况不必接种乙肝疫苗,也不需要进行任何治疗。

3. 乙肝病毒现症感染状态 HBV现症感染状态,包括HBV携带者和乙肝患者。属这类人群的肝功能化验报告单可出现以下5种情况的任何一种:①HBsAg阳性。②HBsAg、HBeAg、抗-HBc均为阳性(俗称"大三阳")。③HBsAg、抗-HBe、抗-HBc均为阳性(俗称"小三阳")。④HBV核心抗体免疫球蛋白M(抗-HBcIgM)阳性。⑤HBV-DNA为阳性。必须指出,HBsAg阴性,不能轻易排除乙肝,因为有些患者往往是HBsAg阴性,抗-HBe、抗-HBc为阳性,同时HBV-DNA为阳性。

二、怎样看懂乙肝病情严重程度指标

1. 慢性乙肝病毒携带状态的肝功能系列 根据《慢性乙肝防

第三篇 检查与诊断

治指南》提示:慢性HBV感染的携带状态分慢性HBV携带者和非活动性HBsAg携带者两类,这两类不同性质的携带者其肝功能系列和临床表现如下:

(1)慢性HBV携带者:①肝功能系列生化学指标全部正常。即ALT、AST、γ-谷氨酰转肽酶、碱性磷酸酶、血清胆红素、总胆汁酸、血清蛋白(包括白蛋白、球蛋白、白/球比值)、凝血酶原时间或凝血酶原活动度等均在正常范围。②HBV血清学检测。HBsAg和HBV-DNA阳性,HBeAg或抗-HBe阳性。③一年内连续3次以上随访均属以上①、②状态。

(2)非活动性HBsAg携带者:①肝功能系列生化学指标全部正常。②HBV血清学检测,HBsAg阳性、HBeAg阴性、抗-HBe阳性或阴性、HBV-DNA阴性。③一年内连续3次以上随访均属上述①、②状态。

2. 轻度慢性乙肝肝功能系列的异常情况 ①ALT为40~120单位/升(正常值≤40单位/升)。②血清总胆红素(TBIL)为17~34.2微摩/升,(正常值≤17.1微摩/升)。③白蛋白(ALB)>35克/升。④白蛋白/球蛋白比值(A/G)为1.3~1.5。⑤γ球蛋白<20%。⑥凝血酶原活动度逐渐下降为71%~79%。

综上所述,乙肝患者自己的肝功能化验报告所列的化验项目,如果检查结果符合上述异常数值范围,则可断定自己属于轻度慢性乙肝,此时应到专科医院去问医吃药。

3. 中度慢性乙肝肝功能系列的异常情况 ①ALT为120~400单位/升。②总胆红素为34.2~85.5微摩/升。③白蛋白为33~34克/升。④白蛋白/球蛋白比值为1.0~1.2。⑤γ球蛋白为22%~25%。⑥凝血酶原活动度为61%~70%。

4. 重度慢性乙肝肝功能系列的异常情况 ①ALT>400单位/升。②总胆红素>85.5微摩/升。③人血白蛋白<32克/升。④白蛋白/球蛋白比值<0.9。⑤γ球蛋白>26%。⑥凝血酶原活

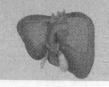

动度为 40%～60%。

5. 重型慢性乙肝肝功能系列的异常情况　①总胆红素＞171 微摩/升。②凝血酶原活动度＜40%。

三、怎样看懂乙肝纤维化程度指标

慢性乙肝如果肝功能反复异常,肝炎迁延不愈,或是肝脏内部炎症活动不断进展,肝细胞不断坏死,肝脏内纤维结缔组织异常增生,导致肝脏逐渐形成纤维化。如果纤维化进一步发展,肝小叶结构发生改建、假小叶及结节形成,就成为肝硬化。肝纤维化是慢性肝炎向肝硬化发展的中间环节。肝纤维化有效防治可以逆转,但演变为肝硬化后虽经坚持积极治疗,部分患者可以逆转,但从目前情况看,有的患者逆转仍较困难。

我国目前大多数医院判断肝纤维化程度的主要方法有以下 3 种,近年从国外引进的无创伤性瞬时弹性成像技术肝纤维化测定已在国内解放军第 302 医院等采用。

1. 根据血清学指标进行判断　肝纤维化的血清学指标就是上一节介绍的透明质酸(HA)、层粘连蛋白(LN)、Ⅲ型前胶原(PCⅢ)和Ⅲ型前胶原肽(PⅢP)及Ⅳ型胶原(CⅣ)。这些指标的升高主要见于慢性肝炎、肝硬化,其高低一定程度上反映肝纤维化的程度,越高提示肝纤维化越重,因此对于判断慢性肝炎和早期肝硬化有一定的临床意义,是抗纤维化治疗的重要依据和判断疗效的指标。但这些指标受肝脏炎症活动程度及其他多种因素的影响,所以不能仅靠上述 4 项检查结果诊断肝纤维化,还应结合 B 超、瞬时弹性成像技术测定或肝脏组织病理学检查综合判断。

2. 根据 B 超检查进行判断　B 超检查表现为肝实质回声强、增粗,肝脏表面不光滑,边缘变钝,肝、脾可增大,但肝表面尚无颗粒状,肝实质尚无结节样改变。

B 超检查的优点是快捷简单,属无损伤检测,患者没有痛苦。

缺点是因设备及操作人员素质等因素影响其准确性,因而缺乏权威性、特异性。

3. 根据肝脏组织病理学检查结果进行判断 肝纤维化从组织病理学角度看是指肝内有过多胶原沉积,依其对肝脏结构破坏范围、程度和对肝脏微循环影响的大小可划分为 4 期(S)。

(1)肝纤维化程度第一期(S_1):主要指包括汇管区、汇管区周围纤维化和局限肝窦周围纤维化或小叶内纤维瘢痕,两者均不影响肝小叶结构的完整性。

(2)肝纤维化程度第二期(S_2):主要指纤维间隔即桥样纤维化,主要由桥样坏死发展而来,本期虽有纤维间隔形成,但肝小叶结构大部分仍保留。

(3)肝纤维化程度第三期(S_3):主要指大量纤维间隔、分隔并破坏肝小叶,致使肝小叶结构紊乱,但尚无肝硬化,部分患者可出现门脉高压和食管静脉曲张。

(4)肝纤维化程度第四期(S_4):主要指肝实质广泛破坏,弥散性纤维增生,被分隔的肝细胞团呈不同程度的再生及假肝小叶形成。此期炎症多尚在进展,纤维间隔宽大疏松,改建尚不充分,属早期肝硬化。

病理诊断的优点是检查结果最为权威和准确,是诊断乙肝病变程度的金标准,缺点是需进行肝穿刺,较难取得患者的配合。

四、怎样看懂肝硬化严重程度指标

乙肝、丙肝肝硬化是慢性乙肝、丙肝发展的结果,病情一旦到了肝硬化阶段,标志着肝脏经历了长期的损伤,肝组织有弥散性纤维化及结节形成。科学地判断肝硬化的严重程度可从以下几个方面进行。

1. 表示病情较轻,预后相对较好的肝硬化 这类肝硬化主要有无症状肝硬化、代偿期肝硬化和静止性肝硬化。

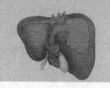

肝病患者的康复之道

(1) 无症状肝硬化:患者既往没有明确的肝病史,也无明显的肝病症状,或曾经有过 HBV 携带史,身体一直很好,通常在常规体检时(化验肝功能、做 B 超时)被发现。

(2) 代偿期肝硬化:主要指早期肝硬化,有轻度乏力、食欲缺乏或腹胀等症状,但无明显肝衰竭表现。肝功能检查通常见白蛋白降低,但白蛋白仍≥35 克/升,胆红素≤35 微摩/升,凝血酶原活动度多数>60%,ALT、AST 轻度升高,γ-谷氨酰转肽酶也可轻度升高,可有门脉高压症,如轻度食管静脉曲张,但无腹水、肝性脑病或上消化道出血。

(3) 静止性肝硬化:属静止性肝硬化的主要指征是 ALT 正常,无明显黄疸,肝质地硬,脾大,伴有门脉高压症,人血白蛋白水平低。

2. 表示病情较重,预后较差的肝硬化

(1) 失代偿期肝硬化:属中晚期肝硬化,有明显肝功能异常及失代偿征象,如人血白蛋白<35 克/升,白蛋白/球蛋白比值<1.0,有明显黄疸,胆红素>35 微摩/升,ALT、AST 升高,凝血酶原活动度<60%。患者可出现腹水、肝性脑病,以及门脉高压症引起的食管、胃底静脉曲张或破裂出血。

(2) 活动性肝硬化:这类肝硬化慢性肝炎的临床表现依然存在,它的主要标志为较深的黄疸,ALT 早期升高,后期逐渐下降,而黄疸逐渐上升,形成所谓"胆酶分离"现象;白蛋白水平下降,肝质地变硬,脾脏进行性增大,并伴有门脉高压症。

综上所述,不同类型的肝硬化病情有轻有重,预后相对较好或较差,情况有很大的差别。在我们现实生活中确实存在这种情况,在我的周围同事、同学中,有的体检时查出为肝硬化,但没有症状,能吃能睡,虽然身体很瘦,"扁担弯弯不易断",几十年都过来了,照样上班工作。有的人进入肝硬化后就休病假,小心谨慎休养在家,没有几年就出现肝腹水,最终死于肝坏死。同样是肝硬化,不能横

第三篇 检查与诊断

向比,不要看到病情较轻,肝硬化患者若无其事就盲目乐观不积极治疗;也不要看到病情较重的肝硬化患者的不良结局而悲观失望,成天忧心忡忡,等待末日的到来,而应持科学态度,不放弃规范化、个体化治疗,争取改善生活质量,延长生存期。

第七章　肝病诊断

导读:肝病的各项检查结果为医生提供了诊断依据,而肝病诊断依据又是肝病治疗的前提条件,它是制订肝病治疗方案的重要组成部分,也是选择治疗方法和药物的重要依据。它不仅涉及各项检查的准确程度,还涉及临床医生的学识水平和临床经验,在现实生活中漏诊、误诊的事例并不少见。虽然这些内容很专业,是医生的事情,但作为现代"主动就医模式"的要求,肝病患者能了解这些知识,也是十分必要和有益的。本章仅介绍病毒性肝炎的诊断;乙肝、丙肝及相应的肝纤维化和肝硬化的诊断,其他肝病的诊断可参阅《肝脏养护与肝脏病防治》第六章,或《医患结合乙肝防治新方略》第八章。

第一节　病毒性肝炎的诊断依据

病毒性肝炎的诊断依据主要包括:临床诊断依据、病毒性肝炎的病原学诊断依据、组织病理学诊断依据三大类,这三大类依据在内容上既相互独立又相互联系。另外,影像学B超、CT等检查结果可供急性、慢性肝炎,肝硬化及占位性病变(如原发性肝细胞癌、肝囊肿、肝血管瘤等)诊断的参考。

一、病毒性肝炎临床诊断依据应包括哪些内容

病毒性肝炎的临床诊断与其他传染病的诊断模式类同,主要

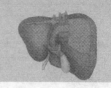

是根据流行病学资料、症状、体征、实验室检查及病史资料等综合分析。具体内容包括:性别、年龄、流行病学、输血注射史、饮食、嗜好、家族史、既往病史、月经史、生育史;临床症状及患病特征、体格检查、实验室检查和其他辅助检查,并结合病情变化和检查结果做必要的修正,同时与其他疾病相鉴别。

二、急性无黄疸型肝炎的诊断依据应包括哪些内容

主要根据流行病学史、临床症状、体征、化验及病原学检查结果进行综合判断,并排除其他疾病。

(1)流行病学史:主要包括密切接触史和注射史等。密切接触史主要是指与确诊病毒性肝炎患者(特别是急性期)同吃、同住、同生活或经常接触肝炎病毒污染物(如血液、粪便),或有性接触而未采取防护措施者。注射史是指在半年内曾接受输血、血液制品及用未经严格消毒的器具注射药物、免疫接种和针刺治疗等。

(2)症状:主要是指近期内出现的、持续几天以上但无其他原因可解释的症状,如乏力、食欲减退、恶心等。

(3)体征:主要指肝大并有压痛、肝区叩击痛,部分患者可有轻度脾大。

(4)化验:主要指尿常规中尿三胆(尿胆原、尿胆素、尿胆红素)阳性、ALT 和 AST 升高等。

(5)病原学检测:病原学检测为阳性。

凡病原学检测是阳性,且流行病学史、症状和体征 3 项中有 2 项阳性或化验及体征(或化验及症状)均明显阳性,并排除其他疾病者可诊断为急性无黄疸型肝炎。

凡单项血清 ALT 升高,或仅有症状、体征,或有流行病学史及以上所指 2、3、4 三项中有 1 项阳性者,均为疑似病例。对疑似病例应进行动态观察或结合其他检查(包括肝组织病理学检查)作出诊断。疑似病例如病原学诊断阳性,且除外其他疾病者可确诊。

三、急性黄疸型肝炎的诊断依据应包括哪些内容

凡符合急性肝炎诊断条件,血清胆红素>17.1微摩/升或尿胆红素阳性,并排除其他原因引起的黄疸,可诊断为急性黄疸型肝炎。

必须指出,急性病毒性肝炎临床表现很复杂,医生在作出诊断时,切忌主观片面地只依靠某一点或一次异常就肯定诊断,需要依据流行病学、临床症状及体征、实验室检查,结合患者具体情况,医患结合沟通及动态变化进行综合分析,然后根据特异性检查结果做出病原学诊断,才能加以确诊。当然,还应与非病毒性肝炎如酒精性肝炎、药物性肝损害、自身免疫性肝病等鉴别。

四、慢性病毒性肝炎的临床特征及诊断依据是什么

1. 慢性肝炎的临床特征及分度 在病毒性肝炎中只有乙肝病毒(HBV)、丙肝病毒(HCV)、丁肝病毒(HDV)才会引起慢性肝炎。而丁肝必须在乙肝的基础上发生。HBV、HCV急性感染后,病程超过半年即转为慢性肝炎;也可由HBV、HCV携带者因病情发展而出现肝功能异常。有些患者的发病时间或肝炎病史并不明确,始终未出现不适症状,体检时才被发现。有的体检时已发现为肝硬化了。

必须指出,慢性肝炎一旦被确诊就应及时就诊,定期复查肝功能及病原学指标,及时制订治疗方案,尽可能接受抗病毒为重点的综合性整体治疗,控制病情进展。

慢性肝炎根据病情轻重分轻度,中度、重度3级,主要是反映肝功能损害的程度,根据2000年西安会议确定的对慢性肝炎的实验室检查肝功能异常程度分度参考指标,其诊断依据如下:

(1)轻度慢性肝炎:临床症状、体征轻微或缺如,肝功能指标仅1~2项轻度异常。

(2)中度慢性肝炎:症状、体征、实验室检查居于轻度和重度之间。

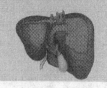

(3)重度慢性肝炎：有明显或持续的肝炎症状，如乏力、食欲缺乏、腹胀、尿黄、便溏等，伴有肝病面容、肝掌、蜘蛛痣、脾大并排除其他原因，且无门静脉高压症者。

实验室检查血清 ALT 和（或）AST 反复或持续升高，白蛋白降低或白蛋白/球蛋白比值异常、球蛋白明显升高。除前述条件外，凡白蛋白≤32 克/升，胆红素＞5 倍正常值上限，凝血酶原活动度 60%～40%，胆碱酯酶（ChE）＜4 500 单位/升，4 项检查中有 1 项达上述程度者即可诊断为重度慢性肝炎。慢性肝炎的实验室检查肝功能异常程度参考指标如表 2 所示。

表 2　慢性肝炎的实验室检查肝功能异常程度分度参考指标

项　目	轻　度	中　度	重　度
ALT 或 AST（单位/升）	≤正常 3 倍	＞正常 3 倍	＞正常 3 倍
胆红素（微摩/升）	≤正常 2 倍	＞正常 2～5 倍	＞正常 5 倍
白蛋白 A（克/升）	≥35	32～35	≤32
白蛋白/球蛋白比值（A/G）	≥1.4	1.0～1.4	＜1.0
电泳 γ 球蛋白（γEp）%	≤21	21～26	≥26
凝血酶原活动度（PTA）%	＞70	60～70	40～60
胆碱酯酶（ChE）（单位/升）	＞5 400	4 500～5 400	≤4 500

2. 慢性肝炎的影像学 B 超检查诊断依据　慢性肝炎根据病情轻重可分为轻度、中度、重度慢性肝炎三类，这三类慢性肝炎的 B 超声像图特征可参见《肝脏养护与肝脏病防治》（金盾出版社，2010 年 5 月）第五章第二节中影像学 B 超检查的声像图特征的描述。

3. 慢性肝炎的组织病理学诊断依据　慢性肝炎的组织病理学诊断，主要考察慢性肝炎的基本病变程度，划分为轻、中、重度慢性肝炎，以及从慢性肝炎的炎症活动度和纤维化程度结合考察慢性肝炎病变的分级、分期。

五、什么是重型肝炎和肝衰竭

重型肝炎是肝细胞以不同速度发生大量坏死而陷入肝衰竭的过程。肝衰竭是指迅速发生的严重肝功能不全,凝血酶原活动度降至40%以下,血清胆红素迅速上升而ALT迅速下降(胆-酶分离)、胆碱酯酶活性显著降低。在慢性乙肝、丙肝或其他慢性肝病的基础上合并甲肝、戊肝的均可导致肝炎重症倾向或重型肝炎。在我国80%以上重型肝炎均由HBV感染引起,戊肝病毒对妊娠妇女诱发重型肝炎亦并不少见。另外,合并两种以上病毒感染时,重型肝炎的患病率亦较高。

六、急性重型肝炎的诊断依据是什么,应注意哪些事项

急性重型肝炎又称暴发性肝坏死。根据2000年制订的《病毒性肝炎防治方案》中对急性重型肝炎的诊断标准,它主要是以急性黄疸肝炎起病,2周内出现极度乏力,消化道症状明显,迅速出现Ⅱ度以上(按Ⅳ度划分)肝性脑病,凝血酶原活动度<40%并排除其他原因者;肝浊音界进行性缩小,黄疸急剧加深;或黄疸很浅,甚至尚未出现黄疸,但有上述表现者均应考虑本病。

急性重型肝炎在组织病理学诊断方面主要表现为:肝细胞呈一次性坏死,坏死面积>肝实质的2/3,或亚大块性坏死,或桥接坏死,伴存活肝细胞的重度变性,坏死>2/3者,多不能存活;反之,肝细胞保留在50%以上,肝细胞虽有变性及功能障碍,若能度过急性阶段,肝细胞再生迅速,可望恢复。如发生弥散性脂肪变性,预后往往较差。

急性重型肝炎进行诊断时应注意以下事项:①精神神经症状即肝性脑病Ⅱ度是诊断急性重型肝炎的必备条件。②既往没有肝病史,发病后2周内出现肝性脑病。③黄疸在发病初较轻,但上升

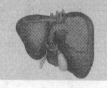

速度很快,总胆红素每天增加≥17.1微摩/升。④肝浊音界进行性缩小,查体时常易受腹胀的影响。⑤腹水常较晚出现。因此,急性黄疸型肝炎患者如有严重消化道症状(如食欲缺乏、频繁呕吐、腹胀或呃逆)、极度乏力,同时出现肝性脑病前驱症状者,即使黄疸很轻,甚至尚未出现黄疸,都应考虑本病。

七、亚急性重型肝炎的诊断依据是什么,应注意哪些事项

同样根据《病毒性肝炎防治方案》中对该型肝炎的诊断标准,它也是以急性黄疸型肝炎起病,2~24周出现极度乏力,消化道症状明显,同时凝血酶原时间明显延长,凝血酶原活动度<40%并排除其他原因者;黄疸迅速加深,每天上升≥17.1微摩/升,或血清胆红素大于正常值10倍;若首先出现Ⅱ度以上肝性脑病者,称脑病型(包括脑水肿、脑疝等),若首先出现腹水及其相关症状(包括胸腔积液等)者,则称为腹水型。

亚急性重型肝炎在组织病理学诊断方面,主要表现为肝组织新、旧不一的亚大块坏死(广泛的3区坏死);较陈旧的坏死区纤维塌陷,并可有胶原纤维沉积;残留肝细胞增生成团;可见大量小肝管增生和淤胆。

亚急性重型肝炎诊断时应注意以下事项:①以急性黄疸型肝炎起病,发病2~24周出现重型肝炎表现。②首先出现肝性脑病者,称脑病型,首先出现腹水者,称为腹水型。③病程较长,可达数月,常见的死亡原因为消化道出血、感染、肝衰竭等。④存活者近1/3患者发展为肝硬化。

八、慢性重型肝炎的诊断依据是什么,应注意哪些事项

同样根据《病毒性肝炎防治方案》中对该型肝炎的诊断标准,

慢性重型肝炎的发病基础主要有以下几个方面：①有慢性肝炎或肝硬化病史。②有慢性 HBV 携带史。③无肝病史及无 HBsAg 携带史，但有慢性肝病体征（如肝掌、蜘蛛痣等）、影像学改变（如脾脏增厚等）及生化检测改变者（如球蛋白升高，白/球比值下降或倒置）。④肝穿刺检查支持慢性肝炎。病变特点表现为在慢性肝病（慢性肝炎或肝硬化）的基础上，出现大块性（全小叶性）或亚大块性新鲜的肝实质坏死。⑤肝 B 超检查具有重型肝炎超声图像特征。⑥慢性乙型或丙型肝炎，或慢性 HBsAg 携带者重叠甲型、戊型或其他肝炎病毒感染时要作具体分析，应除外有甲型、戊型或其他肝炎病毒引起的急性或亚急性重型肝炎。

慢性重型肝炎起病时的临床表现类同亚急性重型肝炎，随着病情发展而加重，达到重型肝炎诊断标准（凝血酶原活动度＜40%，血清总胆红素＞正常值上限 10 倍）。

诊断慢性重型肝炎时应注意以下事项：①在慢性肝炎或肝硬化基础上出现重型肝炎的表现，有的患者虽无上述病史，但影像学或肝穿刺病理组织检查支持慢性肝炎表现。②消化道症状不如亚急性重型肝炎明显。③发生肝性脑病更晚一些，甚至到临终前才出现。④腹水出现早、积液量大。⑤重型肝炎出现的并发症是常见的死亡原因，如消化道出血、感染、肝肾综合征等。

第二节　乙肝与丙肝的鉴别诊断依据

一、急性乙肝的鉴别诊断依据是什么

根据《慢性乙肝防治指南》和《病毒性肝炎防治方案》的有关诊断标准，急性乙肝的诊断依据如下：

(1)急性乙肝的临床诊断依据：乙肝的潜伏期很长，一般为 45～160 天，平均 120 天，临床表现及实验室检查符合乙肝，病程

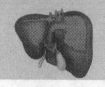

不超过半年者为急性乙肝。

(2)急性乙肝的病原学诊断依据:急性乙肝应与慢性乙肝急性发作相鉴别,一般可参考下列指标:①既往HBsAg为阴性。②HBsAg滴度由高到低,伴抗-HBs阳转。③急性期抗-HBcIgM高滴度,抗-HBcIgG阴性或低水平。

(3)急性乙肝的组织病理学诊断依据:急性乙肝在组织病理学检查方面,主要表现为全小叶病变,肝细胞肿胀、水样变性及气球样变,夹杂以嗜酸性变,凋亡小体形成及散在的点、灶状坏死,同时健存肝细胞呈现再生,胞核增大,双核增多或出现多核;枯否细胞增生,窦内淋巴细胞、单核细胞增多;汇管区呈轻至中度炎症反应;肝内无明显纤维化。有的肝组织内可见淤胆、毛细管内形成胆栓、坏死灶及窦内有含黄褐色的吞噬细胞聚集。上述改变在黄疸型肝炎患者中较为明显。

B超检查可供急性肝炎诊断的参考。

二、慢性乙肝的鉴别诊断依据是什么

随着HBV-DNA前区基因突变的研究深入,《慢性乙肝防治指南》将慢性乙肝划分为HBeAg阳性慢性乙肝和HBeAg阴性慢性乙肝,以及隐匿性慢性乙肝,并提供了相应的诊断依据。

(1)HBeAg阳性慢性乙肝及其诊断依据:HBeAg阳性慢性乙肝,过去曾称经典型乙肝,它是由野生株HBV感染引起的,其自然史分为HBeAg阳性期和抗-HBe阳性期。HBeAg阳性期内HBV复制活跃,血清含有高水平的HBV-DNA,肝脏有不同程度炎症,当HBeAg向抗-HBe转换时,肝功能损害通常一过性加重,然后进入抗-HBe阳性期。此时体内HBV复制减弱或停止,血清HBV-DNA转阴,HBV-DNA序列常整合入肝细胞基因组,肝脏活动性炎症消散,肝功能恢复正常。仅有少数病例由于艾滋病毒(HIV)、HCV或HDV重叠感染等因素而促使HBV复制再活化及肝脏炎症再活动。

(2)HBeAg 阴性慢性乙肝及其诊断依据:HBeAg 阴性慢性乙肝,过去曾称异型慢性乙肝,1983 年专家们发现于地中海地区,多由于 HBV 野生株的前 C 区发生突变后使病毒保持复制能力但又不能产生 HBeAg 所致。其特点为患者血清 HBsAg 持续阳性,HBeAg 阴性、抗-HBe 阳性或阴性,HBV-DNA 呈阳性,HCV 和 HDV 标志阴性;具有活动性肝病或肝硬化的临床证据。我国近期流行病学调查 HBeAg 阴性慢性乙肝患者达 21%～40%。

三、隐匿性慢性乙肝的鉴别诊断依据是什么

《慢性乙肝防治指南》提示,血清 HBsAg 阴性,但血清和(或)肝组织中 HBV-DNA 阳性,并有慢性乙型肝炎的临床表现。患者可伴有血清抗-HBs、抗-HBe 和(或)抗-HBc 阳性。另约 20% 隐匿性慢性乙型肝炎患者除 HBV-DNA 阳性外,其余 HBV 血清学标志均为阴性。诊断需排除其他病毒及非病毒因素引起的肝损伤。

四、乙肝病毒携带者的鉴别诊断依据是什么

《慢性乙肝防治指南》对乙肝病毒携带者划分为慢性 HBV 携带者和非活动性 HBsAg 携带者两类,并提出了相应的诊断标准。

(1)慢性 HBV 携带者:血清 HBsAg 和 HBV-DNA 阳性,HBeAg 或抗-HBe 阳性,但 1 年内连续随访 3 次以上血清 ALT 和 AST 均在正常范围,肝组织学检查一般无明显异常。对血清 HBV-DNA 阳性者,应动员其做肝穿刺检查,以便进一步确诊和进行相应治疗。

(2)非活动性 HBsAg 携带者:血清 HBsAg 阳性、HBeAg 阴性,抗-HBe 阳性或阴性,HBV-DNA 检测不到(PCR 法)或低于最低检测限,1 年内连续随访 3 次以上,ALT 均在正常范围。肝组织学检查显示,Knodell 肝炎活动指数(HAI)<4 或其他的半定量

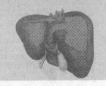

计分系统病变轻微。

五、丙肝的临床特征是什么

急性丙肝临床表现一般较轻,常为亚临床型,呈自限性经过。患者可以无明显症状,或出现乏力、食欲缺乏等,而发热、肝区疼痛、黄疸少见,大多数为无黄疸型。ALT升高,呈持续轻度异常或反复波动。丙肝容易演变成慢性,约50%(30%~60%)的急性丙肝将发展为慢性丙肝。其中20%~30%将发展成为肝硬化,部分人又在此基础上发生原发性肝癌。无黄疸型较黄疸型更易慢性化。丙肝很少引起重型肝炎。

丙肝易慢性化的主要因素可能与丙肝病毒(HCV)的频繁变异,导致免疫逃逸有关。慢性丙肝与慢性乙肝相比,慢性丙肝的病程缓慢。从输血到诊断肝硬化需要20~25年,而从输血到原发性肝癌约需30年。

HCV除了在肝脏复制外,在外周血单核细胞(PBMC)、脾脏、T和B淋巴细胞中均可检出HCV-RNA,提示HCV存在肝外复制。肝外复制是导致抗病毒治疗不易取得成功,从而造成HCV持续感染、病情慢性化的原因之一。特别是外周血单核细胞中的HCV不易被清除,成为HCV贮存和复制的场所。曾有人从骨髓来源的B细胞检测出HCV-RNA,骨髓中HCV的存在可直接损害机体的免疫功能,引起清除HCV的障碍。

六、丙肝的病原学鉴别诊断依据是什么

HCV感染的指标有以下两项,可作为丙肝的病原学鉴别诊断依据。

(1)抗-HCV:抗-HCV阳性,表明机体有HCV感染,但不能区分是过去曾经感染已快痊愈还是现在仍然携带有HCV。由于目前检出的抗-HCV不是中和抗体,因此抗-HCV阳性并不代表

机体已获得了免疫力。有关研究资料表明,抗-HCV 与 HCV-RNA 密切相关,含有高滴度抗-HCV 的血浆仍具有传染性,而且慢性丙肝患者的抗-HCV 阳性检出率很高,因此抗-HCV 并没有保护作用。最近有人提出抗-HCVIgM 抗体可作为诊断早期 HCV 感染的指标,其出现早于或与抗-HCVIgG 同期出现。

(2)HCV-RNA:应用反转录-多聚酶链反应(RT-PCR)检测血清中 HCV-RNA 的敏感性很高,只要标本中含有极微量的 HCV-RNA 即可被检出。并且 HCV-RNA 阳性表明体内存在 HCV 现症感染。此外,HCV-RNA 还可用于其他体液和组织标本的检测及判断抗病毒治疗的疗效。

第三节 肝炎肝硬化与肝癌的诊断依据

一、肝炎肝硬化的诊断依据是什么

肝炎肝硬化是慢性肝病发展的晚期阶段,是弥散性、进行性病变。任何年龄和性别都可罹患。在我国以男性多见,发病年龄大都在 35～48 岁。当今,肝硬化已成为仅次于心脑血管病和恶性肿瘤的重大疾病。引起肝硬化的原因很多,在我国以乙肝、丙肝最为常见。不同原因引起的肝硬化其发病机制不尽相同,但肝细胞坏死、再生与纤维增生是共同的病理学基础,三者互相影响、反复交错,使正常肝小叶结构逐渐被破坏和重建,最终使肝脏失去了正常形态而硬化。这一演变过程差异较大,但多数较缓慢,可达数年至数十年。

早期肝硬化单凭临床资料很难确诊,必须依靠组织病理学诊断。影像学(B超、CT)检查及腹腔镜检查有参考价值。一般来说,凡慢性肝炎患者有门静脉高压症,如腹壁静脉曲张、腹水等;影像学检查见肝脏缩小、脾脏增大、门静脉增宽,且排除其他引起门静脉高压的原因者,临床可诊断为肝硬化。

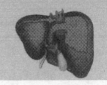

肝炎肝硬化临床分型比较复杂,一般而言,按肝脏炎症活动度及肝功能是否失代偿可分代偿期肝硬化和失代偿期肝硬化,其相应的诊断标准见《肝脏养护与肝脏病防治》128~130页。

二、肝癌的临床特征及诊断依据是什么

慢性乙肝、丙肝和肝硬化患者是肝癌的高危人群,早期症状则难以发现。一般对40岁以上的慢性肝炎患者应定期监测,每2~3个月检查甲胎蛋白(AFP)及腹部B超,争取早期发现、早期诊断、早期治疗。基于肝癌发病年龄有年轻化趋势,临床医师可根据患者的肝炎病史的长短、肝病的进展速度和有无肝癌家族史等不同个体情况,确定开始监测的年龄和监测的时间间隔。

(1)早期的临床表现:原发性肝癌多是在慢性肝炎、肝硬化的基础上发展而来的,不少患者常有慢性肝病及肝硬化体征,如慢性肝病面容、肝掌、蜘蛛痣、腹壁静脉曲张、体质虚弱、男性乳房发育、下肢水肿等。肝癌起病隐匿,但一旦出现症状,则发展迅速。早期发现的病例甚至无任何临床症状和体征,称为亚临床期肝癌。

(2)中晚期的临床表现:①肝区疼痛。右上腹疼痛最为常见,为本病的重要症状,也是患者就诊的主要原因,但是肿瘤位于肝实质深部的患者,一般很少感到疼痛。②肝脏增大。进行性肝大是常见的体征,有时细心的患者可自己发现后就诊。少数患者可因为自发或外力碰撞后发生肝癌破裂出血。③肝硬化并发症。肝硬化并发症反复出现且治疗难度相当大,如难治性腹水的患者,腹水常为血性。④逐渐加深的黄疸。中晚期常出现逐渐加深的黄疸,且内科药物治疗无效。⑤恶性肿瘤的全身表现。患者常有进行性消瘦、乏力、食欲差、腹胀、腹泻、营养不良和恶病质等。⑥转移灶症状。肝癌转移最常见为肝内转移及肝脏邻近的淋巴结转移,也可发生在肺、骨、胸腔等处转移,因而可产生相应临床症状。

(3)患者的自我观察:患者若出现以下症状需立即住院诊治:

①阻塞性黄疸。表现为皮肤、巩膜黄染,尿色深黄,血中胆红素浓度升高,皮肤瘙痒,大便颜色变浅,呈白陶土色。②肝性脑病。表现为神志恍惚、嗜睡、昏迷及扑翼样震颤等,其中扑翼样震颤是特征性表现。轻度的患者仅表现为反应迟钝、定向力和计算力减退,易被忽视。③肝癌破裂出血。突发的肝区疼痛,肝区有压痛及腹部进行性膨胀,伴恶心、呕吐、面色苍白、出冷汗、头晕、心悸、脉搏加快、血压下降等血容量不足的表现,应想到肝癌破裂出血。

三、肝癌的诊断标准是什么

1. 甲胎蛋白(AFP)≥400微克/升 排除妊娠、生殖系统胚胎源性肿瘤、活动性肝病及转移性肝癌,并能触及肿大、坚硬有大结节状肿块的肝脏或影像学检查提示占位性病变并有肿瘤特征。

2. AFP<400微克/升 排除妊娠、生殖系统胚胎源性肿瘤、活动性肝病及转移性肝癌,两种影像学检查提示占位性病变并具有肿瘤特征,或者两种肝癌标志物:γ-谷氨酰转肽酶Ⅱ(GGTⅡ)、凝血酶原(AP)等阳性,同时一种影像学检查提示占位性病变并具有肿瘤特征。

3. 症状和体征 有肝癌的临床表现,并有明确的肝外转移病灶(包括肉眼可见的血性腹水或腹水中发现癌细胞),且能排除转移性肝癌者。

第四节 肝病并发症的诊断依据

一、慢性肝病合并糖尿病的现状如何

慢性肝病、肝硬化合并糖尿病并非少见。既往研究表明,慢性肝病合并糖尿病的发生率较高。不同病因的慢性肝病合并糖尿病的发生率存在很大差异,慢性 HCV 感染和酒精性肝病发生糖尿

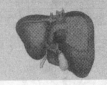

病的机会显著高于其他病因。据国内外相关资料报道,慢性肝病合并糖尿病的发生率为4.8%~50%,合并糖耐量异常者则高达50%~80%。国外报道明显高于国内,可能与国外HCV感染和酒精性肝病较多有关。而我国慢性肝病的患者大多为HBV感染所致。北京地坛医院在1998~2000年对北京地区2 303例慢性肝炎合并糖尿病的临床发生状况进行调查发现,合并糖尿病的发生率为10.25%,显著高于健康人群。

二、慢性肝病合并糖尿病有哪些类型

慢性肝病合并糖尿病的类型根据病因不同,大致可分为以下3种类型:①糖尿病或降糖药物引起的肝损害。②肝源性糖尿病。③糖尿病与肝炎为独立存在的两种疾病。以上3种疾病在鉴别诊断上有一定的难度,一定要到专科医院明确诊断,以便采取积极有效的治疗措施。

三、肝源性糖尿病的临床特点与诊断依据是什么

在以上慢性肝病合并糖尿病的3种类型中,肝源性糖尿病最为多见。所谓肝源性糖尿病,是指当肝脏功能因各种肝病受到损害而引起糖耐量异常、血糖升高、糖尿病样病变者称肝源性糖尿病。按1984年国际卫生组织(WHO)规定,它属于继发性糖尿病的一类。肝源性糖尿病多见于男性,其患病率与年龄有关,年龄愈大患病率愈高。它起病隐匿,常在肝病数年或数十年后出现;在慢性肝炎与肝硬化患者中,糖尿病发生率国内报道分别为4.8%~9.8%和37.5%~50%。临床表现比较复杂,其糖尿病症状也较原发性糖尿病轻。往往餐后血糖高,尿糖阴性和空腹血糖偏高不明显,常被体检所忽视或被肝病症状所掩盖,但也可能两者共存,其临床表现与病程个体差异很大。患者一般体质较弱,有消瘦、疲倦、食欲缺乏、腹胀和腹泻等肝病症状。有的患者多饮、多食、多尿

及体重减轻不明显或者较轻,易被忽视。有的患者糖尿病较重,有口渴、多饮、多食、多尿及体重下降等症状,但多数轻微。

四、肝肾综合征的诊断依据是什么

肝肾综合征(HRS)是重型肝炎晚期的严重并发症,患者的肾脏组织学完全正常或仅有轻微损害,如果肝功能逆转,肾功能可改善。重型肝炎的 HRS 的发生率为 30%～50%,病死率极高,多在少尿或无尿发生后一周内死于消化道出血、肝性脑病或直接死于 HRS。临床表现:HRS 常发生在强力利尿、大量放腹水、上消化道出血、感染或手术后,也有 30% 患者无明显诱因。临床表现除严重肝病征象外,氮质血症前期可有尿量减少,尿钠降低;氮质血症期血钠降低,血尿素、肌酐明显增高;氮质血症晚期可出现恶心、呕吐、表情淡漠、昏睡,尿量进一步减少,血钠<12 毫摩/升,尿钠低;终末期有严重氮质血症、无尿,可出现消化道出血、昏迷等症状。

五、肝病并发其他感染的组织有哪些

肝硬化及重型肝炎时免疫功能低下,合并感染的机会增加,严重感染又可加重肝脏损害,促使肝衰竭的产生。

常见肝病并发其他感染的组织有以下几种:①肺部感染。肺部是常见的感染部位,可由革兰阴性菌(如肺炎克雷伯菌)、革兰阳性菌(如肺炎球菌)或真菌引起。临床症状大都不典型,只有半数患者出现发热、咳嗽及肺部啰音,常伴全身状况恶化。菌血症、败血症为终末期严重并发症,病死率可达 70% 以上。②原发性细菌性腹膜炎。门脉高压使肠壁淤血、水肿、肠黏膜屏障功能减弱,肠壁通透性增高,细菌由肠道移位到腹腔,而腹水是细菌培养的良好场所,加上患者全身抵抗力下降,因此原发性细菌性腹膜炎亦是重型肝炎最常见的并发症之一。临床症状不典型,可有低、中度发热,仅半数有腹部压痛反跳痛,伴有尿少、腹水增多。腹水检查为

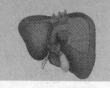

渗出液。原发性细菌性腹膜炎发生后多使肝功能进一步恶化。③肠道、泌尿道感染亦较常见。

六、肝性脑病分几级,相应的诊断依据是什么

肝性脑病由严重肝病引起,它是以代谢紊乱为基础、以意志改变和昏迷为主要表现的中枢神经系统功能紊乱的综合征。慢性肝病时肝性脑病可反复发作。根据其临床表现的不同程度可分为Ⅳ级。①肝性脑病Ⅰ级。主要表现为睡眠障碍,精神错乱,行为失常,表情淡漠或兴奋。②肝性脑病Ⅱ级。主要表现为精神错乱,定向力障碍,计算力下降,腱反射亢进,肌张力增强,有扑翼样震颤及踝痉挛,巴宾斯基征阳性,脑电图改变。③肝性脑病Ⅲ级。昏睡状,呼之能应,压眶反射迟钝,痛觉存在,肌张力增强,有扑翼样震颤,锥体束征阳性,脑电图异常。④肝性脑病Ⅳ级。昏迷、呼之不应,对各种刺激无反应,肌张力降低,脑电图有严重改变。

七、脑水肿的诊断依据是什么

各类(型)肝炎脑水肿较常见,主要表现为头痛、呕吐、视物模糊、意识障碍、烦躁、血压升高、球结膜水肿、瞳孔改变(变小、中等度扩大、忽大忽小、不等大)及呼吸改变,甚至呼吸骤停等,常与肝性脑病并存。

八、肝病并发出血的危害性是什么,有哪些临床表现

出血是重型肝炎常见而严重的并发症,是导致患者死亡的重要原因之一。主要表现为皮肤黏膜瘀斑,鼻腔、口腔、牙龈出血。部分患者可出现咯血、呕血、便血或尿血,甚至上消化道大出血。在肝硬化基础上,上消化道大出血大多数由食管-胃底静脉曲张破裂引起,但还应考虑其他因素,如并发消化性溃疡、急性出血糜烂性胃炎等。出血时不仅表现为黑粪,大量出血可表现为喷射性呕

第三篇 检查与诊断

血,可导致休克,并诱发腹水和肝性脑病,甚至死亡。

九、肝炎后脂肪肝的诊断依据是什么

乙肝、丙肝、酒精性肝病最容易发生脂肪肝。肝炎后脂肪肝是肝炎患者长期食用高糖、高脂肪和肥胖综合作用的结果。大量的糖进入肝脏,超过肝脏将其合成糖原贮备能力,使相当量的糖经代谢转化为乙酰辅酶A,进而合成脂肪酸,摄入的糖越多,合成的脂肪酸越多,越易形成脂肪肝;摄入脂肪类食物越多,造成过多的中性脂肪(三酰甘油)在肝内堆积而形成脂肪肝。其特点主要有:①肝炎后患者明显发胖。②一般情况良好,食欲佳。③血清ALT轻、中度升高,常规肝功能检查其他项目多正常。④血脂升高。⑤超声波检查呈脂肪肝波形。⑥确诊有赖肝穿刺病理检查。

十、肝炎后高胆红素血症有哪些临床表现

肝炎后高胆红素血症属肝炎良性后遗症,其发病机制可能与肝细胞葡萄糖醛酸转移酶活性降低有关。临床表现为黄疸常有轻微波动,血清胆红素多以间接胆红素升高为主;肝功能其他指标基本正常。

第五节 诊断的确立与一般处理

一、诊断的确立

凡临床诊断为急性、慢性、重型、淤胆型肝炎或肝炎后肝硬化病例,经病原学或血清学特异方法确定为某一型的肝炎时,即可确诊。两种或两种以上肝炎病毒同时感染者称为同时感染。在已有一种肝炎病毒基础上,又感染另一型肝炎病毒称为重叠感染。

确诊的肝炎病例命名时以临床分型与病原学分型相结合,肝

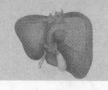

组织病理学检查结果附后。

(1)病毒性肝炎,乙型(或乙型和丁型重叠感染),慢性(中度)G_2S_3(即炎症活动度2级;纤维化程度3期)。

(2)病毒性肝炎,丙型,亚急性重型,腹水型,早期(或中期或晚期)。

(3)HBsAg携带者近期感染另一型肝炎病毒时可命名为:①病毒性肝炎、甲型、急性黄疸型。②HBsAg携带者。

对甲、乙、丙、丁、戊5型肝炎病毒标志物均阴性者可诊断为:①急性肝炎,病原未定。②慢性肝炎,病原未定。

二、一般处理

各类(型)肝炎确立诊断以后的一般处理为:一是休息;二是营养;三是药物治疗。

1. 休息 急性肝炎的早期,应住院或就地隔离治疗并卧床休息;恢复期逐渐增加活动量,但要避免过劳,以利早日康复。慢性肝炎活动期,应适当休息,病情好转后应注意动静结合,不宜过劳。由急性肝炎或慢性肝炎转重者应卧床休息,住院治疗。

2. 营养 病毒性肝炎患者宜进食高蛋白(优质蛋白)、低脂肪、高维生素类食物,糖类摄取要适量,不可过多,以免发生脂肪肝。恢复期要避免过食。绝对禁酒,不饮含有酒精的饮料、营养品及药物。

3. 药物治疗 病毒性肝炎虽然目前尚无彻底治愈的药物及方法。但毕竟还是有许多中西药物可供选择,以控制病情发展达到临床治愈的目标。治疗原则是根据不同病原、不同临床类型及组织学损害程度区别对待。

各类(型)肝炎患者有明显食欲缺乏,频繁呕吐并伴有黄疸时,除休息及营养外,可静脉滴注10%~20%葡萄糖注射液及维生素C等。根据不同病情,也可采用相应的中医中药治疗。对慢性乙肝和丙肝的最新药物和治疗方法,将在本书第八章中详细介绍。

第四篇 治疗与康复

第四篇 治疗与康复

导读：诊断的确立是制订治疗方案的前提条件，科学的、规范化与个体化结合的治疗方案又是治疗肝病获得康复的重要保证。肝病康复对医生来说是治疗的目标和终点，对康复者来说是实现健康长寿新一轮的起点，还应该继续坚持自我保养和预防。

第八章是肝病治疗，主要介绍我国治疗肝病模式的3次转换，介绍《慢性乙肝防治指南》2010年更新版慢性乙肝现代综合治疗的内容和方法，即包括以抗病毒为关键的免疫调节、抗炎、抗氧化和保肝治疗、抗纤维化和对症治疗，以及丙肝的治疗，肝病并发症及中晚期肝病的治疗，中医治疗和营养治疗等内容。既有医学证据，又有医生的临床经验，医院的科研成果，还有误区、误导的教训，以及笔者的理解和读者最关心问题的答疑。第九章是肝病康复，主要介绍笔者51年慢性乙肝的防治康复体会，以及乙肝、丙肝康复对家人的启迪等内容。

第八章 肝病治疗

导读：治疗肝病必须上正规医院，医患结合、沟通，按照规范化和个体化相结合的治疗原则进行，这是肝病患者康复之道的秘诀之三。

任何疾病的治疗从医学角度讲，均包括病因治疗和对症治疗两个方面。前者是一种针对致病原因的特异性的治本治疗，后者是减轻症状的非特异性的治标治疗。治疗急性肝炎主要是进行非特异性的对症治疗，而对慢性乙肝和丙肝及其相关的肝炎肝硬化、肝癌的治疗应该是标本兼治的综合性治疗，中西医结合及营养的

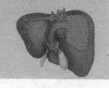

治疗,药物和自我保养两相宜的治疗,特别是要强调提高自身抗病能力的现代综合治疗,牢固树立科学发展观的理念,强化自我保养、战胜病魔的理念和信心,实现快乐幸福、健康长寿的目标。本章除了全面介绍《慢性乙肝防治指南》2010年更新版中的相关内容,还专节介绍肝病防治专家的临床经验,主要包括:慢性乙肝、丙肝及其相关的中、晚期肝病的治疗,肝硬化、肝癌及其并发症的现代综合治疗,以及中医治疗、营养治疗等基本知识。

第一节 慢性肝病综合治疗的原则和注意事项

对于慢性乙肝、丙肝的治疗,到目前为止尚无特效药物。因此应根据患者具体情况,采用综合治疗,以提高身体素质,调动机体免疫力,防止或延缓病情进一步发展。

关于慢性乙肝、丙肝的综合治疗,肝病防治专家从综合治疗原则和注意事项两个方面归纳了14点意见。现根据笔者的理解从综合治疗的原则和治疗注意事项两个方面作一介绍。

一、慢性肝病综合治疗应遵循哪些原则

专家提示,临床上应根据慢性乙肝、丙肝患者的具体病情,合理采用治疗手段这样才能取得最佳疗效。专家认为有效治疗该病应遵循7条原则。①病因治疗。以抗病毒为关键的祛除病因治疗和防治肝纤维化是治疗慢性乙肝和丙肝的根本方法。②饮食治疗。流行病学研究表明,慢性乙肝和丙肝患者的发病与饮食相关。③运动治疗。运动不足会引起肌肉失用性萎缩和呼吸循环功能低下,可引起能量消耗减少,并引发相关并发症,而适当运动乃是消耗热能、降脂减肥、改善胰岛素抵抗和祛病防衰的最好方法。但是,伴有严重的心、脑、肾和肝功能不全的慢性乙肝、丙肝患者均应

第四篇 治疗与康复

适当限制活动量,而急性乙肝、丙肝患者则需特别强调卧床休息。④心理及行为修正治疗。当今临床医学已从传统的生物医学模式向生物-心理-社会医学模式转变。这一转变的核心是从"以疾病为中心"转变为"以病人为中心"。虽然"疾病"和"病人"只有一字之差,但前者仅侧重于疾病本身,后者则把疾病放在每个患者独有的生理、心理、家庭及社会等背景来分析,力求获得及时准确的诊断和全面正确的治疗。因此,健康的概念也不再仅局限于没有病,而是一种身体上、精神上和社会上的完满状态。生物因素固然与疾病的发生密切相关,但是心理因素及不良行为等社会因素在疾病的发生、发展中同样起着重要作用。因此,不仅是肝脏疾病,对于其他许多疾病的发生发展也应考虑心理因素的参与,而正确合理的心理治疗对于慢性乙肝、丙肝患者的康复十分重要。⑤营养支持治疗。营养支持治疗当然与饮食治疗有许多相同之处。营养支持治疗主要是针对患者食欲缺乏、恶心、呕吐,应予以静脉补充足够热能及多种维生素,同时补充钾盐和适量脂肪乳及含支链氨基酸的复方氨基酸溶液,以改善全身状况和纠正热能及氮质的负平衡状态。复方氨基酸可供给合成蛋白质的原料,而在能源不足时,可提供热能,减少肌肉蛋白分解、抑制氨基酸的肌肉反流,从而可维持正氮平衡,以利于肝细胞修复和机体抗感染。普通的复方氨基酸制剂在维持正氮平衡方面优于支链氨基酸制剂,因此除非患者有肝性脑病,否则应优先考虑应用复方氨基酸,而支链氨基酸仅用于不能耐受标准氨基酸配方者。⑥抗炎、抗氧化治疗。医学专家大量研究表明,患病毒性肝炎时枯否(库普弗)细胞激活及其释放的炎性因子在患病中起重要作用,因此应进行抗炎、抗氧化治疗。⑦保肝、抗纤维化、防癌变治疗。慢性乙肝和丙肝的发病和疾病的演变过程决定了保肝、抗纤维化、防止癌变治疗始终是治疗的基础,应贯穿于治疗的全过程。

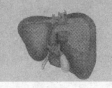

二、慢性肝病综合治疗应注意哪些事项

1. 帮助患者提高对慢性肝病的认识　过去人们对肝纤维化能否发生逆转是一直有争议的。但是,近年来大量基础研究和临床实践表明,慢性肝病演变为肝纤维化仍为可逆性,肝纤维化完全能够治愈,即使已发生肝硬化,如能坚持长期抗病毒治疗,能祛除病因和控制原发病,其预后亦较好。近年来,不少医院对代偿期肝硬化患者通过以抗病毒为重点的现代综合治疗取得逆转的病例已有不少报道。因此,对患者来说,首先应给予心理治疗,帮助慢性肝病患者提高对慢性肝炎的认识,以建立起战胜疾病的信心。

2. 慢性肝病患者应接受治疗　慢性肝病患者的治疗未必都需要服用各种中西药物,有时候不服药不打针,靠调整饮食、合理运动、保持心态平衡,以及解除不良嗜好,忌烟禁酒,远离有害毒物,养成良好生活习惯,劳逸结合即可有效防治慢性肝病的急性发作,"不药胜良医"绝不是神话。

3. 病因治疗和综合治疗　应强调去除病因和综合治疗的重要性,这是由于至今尚无防治慢性乙肝、丙肝的特效药物,应消除完全依靠药物治愈的幻想,不要轻信江湖游医的奇谈怪论、歪理邪说和虚假广告的不实宣传。如果只把希望寄托在药物上,而不重视其他治疗方法,不但不会取得满意的疗效,而且还有可能诱发药源性疾病。

4. 注重整体治疗　制订慢性肝病的治疗方案时应有整体的观点或系统的观点。由于慢性肝炎患者常合并其他全身性疾病,如糖尿病、肺结核、自身免疫性疾病等,而这些疾病有时比慢性肝病的防治更重要,因此应根据慢性肝病患者的不同阶段及其伴随疾病状态和严重程度,制订具体的治疗方案。

5. 预防胜于治疗　对于大多数乙肝、丙肝患者来说,预防胜于治疗,对社会来说,应加大力度对慢性乙肝、丙肝人群进行预防

第四篇 治疗与康复

知识的宣传教育及干预,对于患者及健康人群来说,应自觉学习自我保养及肝病的预防知识,以减少慢性乙肝、丙肝相关疾病和急性炎症的发生。

6. 坚持科学治疗 慢性乙肝、丙肝是危害极大的传染性疾病,并且炎症发生率极高,因此患者需长期接受以心理、饮食、运动、营养、行为修正等为主的综合性、整体性治疗。凡具有抗病毒指征的,必须抓住有利时期进行抗病毒药物治疗,但是任何药物治疗从本质上来讲多为短期行为,疗程一般为6~12个月,当然有的病例用核苷(酸)类似物药要长期治疗但也绝非终身服药,必要时可根据临床症状及实验室检查结果"按需进行",适当延长疗程,以巩固疗效,防止疾病复发但也应尽可能减少药源性疾病的发生。

7. 不要"乱治疗" 目前对大多数患者来讲,有病乱投医是本能的第一反应,因此专家们反复提醒广大患者,慢性乙肝、丙肝不能不治,但也不能"乱治"。干扰素是抗病毒治疗的理想一线药物,但也不能"乱干扰",必须根据适应证在专科医生指导下进行,坚持按规定疗程治疗,必要时还应适当延长,千万不能自作主张,在未经医生许可和监控情况下停药,特别是服用核苷(酸)类似物的患者,凡擅自停药而导致病情复发和加重的病例举不胜举。

依靠药物进行综合治疗慢性乙肝、丙肝的内容主要包括:抗病毒治疗,抗炎、抗氧化保肝治疗,免疫调节治疗,抗纤维化和对症治疗等方面,其中抗病毒治疗是关键,只要有适应证就要进行抗病毒治疗。

第二节 慢性乙肝综合治疗的内容和方法

一、我国治疗慢性乙肝的模式发生了哪些变化

随着科学技术的进步,认识的不断提高,全国著名肝病防治专

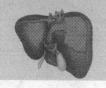

家,解放军第302医院张玲霞主任医师、博士生导师等专家在总结了30多年来慢性乙肝治疗经验基础上,提出了在慢性乙肝治疗模式上发生了3次转化的历程。

1. 降酶保肝模式 也称对症处理模式,从时间上看,大致是1966～1989年。在降酶保肝治疗模式下,医师根据患者的临床表现特点,发病时有尿黄、巩膜皮肤黄染者即以退黄为先。对无黄疸肝炎患者则以保肝、降ALT为治疗手段,只要ALT正常两次就定为出院条件。对慢性肝炎低蛋白和麝香草酚浑浊度(简称麝浊TTT)高者,则以提高蛋白降浊度为临床治疗目标。配合中西药以清热解毒来消炎,以活血化瘀抗纤维化,同时也提出了防止肝硬化的治疗目标。

2. 综合治疗模式 从时间上看是1990～1999年。它是从常规综合治疗(即保肝护肝、促进肝细胞再生、对症支持、并发症处理)逐步过渡到以抗病毒为主的综合治疗模式,即抗病毒、免疫调节、抗炎保肝、抗肝纤维化和对症治疗,其中抗病毒为关键,只要有适应证,就首先要进行抗病毒治疗。治疗指标首先针对乙肝病毒脱氧核糖核酸(HBV-DNA)定量值判定HBV是否在复制;乙肝五项中e抗原(HBeAg)是否滴度下降和转阴,乙肝e抗体(抗-HBe)是否出现转阳。治疗手段上以抗病毒为主,免疫调节为辅,对症处理的取舍因人而异。这就是目前广泛采用的治疗慢性乙肝的比较规范化的以抗病毒为主的综合治疗模式。

3. 循证医学模式 从时间上看,大致是从2000年至今。这一治疗模式的主要特点是:除医师的主观经验外,一定要依赖理化及分子生物学检测的新手段和正确数据作为旁证。抗病毒治疗要求更规范化。根据《病毒性肝炎防治方案》、《慢性乙肝防治指南》,以及患者的病毒复制和变异情况选用药物,针对患者免疫状态来考虑选用有针对性的个体化治疗。随着治疗模式的进步,在抗病毒治疗的方法上,从实践到理论都有很大改进。例如,1999年以

第四篇 治疗与康复

前,抗病毒以干扰素和老的核苷(酸)类似物药为主,结合中西药的免疫调节治疗;2000年以后统一国内干扰素用量起点为500万单位和相关用药指征,并加强了对新核苷(酸)类似物药,特别是用拉米夫定(贺普丁)治疗的专家共识。2005年以来,长效干扰素在治疗乙肝中加入使用,成批的核苷(酸)类似物新药进入Ⅲ期临床和批准使用。阿德福韦酯、恩替卡韦、替比夫定已先后上市,并要求按《慢性乙肝防治指南》选用。

通过以上介绍的肝病防治专家对乙肝治疗模式上的3次大变化,我们十分清楚地认识到按《慢性乙肝防治指南》要求进行抗病毒治疗是当今最科学、有效的治疗慢性乙肝的方法,但也要防止另一种倾向,动辄就抗病毒治疗,"乱抗病毒"有时适得其反。因为抗病毒治疗有一定适应证,有最佳时期的选择,治疗有一定目标,治疗中还会遇到各种各样的问题,人们对抗病毒治疗还存在许多误区,因此也应按科学实践发展观的理论来处理抗病毒治疗过程中的各种问题。

二、什么是慢性乙肝治疗的总目标,应包括哪些内容

《慢性乙肝防治指南》2010年更新版提示,慢性乙型肝炎治疗的总体目标是:最大限度地长期抑制HBV,减轻肝细胞炎症坏死及肝纤维化,延缓和减少肝脏失代偿、肝硬化、原发性肝细胞癌(HCC)及其并发症的发生,从而改善患者的生活质量和延长存活期。

慢性乙型肝炎的治疗主要包括抗病毒、免疫调节、抗炎、抗氧化和保肝、抗纤维化和对症治疗,其中抗病毒治疗是关键,只要有适应证,且条件允许,就应该进行规范化的抗病毒治疗。

三、为什么说慢性乙肝难治,要长期抗病毒治疗

慢性乙肝的难治性与抗病毒治疗要长期性是由乙肝病毒

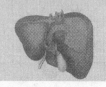

(HBV)的特性决定的,它的难治性与治疗的长期性归纳起来主要有如下几点。

第一,治疗乙肝的根本目的和终极指标是清除HBV的共价闭合环脱氧核糖核酸(cccDNA)。目前面世的乙肝抗病毒药物只能抑制HBV复制,都不能直接清除cccDNA,而需要依赖机体的免疫系统才能彻底清除HBV,一旦停止抗HBV治疗,HBV可重新复制,这是慢性乙肝难治与易复发的主要原因。机体清除感染cccDNA的肝细胞需14.5年。依照目前治疗乙肝的水平,最易达到的目标是HBV-DNA转阴;较难达到的目标是HBeAg血清学转换;极难达到的目标是HBsAg清除,HBsAg的清除与cccDNA存在一定关联性,HBsAg清除越早,患者预后更好。只有长期进行抗HBV治疗,才有可能清除HBV。据此,2010年3月专家共识指出,慢性乙肝(CHB)治疗的首要目标是持久地抑制HBV复制;短期目标是抗病毒治疗获得初始应答后,一部分患者HBV-DNA转阴,ALT复常,一些HBeAg阳性患者可伴有HBeAg的消失甚至转换;远期目标是产生持续性应答,使HBsAg转阴,并预防出现并发症,力争延长患者生存期。

第二,HBV为泛嗜性病毒,除在肝脏组织内复制外,还能在淋巴细胞、胆管上皮细胞和胰腺细胞等多种细胞组织中复制,而抗HBV药物不易进入细胞内,细胞内的药物浓度较低,不易清除HBV或清除较慢。患者过早停药可引起复发,因此适当延长疗程,以利于清除组织细胞内的HBV,提高疗效。

第三,HBV为高变异病毒,在复制过程中容易发生变异,HBV发生变异后可以造成免疫逃逸,更不易被机体清除。

第四,人体被HBV感染后,常对HBV产生免疫耐受或免疫功能低下,使抗HBV药物的疗效明显降低,惟有通过长期的抗HBV治疗,才有可能达到基本治愈的目的。而长期抗病毒治疗又易产生耐药,又给治疗带来困难。

第四篇 治疗与康复

四、抗病毒治疗的一般适应证有哪些

《慢性乙肝防治指南》2010年更新版提示,抗病毒治疗的一般适应证包括:①HBeAg 阳性者,HBV-DNA≥10^5 拷贝/毫升(相当于 20 000 国际单位/毫升);HBeAg 阴性者,HBV-DNA≥10^4 拷贝/毫升(相当于 2 000 国际单位/毫升)。②ALT≥2×ULN 如用干扰素治疗,ALT≤10×ULN;血总胆红素水平应<2×ULN。③ALT<2×ULN,但肝组织学显示 Knondell HAI≥4 或炎症坏死≥G_2,或纤维化≥S_2。

对持续 HBV-DNA 阳性、达不到上述治疗标准、但有以下情况之一者,亦应考虑给予抗病毒治疗。

(1)对 ALT 大于正常上限且年龄>40 岁者,也应考虑抗病毒治疗。

(2)对 ALT 持续正常但年龄较大者(>40 岁),应密切随访,最好进行肝活检;如果肝组织学显示 Knondell HAI≥4,或炎症坏死≥G_2,或纤维化≥S_2,应积极给予抗病毒治疗。

(3)动态观察发现有疾病进展的证据(如脾脏增大)者,建议行肝组织学检查,必要时给予抗病毒治疗。

在开始治疗前应排除由药物、酒精或其他因素所致的 ALT 升高,也应排除应用降酶药物后 ALT 暂时性正常。在一些特殊病例,如肝硬化或服用联苯结构衍生物类药物者,其 AST 水平可高于 ALT,此时可将 AST 水平作为主要指标。

五、目前有哪些治疗慢性乙肝的药物

目前,国内外公认的用于慢性乙肝(CHB)抗病毒药物有两大类:一类是干扰素(IFNα),包括普通干扰素和长效干扰素,即聚乙二醇化干扰素(PEG IFNα)两种,干扰素具有抗病毒、抗增生及免疫调节作用;另一类是核苷(酸)类似物(NUC),目前已在我国上市的

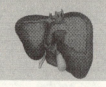

有4种:拉米夫定(LAM)、阿德福韦酯(ADV)、恩替卡韦(ETV)和替比夫定(LdT),国外还有替诺福韦(TDF)、恩曲他滨(FTC)等;而干扰素加利巴韦林(病毒唑)是治疗慢性丙肝惟一有效的药物。我国《慢性乙肝防治指南》2010年更新版推荐的干扰素和核苷(酸)类似物的具体用法以下作分类介绍。

六、干扰素治疗慢性乙肝的疗效如何

我国已批准普通干扰素α(2a、2b和1b)和聚乙二醇化干扰素α(2a和2b)用于治疗慢性乙型肝炎。

荟萃分析表明,普通干扰素治疗慢性乙型肝炎患者,HBeAg血清转换率、HBsAg清除率、肝硬化发生率、肝细胞癌发生率均优于未经干扰素治疗者。有关HBeAg阴性患者的4项随机对照试验表明,治疗结束时应答率为38%～90%,但持久应答率仅为10%～47%(平均24%)。有研究认为,普通IFN-α疗程至少1年才能获得较好的疗效。

国际多中心随机对照临床试验显示,HBeAg阳性的慢性乙型肝炎患者,聚乙二醇化干扰素α-2a(PegIFN-α2a)治疗(87%为亚洲人)48周,停药随访24周时HBeAg血清学转换率为32%;停药随访48周时HBeAg血清学转换率可达43%。国外研究显示,对于HBeAg阳性的慢性乙型肝炎,应用聚乙二醇化干扰素α-2b(PegIFN-α2b)也可取得类似的HBV-DNA抑制、HBeAg血清学转换、HBsAg消失率。

对HBeAg阴性慢性乙型肝炎患者(60%为亚洲人)用PegIFN-α2a治疗48周,停药后随访24周时HBV-DNA $<2\times10^4$ 拷贝/毫升(相当于2 000国际单位/毫升)的患者为43%,停药后随访48周时为42%;HBsAg消失率在停药随访24周时为3%。停药随访至3年时增加至8%。

第四篇　治疗与康复

七、干扰素抗病毒疗效的预测因素有哪些

有下列因素者常可取得较好的疗效：①治疗前 ALT 水平较高。②HBV-DNA$<2×10^8$ 拷贝/毫升（$<4×10^7$ 国际单位/毫升）。③女性。④病程短。⑤非母婴传播。⑥肝组织炎症坏死较重，纤维化程度轻。⑦对治疗的依从性好。⑧无 HCV、HDV 或 HIV 合并感染。⑨HBV 基因 A 型。⑩治疗 12 或 24 周时，血清 HBV-DNA 不能检出。其中治疗前 ALT、HBV-DNA 水平和 HBV 基因型，是预测疗效的重要因素。

研究表明，在 PegIFN-α2a 治疗过程中，定量检测 HBsAg 水平或 HBeAg 水平对治疗应答有较好预测作用。

八、干扰素治疗的监测和随访包括哪些内容

1. 治疗前应检查　①生化学指标包括 ALT、AST、胆红素、白蛋白及肾功能。②血常规、尿常规、血糖及甲状腺功能。③病毒学标志包括 HBsAg、HBeAg、抗-HBe 和 HBV-DNA 的基线状态或水平。④对于中年以上患者，应做心电图检查和测血压。⑤排除自身免疫性疾病。⑥尿人绒毛膜促性腺激素（HCG）检测以排除妊娠。

2. 治疗过程中应检查　①开始治疗后的第一个月应每 1~2 周检查 1 次血常规，以后每月检查 1 次，直至治疗结束。②生化学指标包括 ALT、AST 等，治疗开始后每月 1 次，连续 3 次，以后随病情改善可每 3 个月 1 次。③病毒学标志，治疗开始后每 3 个月检测 1 次 HBsAg、HBeAg、抗-HBe 和 HBV-DNA。④其他，每 3 个月检测 1 次甲状腺功能、血糖和尿常规等指标；如治疗前就已存在甲状腺功能异常或已患糖尿病者，应先用药物控制甲状腺功能异常或糖尿病，然后再开始干扰素治疗，同时应每月检查甲状腺功能和血糖水平。⑤应定期评估精神状态，对出现明显抑郁症和有

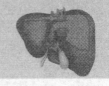

自杀倾向的患者,应立即停药并密切监护。

九、干扰素治疗有哪些不良反应,如何处理

1. 流感样症候群 表现为发热、寒战、头痛、肌肉酸痛和乏力等,可在睡前注射 IFN-α,或在注射干扰素同时服用解热镇痛药。

2. 一过性外周血细胞减少 主要表现为外周血白细胞(中性粒细胞)和血小板减少。如中性粒细胞绝对计数 $\leqslant 0.75\times 10^9$/升和(或)血小板 $<50\times 10^9$/升,应降低 IFN-α 剂量;1～2 周后复查,如恢复,则逐渐增加至原量。如中性粒细胞绝对计数 $\leqslant 0.5\times 10^9$/升和(或)血小板 $<30\times 10^9$/升,则应停药。对中性粒细胞明显降低者,可试用粒细胞集落刺激因子(G-CSF)或粒细胞巨噬细胞集落刺激因子(GM-CSF)治疗。

3. 精神异常 可表现为抑郁、妄想、重度焦虑等精神病症状。对症状严重者,应及时停用 IFN-α,必要时会同神经精神科医师进一步诊治。

4. 自身免疫性疾病 一些患者可出现自身抗体,仅少部分患者出现甲状腺疾病(甲状腺功能减退或亢进)、糖尿病、血小板减少、银屑病、白斑、类风湿关节炎和系统性红斑狼疮样综合征等,应请相关科室医师会诊共同诊治,严重者应停药。

5. 其他少见的不良反应 包括肾脏损害(间质性肾炎、肾病综合征和急性肾衰竭等)、心血管并发症(心律失常、缺血性心脏病和心肌病等)、视网膜病变、听力下降和间质性肺炎等,应停止干扰素治疗。

十、干扰素治疗有哪些禁忌证

干扰素治疗的禁忌证是指哪些情况下的患者绝对不适合或相对不适合使用干扰素治疗。《慢性乙肝防治指南》规定如下。

(1)干扰素治疗的绝对禁忌证:包括妊娠、精神病史(如严重

第四篇 治疗与康复

抑郁症)、未能控制的癫痫、未戒掉的酗酒/吸毒者、未经控制的自身免疫性疾病、失代偿期肝硬化、有症状的心脏病。

(2)干扰素治疗的相对禁忌证:包括甲状腺疾病、视网膜病、银屑病、既往抑郁症史,未控制的糖尿病、高血压,治疗前中性粒细胞计数<1.0×10^9/升和(或)血小板计数<50×10^9/升,总胆红素>51微摩/升(特别是以间接胆红素为主者)。

十一、目前使用的核苷(酸)类似物有哪些,有什么共同特点

核苷(酸)类似物(NUC)是口服的抗乙肝病毒药,现在国内上市的有拉米夫定、阿德福韦酯、恩替卡韦和替比夫定,已在国外上市的还有替诺福韦、恩曲他滨。这一类新的药物还在不断研发,有的已进入Ⅲ期临床试验,深信不久的将来还会有更好的药物问世。

以上5种口服的抗乙肝病毒药物,有两种分类法:一种是分为核苷和核苷酸;另一种是分为嘧啶和嘌呤。嘧啶都是核苷,有拉米夫定和替比夫定;嘌呤中有核苷酸的为阿德福韦酯和替诺福韦;恩替卡韦很特殊,是嘌呤却不是核苷酸而是核苷。

核苷(酸)类似物抗乙肝病毒药有共同特点:优点是应用方便,每天服1片药就行了;安全性好,不良反应很少,几乎没有禁忌证;最重要的是抑制HBV复制的活性很强,能较快改善病情。共同的缺点是需要长期服药,随意停药可能有反弹、复发的风险,但长期用药可能发生耐药变异,不规范的随意换药,同类药物之间会产生交叉耐药。因此,一旦启用核苷(酸)类似物进行抗HBV治疗,一定要在专科医院有丰富临床经验的医生指导下,按照《慢性乙肝防治指南》规范化和患者个体化结合的原则下进行治疗。以下按照《慢性乙肝防治指南》2010年更新版规定并结合防治专家的成功经验提示介绍给读者,供医患双方参考。

《慢性乙肝防治指南》2010年更新版介绍:目前已应用于临床

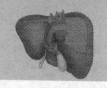

的抗 HBV 核苷（酸）类似物有 5 种，我国已上市 4 种。现分别介绍这些药物目前的应用情况和临床经验。

十二、拉米夫定有什么特点，应用情况如何

拉米夫定（LAM）是第一个研发出来的口服抗病毒药物，已经上市 10 余年，开创了治疗慢性乙肝的新纪元，治疗了近百万人，救治了无数患者，取得了丰富的经验。在以上介绍的 5 种口服抗病毒药中，拉米夫定抑制病毒复制的活性居中等水平，一年平均可降低 10^5 拷贝/毫升（即降到治疗前的 1/10 万）。随着病毒水平的降低，有 70％患者血清 ALT 在 3 个月内降至正常；自觉症状也随之改善；肝组织病变在 6 个月内会有明显进步。上述数据在肝硬化患者中的恢复要慢一些。

拉米夫定是一种比较安全的核苷类药物，价格也较适中。过去、现在和近期内都是应用最广泛的抗乙肝病毒药物。但拉米夫定也是最容易发生耐药变异的核苷类药物，每年以 20％的比例递增。骆抗先教授在他的论著中指出：过去由于"一花独秀"，也有过误导——耐药后还要继续服用。其实在当时只有这一种核苷类药物情况下应该改用降酶药。这一误导使我国积累了大量耐药变异的乙肝病毒感染者，因对其他核苷类药物可能会发生交叉耐药，造成了治疗困难。不过，今后如能吸取教训，使用得当，拉米夫定仍不失为一个好药。

我国 2010 年《慢性乙肝防治指南》提示：国内外随机对照临床试验结果表明，每日 1 次口服 100 毫克拉米夫定可明显抑制 HBV-DNA 水平；HBeAg 血清学转换率随治疗时间延长而提高，治疗 1、2、3、4 和 5 年时分别为 16％、17％、23％、28％和 35％；治疗前 ALT 水平较高者，其 HBeAg 血清学转换率较高。随机双盲临床试验表明，慢性乙型肝炎伴明显肝纤维化和代偿期肝硬化患者经拉米夫定治疗 3 年可延缓疾病进展、降低肝功能失代偿及肝

癌的发生率。失代偿期肝硬化患者经拉米夫定治疗后也能改善肝功能，延长生存期。国外研究结果显示，拉米夫定治疗儿童慢性乙型肝炎的疗效与成人相似，安全性良好。我国临床研究也显示相似的临床疗效和安全性。

拉米夫定不良反应发生率低，安全性类似安慰剂。随治疗时间延长，病毒耐药突变的发生率增高（第1、2、3、4年分别为14%、38%、49%和66%）。

十三、阿德福韦酯有什么特点，应用情况如何

阿德福韦酯（ADV）抑制HBV复制的作用较弱，1年平均只能降低$10^3 \sim 10^4$拷贝/毫升。故控制病情较缓慢，1年只有约60%的患者血清ALT正常。

阿德福韦酯发生耐药变异较少，只要血清HBV长期维持在很低的复制水平，就有可能较长时间稳定控制病情。

阿德福韦酯与拉米夫定不交叉耐药，主要作为拉米夫定耐药的"补救药"，对拉米夫定耐药的患者与初始的患者同样有效。阿德福韦酯也不与替比夫定和恩体卡韦交叉耐药，也可与这类药联合使用以避耐药。

阿德福韦酯每天服用30毫克剂量有肾毒性，不过现在每天只用10毫克，一般患者几乎不会发生肾毒性。但任何用药都应该慎重，使用阿德福韦酯前要查肾功能，每半年还应复查；已有肾病的不能用；老年患者和肝移植患者可能有潜在的肾损害，用药中要常查肾功能。

我国2010年《慢性乙肝防治指南》提示：国内外随机双盲临床试验表明，HBeAg阳性慢性乙型肝炎患者口服阿德福韦酯可明显抑制HBV-DNA复制、促进ALT复常、改善肝组织炎症坏死和纤维化。对HBeAg阳性患者治疗1、2、3年时，HBV DNA<1 000拷贝/毫升者分别为28%、45%和56%，HBeAg血清学转换率分别为

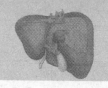

12%、29%和43%;耐药率分别为0%、1.6%和3.1%。对HBeAg阴性患者治疗5年,HBV-DNA<1 000拷贝/毫升者为67%、ALT复常率为69%;治疗4年、5年时,有肝脏炎症坏死和纤维化程度改善者分别为83%和73%;治疗5年时患者的累积耐药基因突变发生率为29%、病毒学耐药发生率为20%、临床耐药发生率为11%;轻度肌酐升高者为3%。

阿德福韦酯联合拉米夫定,对于拉米夫定耐药的慢性乙型肝炎能有效抑制HBV-DNA、促进ALT复常,且联合用药者对阿德福韦酯的耐药发生率更低。多项研究结果显示,对发生拉米夫定耐药的代偿期和失代偿期肝硬化患者,联合阿德福韦酯治疗均有效。

十四、恩替卡韦有什么特点,应用情况如何

恩替卡韦(ETV)在已上市的核苷(酸)类似物中抑制HBV复制的活性最强,1年平均可降低10^7拷贝/毫升,几乎是拉米夫定的100倍,对绝大多数HBV复制水平很高的患者能在1年内降至不能检出。早期的作用更明显,最初2周就能降低至10^2拷贝/毫升。对肝移植患者可用于抑制HBV复制,可长期应用于预防再感染导致的移植肝排斥。

恩替卡韦在没有用过核苷(酸)类似物的初治患者中,耐药变异的发生率很低,2年内几乎不会发生耐药。对拉米夫定有部分交叉耐药性,已经发生拉米夫定耐药的患者,剂量需要加倍,即用每天1毫克(2片),疗效还只能降低到1/8。而且服用时间过久,可能发生与拉米夫定同位点的耐药。

恩替卡韦的剂量很小,每片0.5毫克,只有拉米夫定1片的1/200。为增加吸收,需要空腹服用,最好在睡前服。

我国2010《慢性乙肝防治指南》提示:一项随机双盲对照临床试验表明,对于HBeAg阳性的慢性乙肝患者,恩替卡韦治疗48周时HBV-DNA下降至300拷贝/毫升以下者为67%、ALT复常者为

68%、有肝组织学改善者为72%,均优于接受拉米夫定治疗者;但两组HBeAg血清学转换率相似(21%和18%)。对于HBeAg阴性患者,恩替卡韦治疗48周时HBV-DNA下降至PCR检测水平以下者为90%、ALT复常率为78%、肝组织学改善率为70%。

长期随访研究表明,对达到病毒学应答者,继续治疗可保持较高的HBV-DNA抑制效果。日本一项研究显示恩替卡韦3年累积耐药率为1.7%~3.3%。研究结果还提示,拉米夫定治疗失败患者使用恩替卡韦每日1.0毫克亦能抑制HBV DNA、改善生化学指标,但疗效较初治者降低,且病毒学突变发生率明显增高,故不宜再提倡。我国的临床学试验结果与以上报道基本相似。

十五、替比夫定有什么特点,应用情况如何

替比夫定(LdT,素比伏)是拉米夫定的同类药,而抑制HBV作用比拉米夫定强10倍,1年平均可降低血清HBV水平10^6拷贝/毫升,略差于恩替卡韦。

初治患者耐药变异较少,每年发生率约为5%。与拉米夫定有交叉耐药性,但并非必定交叉耐药,经测序耐药试验,其中还有少部分不耐药。

替比夫定不良反应很少,但可使血清肌酸激酶升高,每3个月都要检查,少数人会有肌肉酸痛,停药后即可恢复。个别人因横纹肌溶解,肌红蛋白结晶栓塞引起肾炎。

我国2010《慢性乙肝防治指南》提示:一项为期2年的全球多中心临床试验表明,HBeAg阳性患者治疗52周时,替比夫定组HBV-DNA下降至PCR法检测水平以下者为60.0%、ALT复常率为77.2%、耐药发生率为5.0%、肝组织学应答率为64.7%,均优于拉米夫定治疗组,但其HBeAg血清学转换率(22.5%)与后者相似;HBeAg阴性患者治疗52周时,其HBV-DNA抑制、ALT复常率及耐药发生率亦优于拉米夫定组。治疗2年时,其总体疗

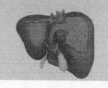

效(除 HBeAg 消失及血清学转换率外)和耐药发生率亦优于拉米夫定组。我国的多中心临床试验也表明其抗病毒活性和耐药发生率均优于拉米夫定。国内外临床研究提示,基线 HBV-DNA<10^9 拷贝/毫升 及 ALT≥2ULN 的 HBeAg 阳性患者,或 HBV-DNA<10^7 拷贝/毫升的 HBeAg 阴性患者,经替比夫定治疗 24 周时可达到 HBV-DNA<300 拷贝/毫升,治疗到 1~2 年时有更好的疗效和较低的耐药发生率。

替比夫定的总体不良事件发生率和拉米夫定相似,但治疗 52 周和 104 周时发生 3~4 级肌酸激酶(CK)升高者分别为 7.5% 和 12.9%,而拉米夫定组分别为 3.1% 和 4.1%。

十六、替诺福韦酯有什么特点,应用情况如何

替诺福韦酯(TDF)与阿德福韦酯结构相似,但肾毒性较小,治疗剂量为每日 300 毫克。本药在我国尚未被国家食品药品监督管理局(SFDA)批准上市。我国 2010《慢性乙肝防治指南》提示:在一项随机双盲对照临床试验中,TDF 或 ADV 治疗 HBeAg 阳性患者治疗 48 周时 HBV-DNA<400 拷贝/毫升者分别为 76% 和 13%,ALT 复常率分别为 68% 和 54%;对 HBeAg 阴性慢性乙型肝炎患者治疗 48 周时 HBV-DNA<400 拷贝/毫升者分别为 93% 和 63%;该研究显示抑制 HBV 的作用优于 ADV,未发现与替诺福韦酯有关的耐药突变。持续应用替诺福韦酯治疗 3 年时,72% 的 HBeAg 阳性患者和 87% 的 HBeAg 阴性患者血清 HBV-DNA<400 拷贝/毫升,亦未发现耐药变异。2010 年欧洲肝病会议上,欧美肝病防治专家竭力推荐该药可作为活动性慢性乙肝和肝硬化抗病毒治疗的一线药物。

十七、用核苷(酸)类似物治疗慢性乙肝有哪些相关问题

我国 2010 年《慢性乙肝防治指南》提示如下。

第四篇 治疗与康复

1. 治疗前相关指标基线检测 ①生化学指标,主要有 ALT、AST、胆红素、白蛋白等。②病毒学标志,主要有 HBV-DNA 和 HBeAg、抗-HBe。③根据病情需要,检测血常规、血清肌酐和肌酸激酶等。如条件允许,治疗前后最好行肝穿刺检查。

2. 治疗过程中相关指标定期监测 ①生化学指标,治疗开始后每月1次、连续3次,以后随病情改善可每3个月1次。②病毒学标志,主要包括 HBV-DNA 和 HBeAg、抗-HBe,一般治疗开始后1～3个月检测1次,以后每3～6个月检测1次。③根据病情需要,定期检测血常规、血清肌酐和肌酸激酶等指标。

3. 预测疗效和优化治疗 有研究表明,除基线因素外,治疗早期病毒学应答情况可预测其长期疗效和耐药发生率。国外据此提出了核苷(酸)类似物治疗慢性乙型肝炎的路线图概念,强调治疗早期病毒学应答的重要性,并提倡根据 HBV-DNA 监测结果给予优化治疗。但是,各个药物的最佳监测时间点和判断界值可能有所不同。而且,对于应答不充分者,采用何种治疗策略和方法更有效,尚需前瞻性临床研究来验证。

4. 密切关注患者治疗依从性问题 包括用药剂量、使用方法、是否有漏用药物或自行停药等情况,确保患者已经了解随意停药可能导致的风险,提高患者依从性。

5. 少见、罕见不良反应的预防和处理 核苷(酸)类似物总体安全性和耐受性良好,但在临床应用中确有少见、罕见严重不良反应的发生,如肾功能不全、肌炎、横纹肌溶解、乳酸酸中毒等,应引起关注。建议治疗前仔细询问相关病史,以减少风险。对治疗中出现血肌酐、肌酸激酶或乳酸脱氢酶明显升高,并伴相应临床表现者如全身情况变差、明显肌痛、肌无力等症的患者,应密切观察,一旦确诊为尿毒症、肌炎、横纹肌溶解或乳酸酸中毒等,应及时停药或改用其他药物,并给予积极的相应治疗干预。

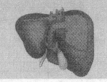

十八、目前使用的抗病毒药物如何比较

1. 核苷(酸)类似物的主要优缺点比较 核苷(酸)类似物的主要优点是在减少 HBV 活动性复制方面效果显著,患者耐受性良好。该类药物已拯救了大批患者,使患者生存期明显延长。但其存在以下主要缺点:①只对活动期慢性乙肝起效,对病毒复制只能抑制,不能杀灭清除。②远期疗效尚不够满意,特别是 HBeAg 转阴和抗-HBe 转换率不很高。③只要"大三阳"存在,停药复发率极高。④用药后的变异存在量和时间的问题。⑤药物毒性常随用药剂量的加大和用药时间的延长而增加。⑥药价昂贵,使一般人经济上难以坚持长期治疗。

2. 干扰素与核苷(酸)类似物的特点比较 目前,干扰素和核苷(酸)类似物在抗病毒治疗中都发挥了重要作用,各有其优缺点,两者相比如表 3 所示。

表 3 干扰素与核苷(酸)类似物的比较

项 目	α干扰素	核苷(酸)类似物
疗程	相对固定	相对不固定
疗效	相对持久	持久应答需要进一步资料证实
耐药变异	较少	长期应用可产生耐药变异
肝功能失代偿者	不适应(不能使用)	适应(可以使用)
不良反应	明显	少而轻微
给药方式	注射、不方便	口服(方便)
HBeAg 血清学转换率	较高	不如α干扰素
抑制病毒作用	不如核苷(酸)类似物强	强
其他		停药不当可出现病情反复

第四篇 治疗与康复

十九、我国上市的五种抗乙肝病毒药物治疗e抗原阳性的慢性乙肝如何比较

从以上介绍可知,现在我国已有干扰素、拉米夫定、阿德福韦酯、恩替卡韦和替比夫定5种抗病毒药物上市,以后还会有更多的新药上市。这些药物因给药方便,依从性好,耐受性好,且疗效确切,适用于不同阶段的慢性乙肝患者使用。但是,这些药物各有优、缺点,如表4所示。因此,患者应根据病情、经济情况、对病毒耐药和长期治疗的认识,在医生的帮助指导下精心慎重选择药物及时进行抗病毒治疗。

表4 我国上市的抗乙肝病毒药物治疗HBeAg阳性
慢性乙肝的优缺点比较

项目	干扰素	拉米夫定	阿德福韦酯	恩替卡韦	替比夫定
HBV-DNA阴转率	30%~37%	约60%	约50%	约80%	约70%
HBeAg阴转率	25%~33%	治疗1~5年16%~35%	治疗1~3年12%~43%	与拉米夫定相近	治疗1年约25%
HBsAg阴转率	3%~7.8%	罕见	不详	不详	不详
适应证	慢性乙肝	慢性乙肝、肝硬化	慢性乙肝、肝硬化	慢性乙肝、肝硬化	慢性乙肝、肝硬化
用药途径	注射	口服	口服	口服	口服
疗程	6~12个月	2年以上	2年以上	2年以上	2年以上
不良反应	较多、大	少见	少见,有潜在肾毒性	少见	少见
耐药情况	病毒变异少见,可产生干扰素抗体	病毒变异率高	病毒变异率低	病毒变异率低	病毒变异率中等
价格	高	低	中	高	中

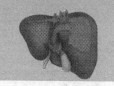

肝病患者的康复之道

二十、慢性乙肝患者是否需要终身服用核苷(酸)类似物

慢性乙肝患者是否需要终身服用核苷(酸)类似物是广大乙肝患者普遍关心的热点问题。广州南方医院感染内科专家骆抗先教授在他的最新有关论著中提示：目前使用的核苷(酸)类似物获得的疗效很不稳定，停药后绝大多数患者将复发，少数患者可能急性加重，甚至发生灾难性的后果。阿德福韦酯停药后风险更大，尤其需要警惕。这类药物需要长期治疗，尤其是"小三阳"和肝硬化患者没有确定的疗程，在相当长的时期内，维持治疗才能维持效果。患者在治疗前就需要了解自己不能随意停药，停药必须经过专科医生的检查分析。

用核苷(酸)类似物治疗中原"大三阳"转换为"小三阳"后效果才能比较稳定，但这类药物清除"大三阳"很慢，一般每年只有20%左右，而阿德福韦酯只有12%，不过并不是说需要一辈子服药。在获得"小三阳"后再巩固治疗2～3年，就可以在医生指导下尝试停药，停药后每3个月检查血清HBV-DNA，只要病毒水平不反跳，就能继续停药。

二十一、国际上是如何规定治疗慢性乙肝终点的

关于抗病毒治疗的疗程除用干扰素的疗程比较明确外(6～12个月)，其他核苷(酸)类类似物均要2年以上。2年以上是一个比较模糊不确定时间。到底"什么是慢性乙肝治疗的终点"及"何时才能停用抗病毒药物"，已成为广大医患双方所共同关注的焦点。在此，我们选择了2006～2010年国内外的一些防治乙肝专业性年会及相应的《乙肝治疗规范》、《慢性乙肝治疗指南》及荟萃分析作如下介绍。

(1)2006年美国肝病学会公布的《乙肝防治规范》中认为：当

第四篇 治疗与康复

慢性乙肝患者的 HBeAg 系统达到 HBeAg 转阴且抗-HBe 转阳，HBV-DNA 复制水平达到不可测，持续 6～12 个月时即可停药。而原来为 HBsAg、抗-HBc 阳性，HBeAg 阴性的"小二阳"和"小三阳"的患者应该长期进行抗病毒治疗。

（2）2007 年美国肝病研究学会（AASLD）公布的《慢性乙肝治疗指南》中认为：HBV-DNA 持续转阴的同时 HBeAg 血清学转换（即 HBeAg 转阴、抗-HBe 转阳）至少 6 个月可考虑停用抗病毒药物。HBeAg 阴性的慢性乙肝患者，在 HBsAg 转阴后即可停药。

（3）2008 年亚太地区肝病研究学会（APASL）公布的指南中规定：当 HBeAg 达血清学转换后，每 6 个月检测 1 次 HBV-DNA，连续 2 次测得 HBV-DNA 均达不可测水平时，可考虑停用抗病毒的核苷（酸）类似物。治疗前 HBeAg 为阴性的慢性乙肝患者，在 HBV-DNA 达到不可测水平后，每 6 个月检测 1 次，连续 3 次病毒复制保持阴性者可考虑停用抗病毒药物。

（4）2009 年 2 月欧洲肝病研究学会年会（EASL）临床实践指南特别强调 HBsAg 转阴后治疗目标：当 HBV-DNA 不可测后，应每 6 个月做 1 次 HBsAg 定量检测；使用核苷（酸）类似物 HBV-DNA 持续抑制的 HBeAg 阳性患者发生抗-HBe 血清学转阴后 48 周可停药观察；HBeAg 阴性患者宜长期治疗。

（5）2008 年范努能等在《Gut》杂志上发表了一项荟萃分析后指出：在治疗中只达到病毒学抑制而 HBeAg 始终未转阴患者，停药后 90% 以上出现病毒学反弹，反弹后的病毒载量也既往高。所以即使在用药期间达到了"方案"、"指南"中要求的停药标准，也并非意味着不再需要抗病毒治疗。复发后还需要继续抗病毒治疗。

二十二、如何在两类抗 HBV 药物中按个体化原则选择

目前，抗 HBV 的药物是干扰素和核苷（酸）类似物两大类，干扰素中又分普通干扰素和长效干扰素；核苷（酸）类似物也可分成

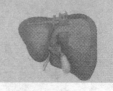

性质不完全相同的两类,一类是核苷类药物,包括拉米夫定、恩替卡韦、替比夫定;另一类是核苷酸类药物,包括阿德福韦酯、替诺福韦等。专家特别提示,在确定要抗病毒治疗前,医患必须多沟通,自己也应充分考虑周全,对每种药物的优缺点有大概的了解,权衡利弊后作出符合自己个体化情况的选择。一般来说,可分3个年龄段。

(1)青年患者:特别是很想生孩子的年轻女性,用核苷(酸)类似物不适宜,应该先用干扰素(禁忌证除外),疗程一般只需要1年,虽然只有一半人有效,但即使没有达到疗效"三终点"(HBV-DNA检不出、"大三阳"转"小三阳"和肝功能正常),多数也会病毒水平降低,肝功能正常,比治疗前会好多了;即使再用1个疗程,也不会影响人生大事,孩子出生后就可选择用核苷(酸)类似物了。

因此,一般来说,青年患者可先用干扰素,成功了(达到治疗三终点)肯定比核苷(酸)类似物好。不成功,免疫水平也有提高,再改用核苷(酸)类似物,也会比未用过干扰素的效果更好,但是要多花1万多元钱。先用核苷(酸)类似物对绝大多数患者除"大三阳"转"小三阳"较慢外,都会有效(病毒检不出,肝功能正常),不需要、也不适合再用干扰素,所以是一条抗病毒治疗的单行道。

然而,有些患者不适合用干扰素,如精神病、未控制的癫痫、自身免疫性疾病、未控制的糖尿病,未控制的中、重度高血压,心功能不全,酗酒、吸毒、黄疸、失代偿性肝病等,只能选择合适的核苷(酸)类似物治疗,这是没有办法的惟一办法。

干扰素治疗CHB对"大三阳"的转阴率较高,转换为"小三阳"达到疗效"三终点"停药后能持续抑制HBV复制,使炎症持续缓解,复发较少,抗病毒效果相对稳定,疗效有效的一部分患者数年内达到"小三阳"清除而痊愈。干扰素治疗的远期目标是防止向肝硬化和肝癌发展,这一效果已成为国内外肝病防治专家长期随访报告所肯定。

第四篇 治疗与康复

(2)中年患者:先用哪一种都可以。核苷(酸)类似物较稳当,口服方便、安全、能轻轻松松控制病情,口服药没有免疫反应,但要长期服药,用药时间长了会耐药、反弹,数年内不能停药,停药后多数会复发;干扰素治疗成功的患者已经激发了充分的免疫功能,对"大三阳"的清除率较高,转换成"小三阳"后停药能持续抑制HBV复制,使炎症持续缓解,停药后复发较少,抗病毒效果比较稳定,长期结果(防止肝硬化、肝衰竭和肝癌)比较有保障,治疗有效的患者数年内可能"小三阳"清除而痊愈,但只有一半人能成功。

(3)老年患者:特别是有糖尿病、心脑血管疾病者用干扰素不良反应多,可能有风险;用核苷(酸)类似物比较安全。许多老年人有长期用药(如降压药)的习惯,增加一种核苷(酸)类长期服用也能接受。

二十三、如何选择核苷(酸)类似物的不同品种

目前我国已批准上市的4个品种:拉米夫定、阿德福韦酯、恩替卡韦、替比夫定。估计替诺福韦酯不久也会在我国批准上市。到底首先选哪一种,若选用的耐药了,用什么药替代,在抗病毒治疗前,首先心中也要有个底。一般来说,可按以下原则选择。

(1) HBV-DNA$>10^7$拷贝/毫升者,要选作用最强的药恩替卡韦或替比夫定。等病毒检不出了,可以改用拉米夫定,价钱便宜很多。但有同类药交叉耐药的风险。

(2) HBV-DNA中等水平,可选用拉米夫定。

(3) HBV-DNA低水平,可用阿德福韦酯,作用虽弱,但开始1~2年内耐药的非常少,只要在12个月内能使HBV-DNA$<10^3$拷贝/毫升就可以了。

二十四、在抗病毒治疗中要不要用保肝药

一般原则抗病毒药物不可与降酶药联合使用,降酶药会影响

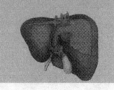

抗病毒效果，特别是干扰素治疗过程中可能 ALT 反而会升高，只要适当处理效果会更好。但有些人误以为无效而停用干扰素了；也有不少人在干扰素治疗过程中常规加用降酶药，虽然抑制了炎症，使 ALT 下降了，但却使干扰素不能充分发挥作用。干扰素的疗效与治疗期间的 ALT 水平有相关性，所以用干扰素期间，除非 ALT 太高，不宜常规合用降酶药。

如果病情急性加剧，如 ALT 升高几十倍，甚至出现黄疸时，最有效的是静脉滴注甘利欣或苦参素，很快就能使病情缓和。消炎降酶药物能缓和症状，阻止病情发展，如联苯双酯、双环醇临床已用了 20 多年了，作用快，不良反应很少。

严重的慢性乙肝患者在抗病毒治疗中有时也需要用护肝降酶药来控制症状；对晚期肝硬化和肝衰竭患者，消炎降酶和其他辅助疗法也是重要的对症治疗方法。所以，在抗病毒治疗中要不要用保肝药不能一概而言，应区别对待。

二十五、为什么干扰素不能与核苷（酸）类似物联合应用

干扰素必须激发免疫炎症才能清除 HBV；而应用核苷酸类似物很快使血清 ALT 恢复正常了，其抑制了肝内的炎症，不利于干扰素发挥作用。临床试验多次证明，乙肝专业会议多次论证，两药联合应用不能提高疗效。

《慢性乙肝防治措施》2010 年更新版提示：对于核苷（酸）类似物发生耐药者，亦可考虑改用或加用干扰素联合治疗，但应避免替比夫定和 PEG-IFN 联合应用。

干扰素治疗失败患者的血清 ALT 仍是升高的，可以改用核苷（酸）类似物，而且用了干扰素虽然未取得成功，可在一定程度上提高了免疫水平，比未用过干扰素的患者对核苷（酸）类似物的疗效会更好一些。

第四篇 治疗与康复

二十六、长期口服核苷(酸)类似物产生耐药后会带来什么危害

由于核苷(酸)类似物(NUC)仅能抑制 HBV 复制而不能杀灭病毒,停药后容易复发,所以需要长期服用。在停止核苷(酸)类似物治疗的患者中已有发生肝炎急性加重的报道。而长期服用核苷(酸)类似物又会产生耐药。一旦核苷(酸)类产生耐药后可带来以下危害:①将使后续治疗的药物疗效降低。②抵消了耐药前已获得的临床益处。③HBV-DNA 病毒复制量反弹,载量可超过治疗前水平。④ALT、AST 重新升高。⑤ HBeAg 血清转换率降低,已转换的 HBeAg 又重新转阳。⑥肝脏病理表现又出现恶化。⑦肝硬化患者会出现肝功能衰退和失代偿,促发重症肝炎和死亡。⑧肝移植后复发率增加。⑨耐药病毒的产生还可导致在人体内出现免疫逃逸。⑩耐药病毒株传播,可能造成严重的公共卫生问题。

二十七、美国对核苷(酸)类似物耐药的预防和治疗有哪些措施

美国肝病年会(AASLD)慢性乙肝临床指南中提出了预防耐药的"三策略"措施。

所谓耐药的三策略措施是指:耐药的起点预防,用药后对耐药应做早期预测,以及耐药后的救援治疗三项措施。

1. 耐药的起点预防 具体措施有以下 4 条:①严格掌握治疗适应证,避免不必要的治疗。对于肝脏炎症病变轻微、难以取得持续应答的患者(如 HBeAg 阳性的免疫耐受者),特别是<30 岁的患者应当尽量避免使用核苷(酸)类似物治疗。②启动核苷(酸)类似物治疗时选用抗病毒作用强和耐药发生率低的药物或采用联合治疗,尽量避免单药序贯治疗,预防多种耐药发生。③对原发性无应答患者应及时调整治疗方案,包括改用或联合使用作用更强的

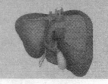

药物。④增强病人的依从性。

2. 用药后对耐药应做早期预测 自 Keeffe 等提出了核苷（酸）类似物治疗慢性乙肝（CHB）的路线图概念后，相继有不少学者认为最有用的检测指标是定量检测 HBV-DNA。根据 12 周检测结果，可以及早发现是否有原发性治疗失败。根据 24 周检测结果确定早期预测应答，包括完全病毒学应答、部分病毒学应答、不充分病毒学应答。其定义分别为治疗 24 周血清 HBV-DNA＜60 单位/毫升、＜2000 单位/毫升、＞2000 单位/毫升。Keeffe 等提出根据早期治疗结果来优化治疗的"路线图"。①对于原发性治疗失败且排除依从性问题的患者，建议改变治疗方案。②对于完全病毒学应答者，建议按原方案继续治疗，每 6 个月监测 1 次。③对于部分应答者，继续按原方案治疗，每 3 个月监测 1 次，根据检测结果决定是否改变治疗方案。④对于不充分病毒学应答者，改变治疗方案，包括联合使用无交叉耐药的药物，并每 3 个月监测 1 次。

3. 耐药后的救援治疗 在发生病毒学突破时可按不同耐药情况进行救援治疗。如表 5 所示。

表 5 　HBV 耐药变异的救援治疗策略

耐药类型	救援治疗策略
LAM 耐药	加用 ADV
	换用 2 倍计量的 ETV(1.0 毫克/日)
	加用 TDF(尚未被 SFDA 批准)
	换用 TDF+FTC(尚未被 SFDA 批准)
	换用 IFNα 或 PegIFN$_{\alpha\text{-}2a}$(尚需循证依据)
ADV 耐药	加用 LAM 或 LdT 或 ETV(对未用过 LAM 好)
	换用 TDF+FTC 或 TDF(尚未被 SFDA 批准)
	换用 IFNα 或 PegIFN$_{\alpha\text{-}2a}$(尚需循证依据)
ETV 耐药	加用 ADV 或 TDF(后者尚未被 SFDA 批准)
	换用 IFNα 或 PegIFN$_{\alpha\text{-}2a}$(尚需循证依据)

第四篇 治疗与康复

续 表

耐药类型	救援治疗策略
LdT耐药	与LAM-R处理基本相同
多药耐药	对LAM+ADV的多药耐药,TDF+FTC或TDF+ETV(尚未被SFDA批准)
	对LAM+ETV的多药耐药,TDF或TDF+FTC(尚未被SFDA批准)

LAM:拉米夫定;ADV:阿德福韦酯;ETV:恩替卡韦;LdT:替比夫定;TDF:替诺福韦;FTC:恩曲他滨;SFDA:国家食品药品监督管理局

二十八、我国对核苷(酸)类似物耐药的预防和治疗有哪些措施

我国2010年《慢性乙肝防治指南》对核苷(酸)类似物药耐药的预防和治疗措施主要包括5条。

1. 严格掌握治疗适应证 对于肝脏炎症病变轻微、难以取得持续应答的患者(如ALT正常、HBeAg阳性的免疫耐受期),特别是当这些患者<30岁时,应当尽量避免使用核苷(酸)类似物药治疗。

2. 谨慎选择核苷(酸)类似物 如条件允许,开始治疗时宜选用抗病毒作用强和耐药发生率低的药物。

3. 治疗中密切监测、及时联合治疗 定期检测HBV-DNA,以及时发现原发性无应答或病毒学突破。对合并艾滋病病毒(HIV)感染、肝硬化及高病毒载量等早期应答不佳者,宜尽早采用无交叉耐药位点的核苷(酸)类似物联合治疗。

4. 一旦发现耐药,尽早给予救援治疗 对于接受拉米夫定治疗的患者,一旦检出基因型耐药或HBV-DNA开始升高时就加用阿德福韦酯联合治疗,抑制病毒更快、耐药发生较少、临床结局较好。关于其他药物耐药患者的治疗临床研究相对较少,有关的治疗推荐意见主要根据体外研究结果。对于替比夫定、恩替卡韦发

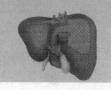

生耐药者,亦可加用阿德福韦酯联合治疗。对于阿德福韦酯耐药者,可加拉米夫定,或加替比夫定联合治疗;对于未应用过其他核苷(酸)类似物者,亦可换用恩替卡韦。对于核苷(酸)类似物发生耐药者,亦可考虑改用或加用干扰素类联合治疗,但应避免替比夫定和 PEG-IFN 联合应用,因为可导致外周神经、肌肉疾病。

5. 尽量避免单药序贯治疗　有临床研究显示,因对某一核苷(酸)类似物发生耐药而先后改用其他核苷(酸)类似物治疗,可筛选出对多种核苷(酸)类似物发生耐药的变异株。因此,应避免单药序贯治疗。

专家特别提示,长期只用一种核苷(酸)类似物不好,任何一种核苷酸类似物用长了都可能发生耐药,但又不能盲目换药,否则会发生交叉耐药。一般来说,核苷类似物(拉米夫定、替比夫定、恩替卡韦)与核苷酸类似物(阿德福韦酯、国外已上市的替诺福韦)之间替换。若用替比夫定去换拉米夫定,同是核苷类,相当于同一种药物延长使用,会产生交叉耐药。

最不好的是单药耐药后轮换,也就是说,等一种药耐药了换用另一种药,再耐药了再换。抗细菌的药很多,发生耐药了比较好替换(当然也要尽可能避免);核苷(酸)类似物只有核苷类与核苷酸两大类,核苷类的拉米夫定耐药了,可用核苷酸类的阿德福韦酯,如果阿德福韦酯也耐药了,可用恩替卡韦,但效力最低,一次要用2片,且价格高,更何况等到恩替卡韦再耐药了就把路走绝了。

以上专家的特别提示告诉我们,在进行抗病毒治疗前,必须根据自己的实际情况,在充分认知各类抗病毒药优缺点情况下,在专科医师指导下,对抗病毒药物进行科学的选择和万一耐药换药的处理,千万不要稀里糊涂,一知半解,自作聪明,自行其是。

在进行抗病毒治疗过程中,专家还特别提示,医患双方均要十分关注耐药及病情的反复。

第四篇 治疗与康复

二十九、耐药的产生与乙肝病毒的哪些因素相关

从以上分析的抗 HBV 核苷（酸）类似物的特点可知，所有核苷（酸）类似物在长期抗 HBV 的过程中，几乎都有可能先后出现 HBV 的基因变异和耐药问题。基于"没有病毒复制，就没有突变"的理论，病毒基因变异是导致病毒耐药的基础。在临床上首先出现病毒基因变异（即"基因耐药"），然后出现病毒学突破和病毒反弹（即"病毒耐药"），最后出现生化学突破（"临床耐药"），即肝功能异常，ALT 升高等一系列改变的临床症状。

专家认为，其耐药性的产生与 HBV 相关的因素有关，主要归纳为以下 5 个方面：①病毒变异频率。②病毒复制的程度和速率。③药物造成的选择性压力。④变异株复制的适合度。⑤肝内复制空间的利用度。

以上是专家们归纳的产生耐药与 HBV 相关的 5 个因素，是专业性很强的高度概括，其确切含义对于广大乙肝患者乃至一般非专科医生的广大医务工作者来说，不一定能完全理解，但是在我们看来这点并不重要，对医患双方来说这是产生耐药的外因，是 HBV 固有的特性，对患者来说是不可控的外因。而重要的是必须关心患者可以控制的发生耐药的诱因。

三十、发生耐药有哪些诱因

专家认为，在抗病毒治疗过程中病毒变异与患者的体质、生活习惯、免疫情况和用药及神经精神状态均相关。在对拉米夫定和阿德福韦酯发生耐药后分析诱因时认为与以下因素相关：①饮酒是促发病毒变异的最相关诱因。因此，慢性乙肝患者不管是否在进行抗病毒治疗，终身禁酒是绝对必要的。②感冒，特别是黏液病毒感染后出现的乙肝复燃，促进 HBV 对核苷（酸）类似物耐药。③对 HBV 缺乏认识，有明显恐怖心理和持续紧张的心态，也可因

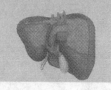

生气、发怒之后产生耐药。这一点在乙肝患者中包括自己在内是比较普遍存在的客观事实。④有的患者不注意饮食卫生,在上吐下泻和一次消化道感染后出现病毒耐药。⑤过度劳累,超负荷的工作、学习,导致免疫力下降后耐药。这一点也非常适合我自己,几次复发或反弹都与这点密切相关,尤其是2008年8月的ALT反弹与超负荷工作、过度劳累有关(装修房子、搬家、突击编写乙肝防治书等)。⑥乱用补品,乱用药,引起显性或隐性的药物间拮抗作用后产生病毒变异和耐药。所有这些因素是患者发生耐药或复发的内因,是自己可以控制避免发生耐药的内因。

最新研究资料显示,原有拉米夫定耐药的患者应用阿德福韦酯治疗已变异和耐药者的效果明显低于初治患者。序贯应用核苷(酸)类似物可能导致对多药的耐药,所以在联合用药或序贯用药时,一定要十分警惕耐药问题。

专家们提示,在制订治疗用药方案时首先应选择最强的核苷(酸)类似物,以迅速控制病毒复制。患者自身要注意纠正不良的生活习惯,严格禁酒,尽量能戒烟,防止感冒,切勿乱用药,尽量减少可能诱发病毒变异的几率。在治疗期间,严格监测,如果出现有临床意义的耐药要采取挽救措施,在专科医生指导下可加用或换用另一种核苷(酸)类似物或长效干扰素等。

专家提示:目前的医药水平在治疗慢性乙肝方面已取得显著成绩。但仍不能彻底清除HBV复制的模板(cccDNA),一旦在内因、外因的激发下,HBV仍可复燃。今后应从不同角度和不同的作用靶点探索新的疗法。此外,从中药或国内外植物药中提取的抗HBV的有效成分制成的新药也值得医患双方在临床中继续关注。

三十一、我国最新抗病毒治疗推荐意见怎样

我国《慢性乙肝防治指南》2010年更新版对慢性乙肝抗病毒

治疗提供了推荐意见。

1. 慢性 HBV 携带者和非活动性 HBsAg 携带者 慢性 HBV 携带者暂时不需抗病毒治疗。但应每 3~6 个月进行生化学、病毒学、甲胎蛋白和影像学检查，若符合抗病毒治疗适应证，可用 IFN-α 或核苷（酸）类似物治疗。对年龄＞40 岁,特别是男性或有肝细胞癌家族史者,即使 ALT 正常或轻度升高,也强烈建议做肝组织学检查确定其是否抗病毒治疗。

非活动性 HBsAg 携带者一般不需抗病毒治疗,但应每 6 个月进行一次生化、HBV-DNA、甲脂蛋白及肝脏超声显像检查。

2. HBeAg 阳性慢性乙型肝炎患者

(1)普通 IFN-α:300 万~500 万单位,每周 3 次或隔日 1 次,皮下注射,一般疗程为 6 个月。如有应答,为提高疗效亦可延长疗程至 1 年或更长。可根据患者的应答和耐受情况适当调整剂量及疗程;如治疗 6 个月仍无应答,可改用或联合其他抗病毒药物。

(2)聚乙二醇 IFN-α2a:180 微克,每周 1 次,皮下注射,疗程 1 年。具体剂量和疗程可根据患者的应答及耐受性等因素进行调整。

(3)聚乙二醇 IFN-α2b:1.0~1.5 微克/千克体重,每周 1 次,皮下注射,疗程 1 年。具体剂量和疗程可根据患者的应答及耐受性等因素进行调整。

(4)拉米夫定:100 毫克,每日 1 次,口服。在达到 HBV-DNA 低于检测下限、ALT 复常、HBeAg 血清学转换后,再巩固至少 1 年(经过至少两次复查,每次间隔 6 个月)仍保持不变、且总疗程至少已达 2 年者,可考虑停药,但延长疗程可减少复发。

(5)阿德福韦酯:10 毫克,每日 1 次,口服。疗程可参照拉米夫定。

(6)恩替卡韦:0.5 毫克,每日 1 次,口服。疗程可参照拉米夫定。

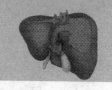

(7) 替比夫定：600毫克，每日1次，口服。疗程可参照拉米夫定。

3. HBeAg阴性慢性乙型肝炎患者 此类患者复发率高，疗程宜长。最好选用干扰素类或耐药发生率低的核苷（酸）类似物治疗。

(1) 普通 IFN-α：剂量用法同前，疗程至少1年。

(2) 聚乙二醇 IFN-α2a：180微克，剂量用法同前，疗程至少1年。具体剂量和疗程可根据患者耐受性等因素进行调整。

(3) 拉米夫定、阿德福韦酯、恩替卡韦和替比夫定：剂量用法同前，但疗程应更长：在达到 HBV-DNA 低于检测下限、ALT 正常后，至少在巩固1年半（经过至少3次复查，每次间隔6个月）仍保持不变、且总疗程至少已达到2年半者，可考虑停药。由于停药后复发率较高，可以延长疗程。

专家提示，我国 HBeAg 阴性慢性乙肝（CHB）患者的比例为37%～54%；所有这些患者均需长期治疗，治疗终点是 HBsAg 转阴。但长期以来，临床上没有给予 HBeAg 阴性 CHB 足够的重视。近年来，肝病学家对 HBeAg 阴性 CHB 的了解越来越深入，不断探索合适的治疗方案。目前，多数学者已达成共识，即应用核苷（酸）类似物进行长期抗病毒治疗，而阿德福韦酯和恩替卡韦都可作为长期治疗 HBeAg 阴性 CHB 的基础用药，是长期抗病毒治疗的一个好选择。现在，阿德福韦酯治疗 HBeAg 阴性 CHB 患者的疗效已经证实，系统的临床试验结果也即将公布，这些都将为阿德福韦酯的应用提供循证医学证据，并为中国的 HBeAg 阴性慢性乙型肝炎患者带来新的希望。

4. 代偿期乙型肝炎肝硬化患者 HBeAg 阳性者的治疗指征为 HBV-DNA ≥10^4 拷贝/毫升，HBeAg 阴性者为 HBV-DNA≥10^3 拷贝/毫升，ALT 正常或升高。治疗目标是延缓或减少肝功能失代偿和 HCC 的发生。因需要较长期治疗，最好选用耐药发生率低的核苷（酸）类似物治疗，其停药标准尚不明确。

干扰素因其有导致肝功能失代偿等并发症的可能，应十分慎重。如认为有必要，宜从小剂量开始，根据患者的耐受情况逐渐增加到预定的治疗剂量。

5. 失代偿期乙型肝炎肝硬化患者　对于失代偿期肝硬化患者，只要能检出 HBV-DNA，不论 ALT 或 AST 是否升高，建议在知情同意的基础上，及时应用核苷（酸）类似物抗病毒治疗，以改善肝功能并延缓或减少肝移植的需求。因需要长期治疗，最好选用耐药发生率低的核苷（酸）类似物治疗，不能随意停药，一旦发生耐药变异，应及时加用其他已批准的能治疗耐药变异的核苷（酸）类似物。

干扰素治疗可导致肝衰竭，因此，对失代偿期肝硬化患者属禁忌证。

三十二、慢性乙肝抗病毒治疗的一般流程怎样

《慢性乙肝防治指南》2010 年更新版为慢性乙型肝炎的抗病毒治疗提供了规范化的流程图，如图 12 所示。

三十三、国内外对乙肝肝硬化患者进行抗病毒治疗的建议（规定）及我国临床实践的效果怎样

1. 2007 年 11 月美国公布的慢性乙肝防治指南建议

（1）对代偿期乙肝肝硬化患者：ALT 升高正常值上限 2 倍以上或 HBV-DNA>10^4 拷贝/毫升，且仅有 ALT 轻度升高甚至正常时，均应考虑抗病毒治疗。并认为代偿性（期）乙肝肝硬化患者最好用核苷（酸）类似物治疗。因为干扰素相关的肝炎复发可促发肝功能失代偿，考虑到需长期治疗，初始者宜选用恩替卡韦或阿德福韦酯。

（2）对失代偿期肝硬化患者：应立即开始用核苷（酸）类似物治

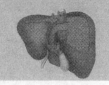

肝病患者的康复之道

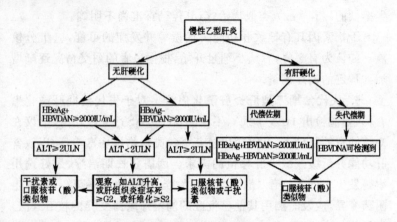

图 12　慢性乙肝抗病毒治疗的一般流程图

疗,以产生快速病毒抑制,不易产生耐药。拉米夫定或阿德福韦酯可用于初始治疗。拉米夫定和阿德福韦酯联合治疗可减少耐药的发生,并能较快获得病毒抑制。也可用替比夫定替换拉米夫定进行初始治疗。恩替卡韦对失代偿肝硬化很适用,并希望获得更多安全、有效的研究数据。

(3)已有失代偿的肝硬化患者:不建议用 α-干扰素或长效干扰素。

(4)其他:胸腺肽 $α_1$(日达仙)或胸腺五肽可配合抗病毒药物对失代偿或失代偿肝硬化患者进行免疫调节治疗。

2. 2009 年欧洲和美国肝病会议指南规定　对失代偿肝硬化患者初始治疗时,推荐拉米夫定+阿德福韦酯两药联合应用,以减少耐药风险,并能较快抑制病毒。

3. 我国临床实践的效果　我国解放军第 302 医院的专家也认为:核苷(酸)类似物可快速抑制 HBV 复制,但临床起效需要 3～6 个月,所以,对失代偿肝硬化患者应立即开始抗病毒治疗,不需要强调 HBV-DNA 及 ALT 水平是否升高等而延误了治疗良机。他们认为：乙肝肝硬化需要长期、安全、有效抗病毒，选用拉米夫定或阿德福韦酯时，一开始就联合起来治疗，他们对有经济条件的患者初始治疗就采用恩替卡韦（0.5毫克，每日1次）及对症处理3例失代偿性（期）肝硬化患者4年，发现其逆转失代偿指标效果较好，几乎98%可延长生存期，阻断疾病进展；对12例代偿期肝硬化患者治疗4年半均获得良好应答，无1例发生耐药。其中1例肝组织学明显改善。

三十四、抗病毒治疗中特殊情况如何处理

我国《慢性乙肝防治指南》2010年更新版提示如下。

1. 经过规范的普通干扰素α或聚乙二醇化干扰素α治疗无应答的慢性乙型肝炎患者 若有治疗指征可以选用核苷（酸）类似物再治疗。

2. 对于核苷（酸）类似物规范治疗后原发性无应答的患者 即治疗至少6个月时血清HBV-DNA下降幅度<2 log10，应改变治疗方案继续治疗。

3. 应用化疗和免疫抑制药治疗的患者 对于因其他疾病而接受化疗、免疫抑制药治疗的患者，应常规筛查HBsAg；若为阳性，即使HBV-DNA阴性和ALT正常，也应在治疗前1周开始服用拉米夫定或其他核苷（酸）类似物。

对HBsAg阴性、抗-HBc阳性患者，在给予长期或大剂量免疫抑制药或细胞毒药物（特别是针对B或T淋巴细胞单克隆抗体）治疗时，应密切监测HBV-DNA和HBsAg，若出现阳转则应及时加用抗病毒治疗。

在化疗和免疫抑制剂治疗停止后，应根据患者病情决定停药时间：①对于基线HBV-DNA<2 000单位/毫升的患者，在完成化疗或免疫抑制药治疗后，应当继续治疗6个月。②基线HBV-DNA水平较高（>2 000单位/毫升）的患者，应当持续治疗到和

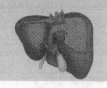

免疫功能正常慢性乙型肝炎患者同样的停药标准。③对于预期疗程≤12个月的患者,可以选用拉米夫定或替比夫定。④对于预期疗程更长的患者,应优先选用恩替卡韦或阿德福韦酯。⑤核苷(酸)类似物停用后可出现复发,甚至病情恶化,应予以高度重视。⑥干扰素有骨髓抑制作用,应当避免选用。

4. HBV/HCV 合并感染患者的治疗 对此类患者应先确定是哪种病毒占优势,然后决定如何治疗。如患者 HBV-DNA≥10^4 拷贝/毫升,而 HCV-RNA 测不到,则应先治疗 HBV 感染。对 HBV DNA 水平高且可检测到 HCV-RNA 者,应先用标准剂量聚乙二醇化干扰素和利巴韦林治疗3个月,如 HBV-DNA 无应答或升高,则加用拉米夫定或恩替卡韦或阿德福韦酯治疗。

5. HBV 和 HIV 合并感染患者的治疗 ①对于符合慢性乙型肝炎抗病毒治疗标准的患者,应当实施治疗。对一过性或轻微 ALT 升高(1~2×ULN)的患者,应当考虑肝活检。②对于未进行高效联合抗反转录病毒治疗药物(HAART)和近期不需要进行 HAART 治疗的患者(CD4＞500/立方毫米),应选用无抗 HIV 活性的药物进行抗乙型肝炎病毒治疗,如聚乙二醇化干扰素α或阿德福韦酯。③对于正在接受有效 HAART 的患者,若 HAART 方案中无抗乙型肝炎病毒药物,则可选用聚乙二醇化干扰素α或阿德福韦酯治疗。对于拉米夫定耐药患者,应当加用阿德福韦酯治疗。④当需要改变 HAART 方案时,除非患者已经获得 HBeAg 血清转换、并完成了足够的巩固治疗时间,不应当在无有效药物替代前就中断抗乙型肝炎病毒的有效药物。

6. 乙型肝炎导致肝衰竭的抗病毒治疗 由于大部分急性乙型肝炎呈自限性经过,因此不需要常规抗病毒治疗。但对部分重度或迁延、有重症倾向者,应该给予抗病毒治疗。

HBV 感染所致的肝衰竭,包括急性、亚急性、慢加急性和慢性肝衰竭,只要 HBV-DNA 可检出,均应使用核苷(酸)类似物抗病毒治疗。

7. 乙型肝炎导致原发性肝细胞癌的抗病毒治疗 初步研究显示,肝细胞癌(HCC)肝切除术时 HBV-DNA 水平是预测术后复发的独立危险因素之一,且抗病毒治疗可显著延长肝癌患者的生存期,因此,对 HBV-DNA 阳性的非终末期 HCC 患者建议应用核苷(酸)类似物抗病毒治疗。

8. 肝移植患者的抗病毒治疗 对于拟接受肝移植手术的 HBV 相关疾病患者,如 HBV-DNA 可检测到,最好于肝移植术前 1~3 个月开始服用拉米夫定,每日 100 毫克口服;术中无肝期给予乙肝免疫球蛋白(HBIG);术后长期使用拉米夫定和小剂量 HBIG(第一周每日 800 单位,以后每周 800 单位至每月应用 800 单位),并根据抗-HBs 水平调整 HBIG 剂量和用药间隔(一般抗-HBs 谷值浓度应大于 100~150 毫单位/毫升,术后半年内最好大于 500 毫单位/毫升),但理想的疗程有待进一步确定。对于发生拉米夫定耐药者,可选用其他已批准的能治疗耐药变异的核苷(酸)类似物。另外,对于复发低危者(肝移植术前 HBV-DNA 阴性,移植后 2 年 HBV 未复发),可考虑采用拉米夫定加阿德福韦酯联合预防。

9. 妊娠相关情况处理 育龄期女性慢性乙型肝炎患者,若有治疗适应证,未妊娠者可应用干扰素或核苷(酸)类似物治疗,并且在治疗期间应采取可靠措施避孕。

在口服抗病毒药物治疗过程中发生妊娠的患者,若应用的是拉米夫定或其他妊娠 B 级药物(替比夫定或替诺福韦),在充分告知风险、权衡利弊、患者签署知情同意书的情况下,治疗可继续。

妊娠中出现乙型肝炎发作者,视病情程度决定是否给予抗病毒治疗,在充分告知风险、权衡利弊,患者签署知情同意书的情况下,可以使用拉米夫定,替比夫定或替诺福韦治疗。

10. 儿童患者 对于 12 岁以上(体重≥35 千克)慢性乙型肝

炎患儿，其普通 IFN-α 治疗的适应证、疗效及安全性与成年人相似，剂量为 300 万～600 万单位/平方米体表面积，最大剂量不超过 1000 单位/平方米体表面积。在知情同意的基础上，也可按成年人的剂量和疗程用拉米夫定或阿德福韦酯治疗。

三十五、我国《慢性乙肝防治指南》对免疫调节治疗是怎样规定的

《慢性乙肝防治指南》2010 年更新版提示，免疫调节治疗是慢性乙型肝炎治疗的重要手段之一，但目前尚缺乏乙型肝炎特异性免疫治疗方法。进口的胸腺肽 α_1（日达仙）可增强非特异性免疫功能，不良反应小、耐受性良好、使用安全，对于有抗病毒适应证，但不能耐受或不愿意接受干扰素和核苷（酸）类似物治疗的患者，有条件可用胸腺肽 α_1 1.6 毫克，每周 2 次，皮下注射，疗程 6 个月。胸腺肽 α_1 联合其他抗乙型肝炎病毒药物的疗效尚需要大样本随机对照临床研究验证。

三十六、我国《慢性乙肝防治指南》对抗炎、抗氧化和保肝治疗是怎样规定的

《慢性乙肝防治指南》2010 年更新版提示，HBV 所致的肝脏炎症坏死及其所致的肝纤维化是疾病进展的主要病理学基础。甘草酸制剂、水飞蓟素制剂、多不饱和卵磷脂制剂及双环醇等，有不同程度的抗炎、抗氧化、保护肝细胞膜及细胞器等作用，临床应用可改善肝脏生化学指标。

抗炎保肝治疗只是综合治疗的一部分，并不能取代抗病毒治疗。对于 ALT 明显升高者或肝组织学明显炎症坏死者，在抗病毒治疗的基础上可适当选用抗炎保肝药物。不宜同时应用多种抗炎保肝药物，以免加重肝脏负担及因药物间相互作用而引起不良反应。

第四篇 治疗与康复

三十七、我国《慢性乙肝防治指南》对抗纤维化和对症治疗是怎样规定的

有研究表明,经 IFN-α 或核苷（酸）类似物抗病毒治疗后,从肝组织病理学可见纤维化甚至肝硬化有所减轻。因此,抗病毒治疗是抗纤维化治疗的基础。

《慢性乙肝防治指南》2010 年更新版提示,多个抗肝纤维化中成药方剂在实验和临床研究中显示一定疗效,但需要进一步进行大样本、随机、双盲临床试验,并重视肝组织学检查结果,以进一步验证其疗效。

三十八、我国《慢性乙肝防治指南》对患者随访有什么要求

《慢性乙肝防治指南》2010 年更新版提示,治疗结束后,不论有无治疗应答,停药后半年内至少每 2 个月检测 1 次 ALT、AST、血清胆红素（必要时）、HBV 血清学标志和 HBV-DNA,以后每 3～6 个月检测 1 次,至少随访 12 个月。随访中如有病情变化,应缩短随访间隔。

对于持续 ALT 正常且 HBV-DNA 阴性者,建议至少每 6 个月进行 HBV-DNA、ALT、甲胎蛋白和超声显像检查。对于 ALT 正常但 HBV-DNA 阳性者,建议每 3 个月检测 1 次 HBV-DNA 和 ALT,每 6 个月进行甲胎蛋白和超声显像检查;必要时应做肝组织学检查。

对于慢性乙型肝炎、肝硬化患者,特别是肝癌高危者（>40 岁,男性、嗜酒、肝功能不全或已有甲胎蛋白增高者）,应每 3～6 个月检测甲胎蛋白和腹部超声显像（必要时做 CT 或 MRI）,以早期发现肝癌。对肝硬化患者还应每 1～2 年进行胃镜检查或上消化道 X 线造影,以观察有无食管胃底静脉曲张及其进展情况。

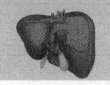

第三节 丙肝的治疗

一、丙肝与乙肝有哪些异同点

尽管丙肝病毒(HCV)与乙肝病毒(HBV)在生物学上存在许多差异,但丙肝与乙肝在临床等方面也存在许多类同点。

(1)病毒感染传播方式相似:HCV 与 HBV 两者均主要经过血液或输血制品方式传播。

(2)临床表现相似:但丙肝无症状及无黄疸病例较乙肝多见,丙肝有些患者不易被发现,丙肝病毒抗体(抗-HCV)未列入体检常规项目,而乙肝表面抗原(HBsAg)原已列入体检常规项目,但2009 年 12 月 29 日卫生部宣布取消入学、就业体检中"乙肝五项"检查。因此,丙肝患者常在肝功能检查异常(通常表现为单项 ALT 升高),持续不降或反复波动,且 HBsAg 又是阴性时,才查丙肝抗体或 HCV-RNA 阳性时才发现。

(3)丙肝与乙肝均有向肝炎慢性化及肝硬化发展的倾向:其发生率 HCV 比 HBV 更高,丙肝发展为原发性肝细胞癌(HCC)的危险性更大。

(4)由于 HCV 与 HBV 传播途径相似,所以丙肝与乙肝可以重叠感染,且重叠感染较单个感染发生重症肝病率和病死率要高,表明 HCV 与 HBV 重叠感染可加剧肝脏的损害。

(5)HCV 也可能有性传播及母婴垂直传播:但不如乙肝发生率高。

二、丙肝的发病机制是什么

丙肝的发病机制至今尚不完全清楚,有的专家认为有如下 3 种可能。

第四篇 治疗与康复

1. 丙肝病毒感染的直接致病作用 HCV在肝细胞内复制的同时,引起肝细胞结构和功能改变,或干扰肝细胞内蛋白质合成致肝细胞变性和坏死。

2. 与免疫反应有关 专家们认为可能表现在以下两个方面:一是细胞介异的免疫性损伤可能是HCV致肝脏病变的主要原因。具体可能是通过激活病毒特异性细胞毒性T细胞而引起肝损伤。丙肝组织病理学的主要特征之一是汇管区淋巴细胞聚集,甚至形成淋巴滤泡,淋巴细胞的浸润说明与免疫反应有关,但具体阐明有待进一步研究。二是与自身免疫有关,HCV感染常伴有自身免疫性疾病的一些临床特征表现。

3. 其他因素 有可能通过非特异性炎症细胞释放细胞因子,特别是γ-干扰素而引起的肝损伤。

三、怎样治疗丙肝

得了丙肝并不是得了绝症,关键是早筛查,及时发现、及早治疗,而且丙肝越早治疗,疗效越好。通过干扰素联合利巴韦林治疗,只要疗程足够,是可以治愈的。各类丙肝的治疗方案如下:

1. 急性丙肝治疗方案 急性丙肝治疗与急性乙肝治疗措施基本一致,早期需强调卧床休息。丙肝只有25%左右发生黄疸,肝功能检查大多为单项ALT轻、中度升高。多数学者认为,因急性丙肝慢性化发生率较高(50%~80%),因此应早期进行抗病毒治疗,且已有研究资料表明干扰素治疗对阻碍急性丙肝慢性化有重要作用,因此一旦检测到HCV-RNA阳性,即使肝功能正常,也应立即开始抗病毒治疗。方案为α干扰素300万单位,隔日1次,肌内或皮下注射,疗程为6个月,可同时服利巴韦林每日800~1000毫克。

2. 慢性丙肝治疗方案 急性丙肝未经规范化治疗或虽经干扰素抗病毒治疗,但仍有部分HCV核糖核酸(HCV-RNA)在血

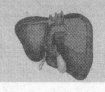

清中持续呈阳性或间歇阳性而为慢性丙肝。

关于慢性丙肝的治疗,在1990年第七届国际病毒性肝炎会议上推荐用α干扰素每次300万单位,隔日1次,疗程至少6个月。据报道,有效率为33%～53%。国内大多采用日本学者的治疗方案,即α干扰素每次300万单位,每日1次,共4周,随后采用隔日注射,4～6个月为1个疗程。北京地坛医院的有关专家采用以下方案:

(1)普通α干扰素联合利巴韦林:α干扰素剂量为300万～500万单位,每周3次,肌内或皮下注射,联合利巴韦林每日800～1 200毫克,疗程6～12个月。

(2)长效干扰素联合利巴韦林:长效干扰素每次135微克,或每次180微克,或者长效干扰素每日1.0～1.5微克/千克体重,每周1次,皮下注射,联合口服利巴韦林每日800～1 000毫克,至少6～12个月。

少数患者服用利巴韦林可能出现溶血性不良反应(如血红蛋白下降),但是在专科医师的指导和监测下,可以安全应用。对于不能耐受利巴韦林不良反应者可减少剂量或单用干扰素治疗。

慢性丙肝治疗后复发率较高,复发后可再次用以上方案治疗。延长疗程可提高疗效、减少停药后的复发。

3. 丙型肝炎肝硬化的治疗方案

(1)代偿期肝硬化的治疗:对符合抗病毒治疗指征的患者进行抗病毒治疗。采用小剂量或常规剂量干扰素治疗,应密切观察及时调整治疗方案。

(2)失代偿期肝硬化的治疗:有条件的患者可选择肝移植治疗。因患者耐受力下降,原则上不主张使用干扰素。但是,可以考虑小剂量干扰素治疗,但需要密切的观察监测。根据北京地坛医院有关专家临床经验的相关报道,小剂量干扰素虽然不能有效抑制病毒,但可以控制病情进展,并能降低门静脉压力,在有经验的专科医生进行安全性评估后,可以为患者设计个体化治疗方案。

第四篇 治疗与康复

四、怎样评估治疗丙肝的疗效

国内外对丙肝治疗效果判断标准已基本统一,分为治疗结束时(EOT)和停药6~12个月随访结束时(EOF)的生化学和病毒学情况判定,真实疗效以随访结束时为准。

(1)完全应答(CR)或持续应答(SR):同时具备以下两项指标者:①生化学指标正常。②病毒学指标HCV-RNA持续阴性。

(2)部分应答(PR):①生化学指标ALT复常。②病毒学指标HCV-RNA阴转后又复阳。

(3)复发:治疗结束后ALT复常后又上升或HCV-RNA阴性转阳性。

(4)反弹:治疗期间HCV-RNA载量降低或阴转,但尚未停药即出现HCV-RNA载量上升或转为阳性。

(5)无应答:治疗结束时ALT仍高于正常值,或HCV-RNA仍然阳性。

疗效评估对丙肝在治疗过程中调整治疗方案有一定的作用。

五、影响干扰素治疗丙肝的因素有哪些

据有关资料显示,专家们归纳影响干扰素治疗丙肝有十大因素。

(1)HCV基因(亚型):以Ⅲ(2a)型和Ⅳ(2b)型对α干扰素治疗的反应性较好。两者对干扰素治疗的完全应答率显著高于Ⅰ(1a)型和Ⅱ(1b)型。其中(1b)型的疗效又优于Ⅰ(1a)型。

(2)血清HCV-RNA的水平:治疗前HCV-RNA水平低于10^6拷贝/毫升者,疗效好。

(3)HCV-RNA变异:主要是Ⅱ(1b)型。如果在其非结构区NS5A2209~2248的氨基酸序列发生变异,可以提高α干扰素的治疗效果。因此,该区域又称"干扰素敏感性决定区"。

(4)急性丙肝应用α干扰素疗效显著:可能是由于感染时间

短,侵犯组织程度尚轻。随着时间延长对α干扰素的应答率降低。慢性丙肝伴肝硬化患者反应差。对慢性丙肝,病程长短和有无肝硬化是预测α干扰素疗效的重要因素。

(5)肝组织炎症活动指数(HAI):也是一个重要预测因素。HAI越高,表明炎症程度越重,疗效也越差。

(6)肝组织中α干扰素受体mRNA含量:α干扰素受体mRNA含量高者,对α干扰素反应好。

(7)肝组织中的铁含量与血清铁水平:肝组织与血清铁的含量增高可影响干扰素与干扰素受体的结合,使干扰素不能充分发挥作用。因此,降低肝组织和血清铁的含量有利于提高对α干扰素的应答率。

(8)α干扰素的剂量与疗程:研究表明,初始大剂量强化治疗,有可能防止HCV的持续感染,减少因HCV突变而对α干扰素产生耐药。目前,α干扰素治疗丙肝常用剂量为300万~500万单位,每周3次或隔日1次,肌内或皮下注射,联合利巴韦林每日800~1 200毫克,疗程6~12个月。延长疗程3个月或更长,可以提高持续应答率。

(9)α干扰素治疗后HCV-RNA转阴的早与晚:早期即转阴者大都是持续应答者,预后良好。

(10)联合用药:与其他抗病毒药如利巴韦林、免疫促进剂等联合用药可提高α干扰素治疗的应答率。

此外,年轻患者对α干扰素治疗的反应性比老年患者要好。输血后丙肝比散发性丙肝患者易出现完全反应。某些人类白细胞基因(HLA)如HLADRB10401比其他HLA基因型对α干扰素敏感等。

总之,专家认为影响α干扰素治疗丙肝的因素很多,也非常复杂,必须综合分析,才能提高有效预测的可靠性。对此,每一个丙肝患者必须认识到在用α干扰素治疗时,疗效不能横向比,因个人

六、干扰素治疗丙肝无反应者应该怎么办

专家提示,如果用α干扰素300万单位肌内注射,每周3次,3个月后无反应,可以加大α干扰素剂量,改为500万单位,一些患者出现应答。加用利巴韦林联合治疗,比单用α干扰素再治疗更有效,能够使部分无应答者转为有应答,获得血清生化指标如ALT的改善。也可用胸腺肽α_1治疗,使HCV-RNA转阴。

七、慢性丙肝用干扰素治疗后复发应该怎么办

专家提示,慢性丙肝用α干扰素治疗后血清ALT降低或恢复正常,临床症状改善,但停药后又复发者较为常见。对于这类患者继续用α干扰素治疗大部分人仍然有效。最近研究表明,α干扰素与利巴韦林联合应用不仅可以提高疗效,而且能够获得持续应答。因此,对α干扰素治疗有效但停药后又复发的慢性丙肝患者推荐用α干扰素和利巴韦林联合治疗。具体方案为α干扰素300万单位,肌内注射,每周3次,同时口服利巴韦林,每日1 000～1 200毫克,疗程为12个月。

过去用α干扰素治疗慢性丙肝疗程一般为6个月,现在认为是不够的。延长疗程,如连续用药12个月,甚至18个月能够显著降低停药后的复发率。临床经验证明,仅仅增大α干扰素剂量不一定能明显提高疗效,而不良反应却增加。

八、丙肝病毒抗体阳性而肝功能正常者应该怎么办

对一些丙肝病毒抗体(抗-HCV)阳性而肝功能正常者,首先应进一步检查。可通过反转录-聚合酶链反应(RT-PCR)方法检测血清丙肝病毒核糖核酸(HCV-RNA)定量,如果为阴性,且肝功能持续正常者,则不必治疗,继续观察。抗-HCV阳性可能属假阳

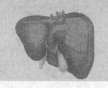

性或丙肝已痊愈处于恢复期,抗-HCV 尚未消失。必要时需用重组免疫印迹试验进行验证,并定期随访。若 HCV-RNA 阳性,说明病毒有复制,就应考虑抗病毒治疗。

九、干扰素治疗丙肝过程中引发自身免疫性肝炎者应该怎么办

慢性丙肝在感染过程中,可产生多种自身抗体,提示 HCV 有可能引起自身免疫现象,应用干扰素治疗丙肝可诱发潜在的自身免疫性肝炎,所以对有自身免疫性疾病史或存在自身抗体的患者应慎用或避免使用干扰素治疗。如果在干扰素治疗过程中引发自身免疫性肝炎,应立即停用干扰素,并进行免疫抑制治疗,如泼尼松或甲泼尼松加硫唑嘌呤。对干扰素治疗中诱发的自身免疫性肝炎,免疫抑制疗法效果良好。

十、女性慢性丙肝妊娠了应该怎么办

由于 HCV 血症水平较低,因此其传染性大大低于乙肝。虽然目前专家们认为通过母婴垂直传播给新生儿 HCV 的机会较少,但检测 HCV-RNA 的初步研究结果提示,存在由母亲传播给新生儿 HCV 的可能性,由于目前还没有预防丙肝的接种疫苗,所以要降低婴儿感染机会,母亲在妊娠之前进行积极治疗非常重要。在血清 ALT 恢复正常并稳定,最好 HCV-RNA 也转阴后再考虑妊娠较好。

第四节 慢性肝病并发症的治疗

一、慢性肝病患者要十分重视合并糖尿病的治疗

慢性肝病并发糖尿病患者的病情复杂,如有一些有糖尿病倾

第四篇 治疗与康复

向或隐性糖尿病的患者在治疗慢性肝炎的过程中可能转为临床糖尿病,而在治疗糖尿病过程中为了控制血糖服用了对肝脏有损害的降糖药又加重了肝脏的损害,或已确诊为糖尿病的患者血糖控制往往较差,使慢性肝病并发糖尿病患者得不到个体化的抗病毒治疗。因此,加强慢性肝病患者防治并发糖尿病的观念,以及临床医师提高对慢性肝病并发糖尿病的诊治水平是十分必要的。北京地坛医院肝科门诊专设慢性肝病合并糖尿病诊治专家,为这类患者进行两病兼顾治疗举措,值得其他医院借鉴。

二、慢性肝病并发糖尿病时的治疗应遵循哪些原则

1. 糖尿病或降糖药引起的肝损害治疗原则 停用口服降糖药,改为胰岛素治疗,尽量控制血糖稳定,适当应用1～2种保肝药治疗。

2. 肝源性糖尿病的治疗原则 治疗以控制肝病为主,同时注意控制血糖。糖尿病病情较轻的患者,在肝病治疗好转后,血糖亦可随之好转。

3. 糖尿病与肝炎为独立存在的两种疾病治疗原则 保肝和降糖治疗同样重要。

三、慢性肝病并发糖尿病时治疗糖尿病的特点是什么

1. 适当运动及合理膳食 与单纯的糖尿病相似,饮食控制和适当运动是必需的。运动量应视肝脏病情的轻重而定。肝病恢复需要适当的休息,在体力允许情况下,以活动后休息15分钟可以恢复为宜。每次的活动强度不宜过大,以少量多次的活动为好。散步、游泳、打太极拳、缓慢登山都是可供选择的运动方式。

在饮食方面:一般成年人每日可给予蛋白质约100克(如猪瘦肉),并发肝性脑病,血氨升高者应减半或暂时禁食蛋白质。肝硬化伴食管胃底静脉曲张者,要减少或禁止食用粗纤维食物。

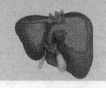

2. 合理选择降糖药 饮食和运动疗法控制血糖不满意时,需要加用降糖药物治疗。但是各类口服降糖药对肝脏均有不同程度的损害,所以要慎用。

就肝病患者而言,α葡萄糖苷酶抑制药的安全性相对来讲比磺脲类及双胍类高,但有腹胀、腹泻、排气、肠鸣等不良反应。消化道症状较明显的肝病患者待症状缓解后再用,也可同时应用调节肠道菌群药物,如整肠生(主要成分为地衣芽胞杆菌)、双歧三联活菌(贝飞达)等,缓解上述不良反应。

双胍类药物能降低胰岛素抵抗,适合较胖的患者,但是对肝功能影响最明显,有发生乳酸性酸中毒危险的患者应慎用。

磺脲类药物在严重肝炎、肝硬化和肝癌患者中禁用。轻度肝炎和早期肝纤维化患者,可选择不良反应较少、对肝肾损害较轻的药物,如格列齐特、格列喹酮等。

罗格列酮在慢性肝炎合并糖尿病患者中已有应用,曲格列酮是罗格列酮的第一代产品,因有严重的肝损害而禁用于肝病患者。因而,专家们不建议在严重肝病患者中使用曲格列酮。

胰岛素对肝脏无损害,但缺点是常年注射应用不方便。使用方法与普通糖尿病治疗相似。因口服降糖药均有不同程度的肝损害,专家们建议应用胰岛素的条件适当放宽,即早期应用胰岛素,部分患者肝病恢复或好转后血糖水平下降,可再调整为口服降糖药。

3. 适当放宽血糖控制标准 低血糖对机体细胞,特别是肝细胞能量代谢有直接的影响。肝脏受损害时对糖的转化能力降低,易出现低血糖反应,特别是重症肝炎及肝癌患者,从而引发多脏器功能损伤。因此,与普通糖尿病的控制标准比较,肝病患者控制血糖的满意标准可适当放宽,达到普通糖尿病患者的良好水平即可。即空腹血糖为4.4~6.66毫摩/升,餐后2小时血糖≤7.77毫摩/升,糖化血红蛋白6%~7%。部分患者肝功能好转后血糖会随之

第四篇 治疗与康复

下降,应适当减少降血糖药物的用量,防止发生低血糖。

四、慢性肝病并发糖尿病时治疗肝病的特点是什么

1. 保肝治疗

(1)保肝治疗药物的选择:与病毒性肝炎的治疗相似,但需要注意甘草甜素类制剂应用一段时间后,可能会造成血糖和血压升高。肝脏炎症较明显的患者,在应用中应注意血糖及血压的控制,肝功能恢复后尽快减量和停用。

(2)避免使用含糖制剂的保肝药:因为有些中药味苦,为改善这类药物的口感,往往加入的糖量较多。对此,应选择无糖制剂的保肝药,如利肝隆颗粒、健脾益肾颗粒等保肝降酶无糖制剂的中成药。

(3)控制静脉输液的含糖量:可在液体中给予胰岛素,按照葡萄糖:胰岛素为 2~4:1 的比例配制输液。

2. 抗病毒治疗 对病毒复制活跃、肝功能异常的患者,专家建议应进行抗病毒治疗。药物的选择原则上与治疗病毒性肝炎相同。免疫调节药应用较安全,对血糖没有影响,可配合抗病毒治疗。

原则上选用核苷(酸)类似物,因该类药对血糖无明显影响,乙肝患者应用较安全,剂量及疗程无需调整。丙肝患者一般不用核苷(酸)类似物,而用干扰素。但是干扰素对血糖的影响是明确的,严重的肝和难以控制血糖的糖尿病患者禁用干扰素。合并糖尿病的肝病患者应用干扰素进行抗病毒治疗的前提条件是血糖必须稳定。对于暂时未发现糖尿病的患者,用干扰素前也应详细询问病史、家庭史,监测空腹、餐后 2 小时血糖及糖化血红蛋白。如有糖耐量异常或亲属中有糖尿病患者的,用药期间必须监测血糖,同时嘱其控制糖的摄入,适当活动,以减少诱发因素。

既往认为,肝硬化失代偿期合并糖尿病的患者应避免用干扰

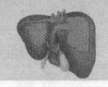

素。2004年美国曾报道丙肝肝硬化失代偿期患者应用小剂量干扰素可降低门静脉压力,减少消化道出血的几率。同时小剂量干扰素还可延缓肝纤维化、降低肝癌的发生率。北京地坛医院近几年给肝硬化失代偿期合并糖尿病的患者采用了小剂量干扰素治疗,亦取得了一定的疗效,也有较好的安全性。但在基层医院,由于监控手段和经验有限,不建议使用。

五、什么是肝肾综合征,治疗肝肾综合征的原则是什么

肝肾综合征(HRS)也称功能性肾衰竭,是指严重肝脏疾病患者继发的急性肾衰竭,但肾脏无明显病理学改变,若将这种肾脏做肾移植,其功能可恢复。HRS的临床表现与肾前少尿或无尿相似,但应用扩充血容量的方法并不能使其好转,肝功能改善后,少尿或无尿现象则可随之好转。若无改善,则预后较差。

目前,治疗HRS仍十分困难。因此,在治疗肝病,改善肝功能的同时,应注意预防肝肾综合征,改善肾血流量,避免任何原因引起的有效循环血量不足,杜绝有损肾功能的因素。病程一旦出现少尿或无尿,应立即按照肝肾综合征采取积极治疗措施。

六、治疗肝肾综合征有哪些有效措施

1. 一般治疗 主要包括卧床休息,限制水钠摄入,每日进水量(毫升)=前日尿量(毫升)+500~700毫升。卧床休息有利于增加肾血流量及水钠排泄,防止水钠潴留加重。

2. 消除诱因治疗 治肝病的并发症,消除HRS发生的诱因,禁用肝、肾毒性药物和非甾体类抗炎药物,如红霉素、卡那霉素、布洛芬和吲哚美辛等。积极防治消化道出血、感染、电解质代谢紊乱及容易导致血容量降低,危及肾微循环的并发症,避免过量利尿和多次大量放腹水。

3. 利尿治疗 利尿治疗是保持肝硬化患者稳定尿量的有效

手段，一般以醛固酮拮抗药为主，辅以襻利尿药。利尿过程中注意防止电解质紊乱。

4. 血管活性药物治疗 在肾灌注压充足情况下，应用血管紧张素转化酶抑制药（ACEI）、多巴胺、前列腺素 E_1（PGE_1）等血管扩张药。肾灌注压不足者，应用血管收缩药物。

5. 扩容治疗 有效循环血量不足可能是 HRS 的始动因素。在本病早期，尤其是与肾前尿毒症难以区别时，应行扩充血容量治疗。一般依据临床状况（尿量、血压、血肌酐等）及中心静脉压（CVP）作为监测指标以掌握扩容量，需注意补液勿过量。

6. 非药物治疗 ①透析治疗。血液透析或连续性肾脏替代治疗（CRRT）是治疗急性、慢性肾衰竭的有效方法，但对 HRS 的治疗价值尚难肯定，此方法本身只是一种暂时的支持治疗，不能从根本上改善患者的预后，故在临床上一般只选择性地应用于部分急性肝衰竭或慢性肝病并发 HRS 准备肝移植的患者。②介入治疗。它是一种经颈内静脉肝内门体分流术（TIPS）。有专家认为 TIPS 可作为 HRS 患者接受肝移植前的过渡治疗。目前也有专家认为尽管 TIPS 对门静脉高压、难治性腹水及食管胃底静脉出血有效，但对 HRS 的疗效仍需进一步研究认证。③外科治疗。主要指肝移植。HRS 治疗成功的关键是基础肝病的恢复和逆转。随着肝功能的好转，肾功能也逐渐恢复，因此肝移植是惟一可以挽救终末期患者的措施。

第五节 中晚期肝病的治疗

一、肝硬化的主要病因是什么

引起肝硬化的病因很多，不同地区的病因也不完全相同。在我国 40%～90% 的肝硬化与 HBV 的携带者和持续感染有关；

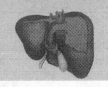

10%~20%可能由HCV引起。近年来,随着国民生活水平的提高和生活方式的改变,酒精性肝硬化与脂肪性肝硬化的发病也明显增加。近年还发现滥吃中西药、环境污染、吸入化学毒物等因素所致的肝损害都可能成为肝纤维化、肝硬化的病因。自身免疫性肝炎、原发性胆汁性肝硬化,以及肝豆状核变性、白血病、α_1抗胰蛋白酶缺乏等遗传性代谢性疾病,均可引起肝硬化。随着科学的发展和诊断技术的改进,目前认识到过去的"隐源性肝硬化"很可能是由持续性肥胖、脂肪肝、高血压、非胰岛素依赖性糖尿病(2型糖尿病)、中老年人肝脏代谢失调和非酒精性脂肪肝发展而来。

二、肝硬化能治好吗

形成肝硬化的病理因素,一是肝组织广泛纤维化,二是肝细胞广泛小结节再生。形成肝硬化的病因是多种多样的。长期饮酒会引起酒精性肝硬化;脂肪肝也会引起肝硬化。肝硬化不仅是肝癌发生发展的基础,而且发展到失代偿期可以出现肝腹水、肝性脑病、消化道出血、腹膜炎、其他脏器的继发性感染、肝肾综合征等难以拯救的并发症,直接危及生命。因此,过去一直认为肝硬化是人生终末期病症,不可逆转,慢性肝炎患者最担心和害怕的就是这个结局。

其实慢性乙肝发展的肝硬化,最轻的实际上只是有少数小结节形成的重度肝炎,通常叫做早期肝硬化,早期肝硬化用血清、B超和CT检查都不行,只有肝穿刺才能查出来。

近年来,国内外研究和临床实践表明,肝硬化如能早期发现,找出和真正去除早期肝硬化形成的病因,及时配合医师治疗,消除诱因,采取有效治疗措施,早期肝硬化是完全可以逆转的。即使已是中、晚期肝硬化的患者,积极采取中西医结合、内外科协同的治疗措施,也能明显延长生命、改善生活质量。

第四篇　治疗与康复

三、治疗肝硬化医患双方应该怎么做

《慢性乙肝防治指南》提供了规范化的肝硬化的治疗方略,主要必须针对病因,解决源头问题。由于绝大多数肝硬化的起因是慢性乙肝和慢性丙肝,由于乙肝和丙肝引起的肝硬化,在医学上称之为肝炎后肝硬化,对于肝炎后肝硬化患者,应该标本兼治。首先考虑抗病毒治疗,最好是在肝炎肝硬化早期进行,使用核苷(酸)类似物或α干扰素或γ干扰素等。中药制剂,如复方鳖甲软肝片、扶正化瘀胶囊可以抑制贮脂细胞增殖,降解胶原组织。临床显示,使用中药制剂后,门静脉压力有所下降,脾脏回缩,各项肝纤维化指标有明显下降,证明肝纤维化和早期肝硬化是可以逆转的。

专家特别提示:对肝硬化患者的治疗,对医生来说,要有全局观念。当医生获得较全面的循证资料后,就应按《慢性乙肝防治指南》的要求,为患者制订一个较系统、长远的治疗规划和定期随访计划;对患者来讲,千万不要被肝硬化的诊断吓倒或麻痹大意、自作主张按广告宣传用药的错误做法,这些都是要吃大亏和走弯路的。

四、怎样掌握肝硬化治疗的合理用药

迄今为止严格来说,治疗肝硬化和治疗慢性肝病一样没有特效药物。肝硬化患者一定要在正规医院专科临床医师指导下合理用药。一般来说,应掌握以下几点。

1. 慎用各种保肝药　目前市场上的"护肝"类药物品种繁多,一些虚假广告宣传的治疗肝硬化的"灵丹妙药"千万不要相信,以免受骗上当。如果肝功能正常,一般不宜服用护肝药,若出现肝功能异常(如 ALT 升高或胆红素升高等)可选 1～2 种护肝降酶降黄药物治疗,如肝得宁、茵栀黄等。

2. 适当补充维生素　各种维生素和微量元素对维持人体细

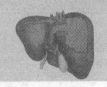

胞的正常代谢必不可少。一般来说,要求患者饮食中有足够的新鲜蔬菜、水果和适量的蛋白质食品,这样可以从食物中获得足够的维生素和微量元素,无需专门服用这类药物。但目睹现实生活中市场上的许多蔬菜和水果往往农药超标,菜市场管理措施不力,难以得到有效控制。有些患者担心蔬菜和水果中的农药含量过多,而药毒要靠肝脏降解,多吃反而增加肝脏负担,所以蔬菜不敢多吃;水果含糖量过高,糖尿病肝病患者,又不敢多吃。至于这些担心是否有科学根据,在此不作评论。总之,在日常生活中适当补充维生素药物未尝不可,特别是一些肝硬化患者,尤其是发展到失代偿期时,常有食欲缺乏、腹泻等胃肠功能明显减弱的表现,宜适当补充维生素和微量元素。可长期服食 21 金维他或金施尔康等多种维生素和微量元素的混合制剂。维生素 C 是重要的还原剂,在协助肝细胞解毒方面具有重要作用,也应适当补充,特别是绿色蔬菜、水果吃得少的患者更应如此。维生素 E 也是强效的还原剂,也可选用。但要注意,维生素类药物少量服用有益,过量服用不仅造成浪费,还有可能产生不良反应。

3. 正确使用抗肝纤维化药物 由前述可知,肝纤维化是肝硬化的病理基础。早期肝纤维化常有较活跃的纤维增生,有关指标如血清前Ⅲ型胶原肽(PⅢP)及层粘蛋白(LN)、透明质酸(HA)明显升高。因此,抗肝纤维化治疗对于阻止早期肝硬化的发生、发展具有重要意义。

《慢性乙肝防治指南》2010 年更新版提示多个抗肝纤维化中成药方剂在试验和临床研究中显示一定疗效,但需要进一步进行大样本、随机、双盲临床试验,并重视肝组织学检查结果,以进一步验证其疗效。不要轻信广告,盲目选用抗纤维化药物。

4. 针对病因,解决源头问题 引起肝硬化的原因各不相同,如前所述有酒精性肝硬化、药物性肝硬化,还有自身免疫性疾病引起的肝硬化及病毒性肝炎引起的肝硬化等,治疗需要针对病因、解决源头。由于绝大多数肝硬化的起因是慢性乙肝或丙肝,如果早期肝硬化患者病毒复制指标仍然是阳性,就可以考虑抗病毒治疗,主要药物为核苷(酸)类似物(如拉米夫定、阿德福韦酯、恩替卡韦、替比夫定等)。

5. 积极治疗并发症 对于失代偿期肝硬化患者,或合并有各种并发症的肝硬化患者不宜抗纤维化治疗的,在进行抗病毒治疗时,还应解决好并发症(如腹水、电解质紊乱、消化道出血、肝性脑病等),防止出现病危现象。

6. 谨慎使用中药 肝硬化代偿期患者出现比较明显的肝功能异常、肝纤维化指标升高时,可采用中药治疗,但中药汤剂成分不一,有的成分药理、毒理不够明确,治疗效果难以掌控,一般不主张长期服用,而应针对具体情况,采用已经明确药理作用、成分明确的中成药治疗。治疗效果的监测应以肝功能和肝纤维化指标改善为主,不能完全凭患者的主观症状改善为依据。

肝硬化患者用药的原则是少用药、精选用药,切忌滥用药,更不能跟着虚假广告乱用药。各种药物都必须经过肝脏解毒处理,滥用药物不但没有起到护肝的作用,反而会加重肝脏负担,实属得不偿失。

五、肝硬化患者发生上消化道出血时应注意什么

肝硬化并发食管、胃底静脉曲张破裂出血多发生于中年男性,大多数患者有慢性乙肝、丙肝或慢性酒精性肝病史。发病前绝大多数患者无明显先兆或不适,有些患者在呕血前有上腹饱胀感。食管、胃底静脉曲张破裂后出血量较大,多数患者首先表现为呕血,多呈鲜红色,有些病例呈喷射性呕血,可危及患者生命,需要积极抢救治疗。

现介绍北京地坛医院专家的临床经验,他们对消化道出血的治疗原则和相关措施,可供地方专科医院和基层医院临床医师参

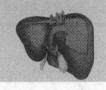

考。根据出血量的多少,需要采取不同的治疗方案,其中预防措施和发生消化道出血时的注意事项,对慢性肝病尤其是慢性乙肝、丙肝引起的肝硬化患者来说,掌握这些知识是十分有益的。

一旦发生呕血要注意以下几点：①患者应安静卧床,避免搬动,头部偏向一侧,以免血液误吸入气管引起窒息,有条件的可吸氧。②家属迅速呼叫救护车,立即送专科医院或综合医院专科急诊抢救治疗。③若出血量大,患者出现意识淡漠、反应迟钝、四肢厥冷等失血性休克表现,应迅速叫救护车立即送至最近医疗机构抢救,并要有途中抢救措施。

六、预防肝硬化上消化道出血有哪些措施

预防消化道出血是中晚期肝硬化患者必须重视的大问题,不仅要预防初次出血,更需要预防再次出血。

(1)一般措施：①饮食,避免进食过快,避免食入过于粗糙、坚硬、过热、刺激性过强的食物,忌酒。②避免腹内压升高,有些动作可使腹内压急剧升高,如用力咳嗽、剧烈呕吐、打喷嚏及用力排便等,这些动作都可使门静脉压力骤然升高,要注意避免。

(2)药物预防：作用是降低门静脉压力。主要药物有以下两类：①β受体阻滞药。代表药物为普萘洛尔(心得安),所用剂量应使患者心率较原有心率减慢25%为宜,但要注意心率不能低于55次/分钟。常用起始剂量为每日10~20毫克,分2次服用。据文献报道,在治疗门静脉高压方面,卡维地洛有可能是一种很有希望的药物。该药物的疗效和不良反应通常与剂量有关,该药可引起有症状的低血压,尤其是对有腹水或肝硬化中晚期患者,故其长期安全性和有效性有待进一步观察。目前,在我国尚未应用于临床。②血管扩张药。代表药物为硝酸甘油,可采用持续静脉滴注(采用输液泵),开始剂量为每分钟5微克,以后5分钟增加5微克。使用时应注意监测血压,防止低血压出现。

第四篇 治疗与康复

七、治疗肝硬化上消化道出血有哪些方法

迅速补充血容量,纠正失血性休克,输液、输血,抢救过程以输血最为重要,并用含丰富凝血因子的新鲜血,以防止和纠正休克;及时止血,包括药物止血、器械压迫(三腔两囊管压迫)止血,内镜下血管套扎、硬化剂、组织胶止血治疗,必要时可采取手术止血;同时应防治肝性脑病和肝肾综合征、腹水等并发症的出现。具体方法如下:

(1)支持治疗:①一般措施。绝对卧床休息,禁食禁水,吸氧,保持安静状态,减少机体氧耗,对精神过于紧张的患者可以慎重给予地西泮(安定)等药物,但禁用对肝脏有损害的药物,如氯丙嗪、吗啡、巴比妥类,以防诱发肝性脑病。②补充血容量,迅速建立静脉通路,快速补液,及时补充血容量,纠正休克,改善缺血、缺氧状态,保证脑、肝、肾等重要脏器血供,以免脏器功能的进一步损害。输液种类常为5%葡萄糖氯化钠注射液、706代血浆、新鲜全血、白蛋白、血浆等。休克纠正的标志为:血压恢复,尿量充足,坐立时血压、心率无明显变化。但需要注意的是,尽量避免输血过量造成高血容量状态,使曲张的静脉再次出血。③纠正水、电解质及酸碱平衡紊乱。出血后低血压状态时极易产生代谢性酸中毒,应及时做动脉血气分析,随时纠正。④加强护理,严密观察病情。主要包括观察呕血及粪便的颜色及数量、生命体征(神志、呼吸、脉搏、血压)、四肢皮肤温度、甲床及口唇黏膜色泽、每小时尿量、定期复查血红蛋白、血细胞比容、血尿素氮,必要时测定中心静脉压,有条件时行心电监护。

(2)止血药物的应用:主要包括4类止血药物。①一般止血药物。常用的有维生素 K_1、巴曲酶(立止血)、酚磺乙胺(止血敏),同时还可以使用口服凝血酶、云南白药局部止血或局部灌注。②胃黏膜保护药。包括抑制胃酸分泌的药物,如雷尼替丁、法莫替丁、

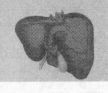

肝病患者的康复之道

奥美拉唑。③降低门静脉压力药物,如血管加压素(主要为垂体后叶素),通过内脏血管的收缩作用以降低门静脉压力,从而控制食管胃底静脉曲张破裂出血。但该药物可引起心肌缺血加重,故禁用于心肌缺血的患者及冠心病患者,同时该药物可引起子宫收缩,故孕妇禁用。血管加压素常用浓度为每分钟0.2~0.4单位,连用至少24小时,24~28小时后无活动性出血,可逐渐减量,不可立即停药,以免静脉压力突然升高再次出血。近年来主张该药与血管扩张药(如硝酸甘油)联用,可减少上述不良反应。④生长抑素类及其类似药物。可减少内脏循环血量,从而控制食管胃底静脉曲张破裂出血。常用代表药物善宁,常用剂量为0.1毫克静脉注射后,以每小时25~50微克持续微量泵泵入,维持至少48小时,该药的疗效、不良反应、患者耐受性均优于血管加压素,但由于其价格昂贵,使其应用范围受限。

(3)非药物治疗:①三腔两囊管压迫止血。为器械性压迫可能出血的食管胃底曲张静脉破裂处,适用于无条件急诊胃镜治疗时的急性大量出血,为后续治疗赢得时间,其止血成功率在44%~90%。压迫止血的同时可由胃管内抽吸出积存血液以防止肝性脑病的发生,洗清胃内积血后,还可以使用去甲肾上腺素冰盐水及云南白药或口服凝血酶从胃管注入局部止血。但应注意压迫时间不宜超过48小时,以免引起黏膜缺血坏死。出血停止后,不要马上拔出三腔两囊管,建议先打开胃囊及食管囊的活塞,静置24小时,如无再次出血,再拔管。②内镜下治疗。包括有食管静脉曲张硬化剂注射法、内镜下食管静脉曲张套扎术。北京地坛医院临床统计数据资料表明,食管胃底静脉破裂出血内镜下治疗止血有效率近90%。③外科或介入治疗。介入治疗是指经颈内静脉肝内门体分流术(TIPS),通过建立肝内门体静脉分流,达到降低门脉压力的目的。北京地坛医院近年来统计资料表明,TIPS治疗对于出血后6个月内发生再出血的危险性也有明显的降低,术后再出血

第四篇 治疗与康复

的发生率可由出血后未进行治疗的70%降至10%。外科治疗可采用脾切除术、断流或分流术减轻门静脉压力等。

八、怎样治疗单纯性腹水

单纯性腹水出现的原因单一,系钠盐摄入过多所致。

(1)治疗策略:①基本疗法。卧床休息和限制钠盐摄入是最基本的疗法。②利尿药治疗。经卧床休息、限钠限水治疗5～7天而无自发性利尿反应者,应考虑应用利尿药。目前临床上常用于腹水治疗的利尿药分为保钾和排钾利尿药两大类,保钾利尿药的代表药物有螺内酯、氨苯蝶啶和阿米洛利;排钾利尿药常用的有呋塞米、托拉塞米和布美他尼。可每类选一种使用,有协同利尿作用,并可减少低钾血症的发生。

(2)注意事项:①应根据患者的体重及尿量变化调整用药剂量。②结合24小时尿钠排泄量来指导利尿药的使用。③需从单一药物的较小剂量开始。

九、怎样治疗复杂性腹水

所谓复杂性腹水,是指有并发症或诱因而缺乏利尿效果的腹水。一般说来,并发症常为低钠血症、低蛋白血症、自发性腹膜炎等。其治疗策略主要包括应用利尿药、控制并发症和腹腔穿刺积液等。

(1)利尿药治疗:在基础治疗的基础上,应用利尿药。

(2)控制并发症:如低钠血症应限制水摄入;人血白蛋白浓度<30克/升,则静脉输入白蛋白;自发性腹膜炎需针对性应用抗生素,腹腔感染多由革兰阴性菌引起,其中以大肠埃希菌和肝炎克雷伯肺炎杆菌多见。近年来,由于广谱抗生素的应用导致出现多种耐药的细菌,使腹腔感染的治疗难度进一步加重。腹腔感染的诊断应结合临床症状、体征及腹水的一些相关化验如腹水细胞计数、腹水鲎试验及腹水细菌培养检查等确定,一旦考虑存在腹腔感染,

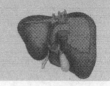

应根据感染严重程度、可能感染的细菌和耐药情况,合理选择有效的抗生素治疗,阻止因感染造成病情恶化。

(3)腹腔穿刺放液:张力性腹水应先行腹腔穿刺放液术,然后给予足量的利尿药。排液后静脉输注白蛋白。

(4)利尿药耐药性腹水的处理:此现象呈一过性,经去除病因或短暂停药后仍可恢复利尿反应。

十、怎样治疗顽固性腹水

所谓顽固性腹水是指持久性利尿药无效,并存在肝肾功能不全的腹水症,又称难治性腹水。具体治疗策略有以下4点:①首先应用自体腹水浓缩回输,或腹腔穿刺放液补充血清蛋白疗法。②白蛋白与血管收缩药联合应用。一般认为,人血白蛋白水平<25克/升时常发生腹水。故纠正低白蛋白血症是控制肝硬化腹水的一项辅助措施。③连续性血液净化。可通过持续去除体内过多的水分和中、小分子物质,纠正血流动力学和电解质紊乱,改善肾功能。北京地坛医院重症监护病房(ICU)应用连续血液透析滤过治疗一组肝硬化肝肾综合征患者,在少尿或无尿期进行初始治疗,在血流动力学改善后,血肌酐得到清除的同时,出现自发性利尿效应,腹水迅速消退。④外科手术治疗。如肝内门体分流术或肝移植。

十一、肝性脑病有哪些早期表现

所谓肝性脑病(HE),是指重症肝病或门体分流的严重并发症。它是以代谢紊乱为基础,以意志改变和昏迷为主要表现的中枢神经系统功能紊乱的综合征。其早期表现是大多数HE患者最早出现的是性格与行为改变,而有些患者则以睡眠昼夜颠倒为主要表现,随着病情进展神志发生改变,表现为时间、空间辨别感消失、计数困难,随后出现较明显的意识障碍。早期主要通过家人及医务人员仔细观察来发现,扑翼样震颤及数码连接试验也可作为简单判断的方法。

十二、治疗肝性脑病应遵循什么原则,有哪些治疗措施

1. 治疗原则 肝性脑病的治疗应遵循以下原则:①查明并去除诱因。②治疗原发病。③减少肠道内氨和其他毒性物质的产生和吸收。④维持内环境稳定,供给充足能量,维持正氮平衡。⑤促进肝细胞的修复和再生。⑥纠正血浆中失衡的支链氨基酸/芳香族氨基酸比值。⑦防治并发症,尤其是消化道出血、脑水肿与感染。⑧对症治疗。⑨人工肝支持治疗等。

2. 治疗措施 主要包括消除诱因等7项措施。

(1)消除诱因:①积极控制上消化道出血,防治感染,慎重使用利尿药,谨慎放腹水,纠正水电解质和酸碱失衡。②禁用麻醉安眠药,在昏迷前期躁动不安时可给予东莨菪碱,必要时可给水合氯醛灌肠。③禁用含氮物质。

(2)维持内环境稳定:①限制蛋白食物摄取量。每日进食蛋白质<40克,以植物蛋白为主。②维持水电解质平衡。水的摄入量应以满足生理需要为度,每日不宜超过1 500毫升或以前日尿量加500毫升计算。警惕低钾、低氯性碱中毒的发生,同时应纠正低镁血症。③防治感染。对昏迷患者应有良好的护理,包括清洁口腔、无菌导管技术、改变体位以促进排痰及避免压疮发生。④如有发热,应积极寻找感染部位,根据情况选用抗生素治疗。

(3)减少肠道内毒素的生成和吸收:乳果糖可酸化肠道、保持大便通畅,减少内毒素血症及其他毒性物质吸收,常用乳果糖加生理盐水高位灌肠。但也应注意有时乳果糖可引起腹胀。

(4)降血氨治疗:常用药物有乳果糖(杜密克)、谷氨酸钠(钾)、精氨酸、门冬氨酸钾镁、门冬氨酸鸟氨酸等。

(5)调整氨基酸谱及神经递质:过去常用支链氨基酸、左旋多巴、溴隐亭等,但后两种因临床疗效不确切已较少应用。

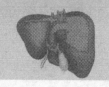

(6)脑水肿的治疗:①采用头高位,将头抬高30°。②低温疗法。轻度低温,有利于减轻脑水肿。③改善通气及氧合功能。④防止颅内压升高,避免咳嗽、呕吐、躁动等诱因。⑤控制高热、高血压。⑥避免输液过多。⑦慎用血管扩张药等。⑧有指征时,应及早应用脱水疗法:甘露醇对轻、中度颅内压升高效果最好,也可选用甘油果糖,但效果较缓慢。

(7)人工肝支持:不同血液净化手段对水溶性毒素和亲脂性的蛋白结合毒素的清除各有侧重,可根据临床实际情况具体选用。

十三、怎样治疗原发性肝癌

所谓原发性肝癌是指来源于肝脏上皮细胞的恶性肿瘤,包括肝细胞癌、肝内胆管细胞癌、肝细胞胆管细胞混合癌等,其中绝大多数是慢性 HBV 和(或)HCV 长期感染(持续复制)、长期进行性病变经肝纤维化、肝硬化,所谓肝炎"三步曲"演变而来的。

据有关资料报道,肝癌患者从第一个癌细胞的出现开始,发展到患者有自觉症状为止,大约需要经过1年半的时间。在此期间,患者可以完全没有症状和体征,一旦出现症状,多数患者已属中、晚期,且病情进展迅猛,治疗十分棘手,预后极差。所以,肝癌的一大特征就是难以从自我感觉中早期发现,只有早期发现的小肝癌治疗效果最为理想。直径小于2厘米以下又无血管侵犯的小肝癌,手术切除后5年生存率可达100%,而中、晚期肝癌虽经介入治疗、肝动脉结扎、门静脉灌注、皮下埋藏式置泵肝动脉灌注、无水乙醇注射、冷冻治疗、化疗、放疗、免疫治疗等综合性治疗,其整体生存率仍难以全面提升。

十四、什么是治疗肝癌的介入疗法,目前主要采用哪些治疗术

所谓肝癌的介入治疗法,是指通过一定的医疗器械将药物导

第四篇 治疗与康复

人肿瘤组织,或通过物理学方法直接使肿瘤组织发生凝固坏死的治疗技术。它是一种针对某些由肝癌合并肝硬化患者,肝脏贮备能力差或肿瘤较大,以及肝癌发生的多中心性而手术切除后复发率高、难以进行手术切除术的一种保守治疗方法。目前主要采用3种治疗术。

(1)肝动脉导管化疗栓塞术:基于肝癌的血供95%～99%来自肝动脉的理论,20世纪70年代开始对肝癌进行肝动脉栓塞治疗。后又发展成肝动脉导管化疗栓塞术(TACE)。虽然用TACE治疗可使肿瘤结节大部分坏死,延长肝癌患者的生命,但对切除标本的检查发现,治疗后肝癌中央区发生坏死的在小肝癌中占80%,而在大肝癌中仅35.3%。因此,单用TACE术治疗常常不能对肝癌进行根治,通常需每6～8周进行1次。

(2)无水乙醇注射治疗术:超声引导下瘤内的无水乙醇注射治疗术开始于20世纪80年代,无水乙醇因能使组织和细胞产生蛋白质凝固、脱水和血管内血栓形成,从而用于肝癌的治疗。临床观察表明,超声介入下的无水乙醇注射治疗对于小肝癌的治疗效果不亚于手术切除。但是,此治疗术因乙醇难以到达整个肿瘤组织,故对大肝癌的治疗效果并不理想。

(3)多电极射频消融治疗术:近年来,采用多电极射频消融治疗肿瘤在北京地坛医院等单位取得了一定效果。它的基本原理是:利用射频电极发出的中高频射波能激发组织细胞进行等离子振荡,离子之间碰撞和摩擦产生的热能,可使肿瘤组织局部的温度高达100℃,使肿瘤组织发生凝固坏死。而且,医生可根据肿瘤的大小随意调整治疗范围,一次治疗后组织坏死范围直径最大可达6～7厘米。曾有人对肝癌射频效果的观察发现,它治疗小肝癌效果确切,小肝癌(直径≤3厘米)在超声引导下,甚至可达到根治的目的。大肿瘤和多中心肿瘤亦可同时进行多针多处治疗,具有安全性好、创伤小、见效快、不需开腹等优点。上海某医院还对大肝

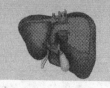

癌进行了放射介入加射频消融的双介入治疗,治疗后患者的血清甲胎蛋白(AFP)浓度较单一的 TACE 治疗有大幅度下降,肿瘤明显缩小,有效地提高了肝癌保守治疗效果,延长了患者的生存期。

十五、中医是怎样治疗肝癌的

我国的中医中药治疗原发性肝癌是手术切除或动脉导管介入栓塞化疗之外的较好的辅助治疗肝癌的方法。中医中药不良反应小,可以进行全身性调整,因此可以用于临床各期肝癌患者的治疗。中医中药在辨证论治原则指导下,不但能时刻把握肝癌患者的疾病性质,而且可充分考虑患者的体质、心理等因素。在治疗时坚持治病求本,扶正祛邪,调整阴阳,因时、因地、因人制宜等原则。这样不仅不干扰人体正常生理过程,而且还可最大限度地激发人体自身的修复功能,改善代谢功能,提高免疫力,控制疾病发展,抑制癌细胞的生长,改善临床症状,改善生存质量,延长生存时间。近10多年来,我国有不少肿瘤专科医院相继采用中医中药或中西医结合治疗原发性肝癌,均取得了可喜成效。

十六、什么是终末期肝病和肝脏移植

所谓终末期肝病,一般是指预后极差、无药可治、生命垂危的肝病患者。

随着器官移植技术的发展,越来越多的医学专家认同肝脏移植是终末期肝脏疾患的有效和安全的治疗方法。肝移植技术作为治疗该类疾病的根本手段,有很大的实际需求及应用前景。而"活体肝移植"技术的产生和发展,则为该类患者带来了更大的福音,使他们获得更新的生活质量和更长的生存年限。

美国国家卫生机构1983年正式承认肝移植是治疗终末期肝病的一种有效方法并予以推广,1988年,世界上首例活体肝脏移植成功之后,这项技术得到迅猛发展。

第四篇 治疗与康复

肝移植开展的早期阶段，主要选择预后极差，无药可治，生命垂危的患者。而随着有效的免疫制剂环孢素的问世，肝移植的目的已不仅仅是延长生命，同时还能进一步改善肝病患者的生活质量。甚至术后几个月便可以回归社会，继续学习和工作，过正常人一样的生活。目前，全球已有200多个肝移植中心，仅美国每年就有5 000多名慢性肝病、肝衰竭患者通过接受肝移植而获新生，其年存活率在医学发达国家已达到87%，最长已存活33年。

目前，国内外开展的肝移植主要有尸肝移植和活体肝移植两种，尸肝移植是应用已故志愿者的肝脏作为供体，而活体肝移植是利用健康供者的部分肝作为供体。

活体部分肝移植较尸肝移植的优点为：一是肝移植术可作为择期手术在患者病情恶化以前尽早进行，由于术前的准备工作充分，择期手术肝移植的生存率高于急症手术。二是由于有亲属和患者手术的密切配合，可使供体缺血时间缩为最短。高质量的肝脏保证了手术的高成功率，使得活体肝移植患者一年生存率明显高于尸肝移植。有资料显示，活体肝移植在医学发达国家一年生存率达到了98%以上，而尸肝移植的一年生存率则相对较低。三是，避免了尸肝移植存在的不利因素。此外，亲属活体组织与受者组织之间的组织相容性好，术后排异反应较轻微。

十七、活体肝部分移植的适应证和应具备什么条件

1. 活体肝部分移植的适应证　适应活体肝部分移植的疾病主要包括以下几类：①胆汁淤积性疾病，如原发性胆汁性肝硬化、原发性肝硬化性胆管炎、继发性胆汁性肝硬化。②先天性胆管闭锁症。③先天性代谢性疾病。④肝肿瘤、肝癌等。⑤各种肝炎后肝硬化，如酒精性肝炎后肝硬化、乙型病毒性肝炎后肝硬化、自身免疫性肝炎后肝硬化等。⑥重症急性重型肝炎。⑦其他原因不明的严重肝病。

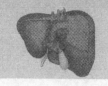

2. 适应活体肝部分移植患者病变程度的条件 ①难以逆转的腹水患者。②形成门脉高压,并出现消化道出血的患者。③严重的肝功能损害(Child-Pugh 分类 C 级)患者。④出现肝肾综合征者。⑤出现进行性加重的肝性脑病患者。⑥肝硬化基础上并发肝癌患者。

当患者出现上述征象 2～3 项时,即可实行肝移植术。

十八、肝脏供体者应具备什么条件

首先,无论是患者亲属还是志愿者,作为肝脏移植术肝脏的提供者必须是身体健康的成年人,并达到以下要求:①全身无重大器质性疾病和传染病。②全身主要脏器功能良好。③肝脏及主要血管、胆管形态结构正常,无重大变异。④肝脏贮备功能良好。⑤年龄在 20～50 岁。据有关报道,目前肝脏提供者年龄最小的仅 18 岁,年龄最大的达 59 岁。迄今为止在世界范围内,活体肝移植已有大量的报道,肝脏部分切除的病死率已接近零,所以风险极低,而且肝部分切除后,剩余肝脏能完全再生,对供者自身的肝功能无长期损害,供肝者一般 10 天左右可以出院。

从医学伦理的角度来说,活体肝移植对供者的心理益处同样不可低估。尽管医学界视利人精神为志愿活体肝供者惟一可接受的动机,但对大多数供者来说,除义不容辞的责任外,供者通过成功地挽救一位家庭成员而赢得社会的尊敬。

随着肝移植的成功广泛开展,肝供体的不足在国内外都成为非常严重的问题,全社会必须关心,广泛宣传供者风险很小对自身肝功能无长期损害的科学道理,提倡观念的转变和爱心的奉献,为更多生命垂危的终末期肝病患者造福。必须指出:有关原发性肝癌作为肝移植指征目前还有一些争议,有研究表明,肝移植后复发率达 60%,多发生在 2 年之内,随着肝移植工作的广泛开展及总结经验,期望高复发率的问题能尽快得到解决。

第四篇 治疗与康复

第六节 中医治疗

一、中医治疗肝病的基本原则是什么

中医中药对肝病的防治积累了数千年的经验,并形成独特的理论体系和辨证施治的基本原则。中医治疗强调辨证求因、审因论治、整体观念、因人因时因地制宜,具有用药灵活、疗效肯定、无明显毒副作用等特点,因此对肝病有较好的防治作用,特别是中西医结合治疗肝病成为各地传染病医院的重点建设专科,解放军第302医院的中西结合肝病防治就是国家级重点建设的专科。

中医中药防治肝病的悠久历史,可以追溯到2 000多年前中医典籍《黄帝内经》,在该书中就记载了许多与肝炎相关的症状。中医学认为,引起肝炎的原因为一种性质属于湿热的毒邪。湿热毒邪首先影响肝胆脾胃之间的正常生理关系。在此过程中的主要症状表现为黄疸、胁痛、食欲缺乏等。此时的基本治疗原则是清热解毒利湿、调和肝胆脾胃。如果不及时治疗,病情会由浅入深,进而出现面色晦暗,肝掌,舌质暗红,蜘蛛痣等气滞血瘀的症状,宜采用疏肝理气、活血化瘀的治疗方法。后期可见腰膝酸软,疲乏无力,消瘦等气血不足,肝脾肾虚损的症状,这时应采用补益气血、滋补肝肾等方法进行治疗。上述黄疸、胁痛、淤积和虚损脾胃4种代表性症状,分别采用清热、解毒、调和肝胆脾胃、活血化瘀和滋补肝肾的治法,这就是中医治疗肝炎的4种基本方法。而这4种基本治法又可以依据具体的病情,辨病和辨证互相配合使用,以制订一个十分个性化的贴切病情的治疗方案,这就叫辨证施治,是中医治疗肝病的重要特色和基本原则。

中医治疗肝炎非常重视局部与整体之间的相互联系,以乙肝为例,中医学认为,它不仅出现了体力减退、细胞免疫功能下降,还

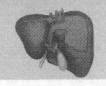

肝病患者的康复之道

出现了体液免疫功能亢进和各个脏腑间的失调性变化。因此,乙肝是一种多类型改变的、复杂的立体交叉性疾病,单纯抗病毒或单纯保肝降酶、降黄恢复肝功能都不能取得满意的疗效,只有根据患者局部和全身的具体病情,恰当地选择有效药物进行全方位、多途径、多靶点的治疗,这些都非传统中医药莫属。

中医专家指出,针对肝炎患者的治疗,应该是七分养,三分治,首先要休息好,其次医患结合制订一个可行的治疗方案,中医专家认为,把保肝降酶放在第一位(这点与抗病毒为关键的观点不一样),根据病毒复制及体征状况来制订方案。另外,人体清除病毒的过程就是一个肝功能波动的过程,有些人不一定要用抗病毒药,可以用一些免疫调节药达到消除病毒的目的。在合适的时期进行抗纤维化治疗,对一些病程很长的肝病患者,到了50岁左右就应该把预防肿瘤的问题重视起来。治疗肝病是一个科学性、综合性的治疗。因此,必须树立科学治病观,强调规范化和个体化相结合的治疗,千万不要盲目跟着别人乱投医,乱吃药,更不能轻信庸医、广告的花言巧语去花冤枉钱。

根据中国中医科学院肝病医疗中心对数万例肝炎患者的调查资料显示,"抑扶软肝,内外兼施"的特色疗法在抗病毒治疗慢性肝炎的同时,在对肝病病因病机认识的基础上采取清热祛湿解毒及调整脏腑气血功能失调和阴阳平衡的方法进行治疗,充分体现了传统中医整体观念和标本兼治的特点和优势。针对每位患者的个体差异、病情特征采取辨证论治的方法,达到抑制病毒复制,调整免疫功能,缓解消除症状,改善肝脏功能,减轻肝组织病变,抗肝纤维化,提高生活质量,减少或阻止肝硬化和肝癌的发生等方面发挥了独特的作用。该疗法运用到临床治疗中取得了显著的治疗效果,治疗各型病毒性肝炎数千例,系统随访观察数百例,1个疗程后症状消失,恢复正常工作和学习,2~3个疗程后,大部分患者HBV-DNA转阴,B超显示回声正常,脾脏缩小,肝硬度不同程度得以逆转,复诊患者病情稳定,反弹率低,尚未发现有耐药性病例,获得了全国各地肝病患者的信任和肯定,并得到了院领导及肝病攻关组专家的一致好评。

二、中医是怎样治疗急性肝炎和用药的

中医学认为,急性肝炎大多为感受湿热或病毒之邪,蕴结不解,郁而化毒,弥漫三焦,上不得宣,下不得泄,侵犯脾胃肝胆,使其肝腑功能失调。治法总的以清热利湿,解毒祛邪,芳香化浊为主。

(1)清热利湿法:可选用茵陈、虎杖、龙胆草、车前草、栀子、大黄、黄连、黄芩、黄柏、苦参等。

(2)解毒祛邪法:可选用山豆根、板蓝根、白花蛇舌草、紫花地丁、野菊花、土茯苓、蚤休、金银花、连翘、蒲公英等。

(3)芳香化浊法:可选用藿香、佩兰、蔻仁、砂仁、延胡索、青皮、大腹皮、泽兰、陈皮、佛手等。

根据上述治疗原则结合具体病例选药组方:热偏重者,可用茵陈蒿汤、栀子柏皮汤化裁;湿偏重者,可用茵陈五苓散、三仁汤化裁;湿热并重者,可选用甘露消毒丹化裁。

三、中医治疗急性肝炎常用的中成药有哪些

近年来,我国研制了大量治疗肝病的中成药,包括片剂、丸剂、散剂、口服液、注射液等,已广泛应用于临床,并取得了可喜的疗效。中成药的治疗应以辨病与辨证相结合,才能取得好的效果。

由于湿热内蕴是多种急性肝炎的主要病因病机,清热祛湿法也就成为治疗急性肝炎最常用的方法。现代药理研究证实,清热祛湿类中成药具有较好的抗炎保肝作用,能减轻肝实质炎症,促进肝细胞修复,因而有较好的降酶效果。但是,需要格外关注的是,寒湿黄疸症不可应用这类药物,也就是说,以畏寒喜暖、小腹腰膝冷痛、食少便溏,下肢水肿、舌质淡胖为主要表现者不宜用本类药。

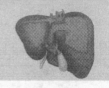

肝病患者的康复之道

急性肝炎一般只需要1~2种保肝降酶药物,若病情需要,最多不超过3种,疗程一般1~2个月,可根据病情延长疗程。同类药物重复使用并不能加速病情好转,有时会加重肝脏负担和增加患者经济负担。

这里主要介绍15种常用于治疗急性肝炎的代表性中成药,其中有的也适用于慢性肝炎用药。

(1)护肝片:由茵陈、柴胡、板蓝根、五味子浸膏等组成。具有清热利湿,疏肝解郁的功效,用于各型急慢性肝炎和肝硬化等病症,对降低ALT效果较显著。口服,每次4片,每日3次。无糖型护肝片尤其适合糖尿病患者服用。

(2)肝加欣片:主要成分与护肝片相似,但比护肝片多了一味云芝多糖,因而清中有补之含义。口服,每次4~5片,每日3次。

(3)护肝宁片:由垂盆草、虎杖、丹参、灵芝等组成。具有清热利湿、活血止痛、降低ALT的功效。口服,每次4~5片,每日3次。

(4)垂盆草冲剂:由鲜垂盆草制备而成,有较好的降酶效果。口服,每次10克,每日2~3次。特别提示,患者骤然停药可能发生ALT反跳,应在肝功能正常后逐渐减量,维持治疗一段时间后再停药。

(5)水飞蓟类:具有明显的保护及稳定肝细胞膜、促进肝细胞恢复、改善肝功能的作用。它对四氯化碳、硫代乙酰胺、毒蕈碱、鬼笔碱、猪屎豆碱等毒物引起的肝损伤具有不同程度的保护和治疗作用,具有抗肝细胞坏死、减轻脂肪变性的作用;还能促进门静脉循环及胆汁分泌的功效。个别患者有头晕、恶心等不良反应。临床上常用的水飞蓟类中成药主要有:①益肝灵片,每片含水飞蓟宾38.5毫克。口服,每次2片,每日2~3次。②复方益肝灵片:每片含水飞蓟宾21毫克,五仁醇(主要成分为五味子乙素)浸膏80毫克。口服,每次4片,每日3次,饭后服用。③利加隆胶囊/片,

第四篇 治疗与康复

德国产水飞蓟素,每粒140毫克,口服,每次1~2粒,每日3次,餐前服用。

(6)齐墩果酸:具有减轻肝细胞的变性、坏死,促进肝细胞修复再生之功效。临床报道,降ALT的有效率为65%~79%。但有引起血小板减少的报道,长期服用者需定期检查血小板计数。口服:急性肝炎,每日3次,每次2~3片,1个月为1个疗程;慢性肝炎,每日3次,每次3~4片,3个月为1个疗程。

(7)利肝隆片:由板蓝根、茵陈、郁金、五味子、当归、黄芪等组成。口服。每次5片,每日3次,小儿酌减。

(8)双虎清肝颗粒:由金银花、虎杖、黄连、蒲公英、法半夏等组成。有清利湿热兼有解毒化痰的功效。沸水冲服,每次2袋(每袋12克),每日2次。

(9)乙肝舒康胶囊:有苦味叶下株、虎杖、白花蛇舌草、丹参、黄芪、何首乌组成具有清热解毒、活血化瘀的功效。也有临床研究资料认为,本药具有一定抗病毒作用。口服,每次4粒,每日3次,疗程3~6个月。

(10)草仙乙肝胶囊:由虎杖、猪苓、白花蛇舌草、山豆根、丹参、黄芪等组成。具有清热利湿、活血解毒的功效,适用于病毒性肝炎的肝胆湿热证、湿邪困脾证等。口服,每次6粒,每日3次,3个月为1个疗程。

(11)茵莲清肝合剂:由茵陈、半支莲、白花蛇舌草、广藿香、虎杖、茯苓、郁金、琥珀等19味药组成。具有清热解毒、芳香化湿、疏肝利胆、健脾胃的功效。口服,每次50毫升,每日2次。口味太甜不适合糖尿病患者。

(12)茵栀黄:由茵陈、栀子、黄芩、金银花等组成。用于急、慢性肝炎所致黄疸及ALT升高,属于湿热邪毒内蕴证者。注射液制剂,每次10~30毫升,用10%葡萄糖注射液250~500毫升稀释后静脉滴注。症状缓解后可改用口服制剂。口服液每支10毫

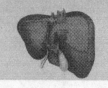

升,每次1支,每日3次;颗粒冲剂,每次3~6克,每日3次,开水冲服。

(13)苦黄注射液:由苦参、大黄、大青叶、茵陈、柴胡等组成。具有清热利湿,疏肝退黄作用。40~60毫升加入10%葡萄糖注射液中,静脉滴注,2周为1个疗程,必要时可延长给药时间。

(14)肝炎灵注射液:由山豆根中提取的生物碱制成。具有清热解毒之功效。药理研究表明,本品对动物急、慢性肝损伤有保护作用,可降低ALT,促进肝细胞再生和坏死的组织修复。肌内注射,每次2毫升,每日1~2次,2~3个月为1个疗程。在肝功能正常后,减量为每次2毫升,隔日1次,维持治疗1个月后停药,可防止慢性肝炎的ALT反跳。

(15)清开灵:由水牛角、珍珠母、猪去氧胆酸、栀子、板蓝根、黄芩苷、金银花等组成,具有清热解毒、醒脑开窍的功效。可用于肝性脑病抢救,各型肝炎。口服液,每日2~3次,每次10~20毫升;冲剂,每袋3.5克,每次1~2袋,每日3次;胶囊,每次2~4粒,每日3次;注射液,重症患者静脉滴注,每日20~40毫升,用10%葡萄糖注射液200毫升或生理盐水注射液100毫升稀释后使用。

专家特别提示:清开灵对于高热出现休克、血压偏低者慎用。久病体虚患者出现腹泻时慎用。有表证恶寒发热者慎用。

四、中医对慢性肝炎是如何辨证施治的

中医学认为,患者感受湿热毒邪,正虚邪恋,病情缠绵不愈,转变为慢性肝炎。湿热为患,脾胃受其害,湿困脾阳,木郁失达,故慢性肝炎阶段最易出现肝郁脾虚、脾肾阳虚证。热邪伤阴,或过用苦寒、燥湿之药,耗伤阴液,导致肝肾阴虚,气机阻遏,血行失畅而淤滞,可转为血瘀之证。治疗原则如下:

1. 肝胆湿热证 临床症见右胁胀痛,脘腹满闷,恶心厌油,身目黄或无黄,小便黄赤,大便黏腻臭秽不爽,舌苔黄腻,脉弦滑数。

(1)治法:清利湿热,凉血解毒。
(2)代表方剂:茵陈蒿汤类方酌加凉血解毒药。

2. 肝郁脾虚证 临床症见胁肋胀满,精神抑郁,面色萎黄,纳食减少,口淡乏味,脘痞腹胀,大便溏薄,舌淡苔白,脉沉弦。
(1)治法:疏肝解郁,健脾和中。
(2)代表方剂:逍遥散、柴芍六君子汤等。

3. 肝肾阴虚证 临床症见头晕耳鸣,两目干涩,口燥咽干,失眠多梦,五心烦热,腰膝酸软,女子经少经闭,舌红少津或有裂纹,脉细数无力。
(1)治法:养血柔肝,滋阴补肾。
(2)代表方剂:一贯煎、滋水清肝饮等

4. 脾肾阳虚证 临床症见畏寒喜暖,小腹腰膝冷痛,食少便溏,食谷不化,甚至滑泄失禁,下肢水肿,舌质淡胖,脉沉细无力或沉迟。
(1)治法:健脾益气,温肾扶阳。
(2)代表方剂:附子理中汤合五苓散,四君子汤合金匮肾气丸等。

5. 瘀血阻络证 临床症见面色晦暗,或见赤缕红斑,肝脾增大,质地较硬,蜘蛛痣,肝掌,女子行经腹痛,经水色暗有块,舌质紫暗或有瘀斑,脉沉细涩。
(1)治法:活血化瘀,散结通络。
(2)代表方剂:血府逐瘀汤、膈下逐瘀汤或下瘀血汤,鳖甲煎丸等。

中医专家提示:上述分证在临床具体应用时要注意各证型之间的相互联系、转化和相兼,如兼郁、兼瘀及多证候的交叉兼见,形成虚实夹杂、寒热互见的复杂病机,治疗时可以寒热并用,攻补兼施。

五、中医治疗慢性肝炎和肝纤维化常用哪些中成药

中医学认为,慢性肝炎的治疗具有长期性,中药在保护肝细胞膜、稳定肝功能、促进黄疸消退、阻止肝纤维化进程等方面起到较

好的作用。但目前尚未发现能与干扰素、核苷（酸）类似物效果相当的抗病毒中药。对于慢性肝炎轻度到中度肝损害的患者，可依据中医辨证施治选用1~2种以保肝降酶为主的中成药，一般疗程持续3~6个月；而肝功能相对稳定、脾脏增大的患者可选用抗肝纤维化的中成药，疗程6~12个月。

1. 清热祛湿类中成药　适用于辨证为肝胆湿热证的慢性肝炎，用法与急性肝炎的中成药治疗相同。

2. 理气类中成药　柴胡为理气类代表性药物，具有显著的抗炎、抗渗出、抗肝损伤及抑制肝纤维化的作用；郁金能改善肝脏的微循环；木香、枳壳具有良好的免疫抑制作用。这些药物在应用过程中需要注意的是不宜过量、过久使用，肝胆湿热证者忌用。现具体介绍5种常用的理气类中成药。

（1）乙肝益气解郁冲剂：由柴胡、枳壳、白芍、橘叶、丹参等组成。具有疏肝解郁，益气化湿的功效，用于肝郁脾虚型慢性肝炎。开水冲服，每次20克，每日3次。

（2）慢肝解郁胶囊：由当归、白芍、柴胡、茯苓、白术、薄荷、丹参等组成。具有疏肝解郁，健脾养血的功效。口服，每次4粒，每日3次。

（3）舒肝止痛丸：由柴胡、当归、白芍、赤芍、白术（炒）、薄荷、郁金、延胡索（醋制）等组成。具有疏肝解郁、理气止痛等功效。尤其适用于肝郁脾虚型慢性肝炎，伴有肝区疼痛患者。口服，每次1丸，每日2次。

（4）虎驹乙肝胶囊：由虎杖、蚂蚁、柴胡、茵陈组成。具有疏肝健脾、清热利湿、活血化瘀的功效。口服，每次5粒，每日3次。

（5）澳泰乐颗粒：由还魂草、郁金、黄精（蒸）、白芍、麦芽组成。具有疏肝理气，清热解毒之功效。口服，每次1袋，每日3次。

3. 活血类中成药　活血化瘀方药具有改善血液循环，增加肝脏血流量，稳定血管通透性，促进炎症病灶消退及增生性病变的软

第四篇 治疗与康复

化和吸收,因而具有抗纤维化的作用,并能改善机体的免疫功能。由于活血化瘀作用较强,孕妇禁用。常用的活血化瘀中成药有5种。

(1)复方丹参注射液:主要成分是丹参、降香,具有活血理气、祛瘀生新之功效,有抗肝纤维化作用,对于慢性肝炎、肝硬化的残黄有一定效果。静脉滴注,每次100~250毫升,每日1次。

(2)复方鳖甲软肝片:主要成分包括鳖甲、冬虫夏草、赤芍、黄芪及参三七等组成,具有软坚散结、化瘀解毒、益气养阴的作用。该药由解放军第302医院于1971年研制生产,经8个全国性大医院(上海曙光医院、北京地坛医院、北京佑安医院、北京中医院、北京军区总医院、空军总医院、天津传染病医院及湖北中医院等)采取多中心随机双盲联合观察,均证实该药组方合理,对各种慢性肝炎及早期肝硬化均有显著疗效。服药使用安全,未发现有不良反应。目前已成为国家级能逆转肝纤维化、专一抗早期肝硬化的纯中药制剂。口服,每次4片,每日3次,6个月为1个疗程,有效者可延长服药时间。

(3)和络舒肝胶囊:由香附(制)、莪术、三棱、柴胡、白芍、当归、何首乌等27味中药组成。具有活血化瘀、软坚散结的功效。用于治疗慢性乙肝肝纤维化,以及早期肝硬化,属瘀血阻络、气血亏虚、兼热毒未尽证。饭后温开水送服,每次5粒,每日3次。

(4)大黄䗪虫丸:由大黄、黄芩、桃仁、芍药、水蛭、䗪虫等组成。具有抗肝纤维化的作用,用于治疗慢性乙肝肝纤维化患者,属瘀血阻络证。口服,每次6克,每日3次。

(5)安络化纤丸:具有凉血活血,软坚散结、健脾养肝抗纤维化的功效。用于治疗慢性乙肝和乙肝后早、中期肝硬化患者。口服,每次6克,每日2~3次,3个月为1个疗程。

4. 补益类中成药 慢性肝病时,湿邪久羁,脾阳不振,进而脾肾阳虚,症见畏寒喜暖,小腹腰膝冷痛,食少便溏,下肢水肿等,治

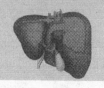

肝病患者的康复之道

当温补脾肾。肝肾阴虚者可见头晕耳鸣,两目干涩,五心烦热,腰膝酸软等,治当养阴柔肝、滋水涵木。此类药适用于虚证为主的患者,湿热盛者不宜使用。具体介绍常用的6种。

(1)虫草头孢菌丝:由冬虫夏草菌株经人工培养制备而成。有延缓肝纤维化的形成,增强免疫反应的作用。如心肝宝胶囊、百令胶囊、金水宝胶囊、至灵胶囊、宁心宝胶囊等,可用于慢性肝炎、肝硬化等的治疗。口服每次4粒,每日3次,饭前服。

(2)贞芪扶正胶囊:由黄芪、女贞子等组成。具有益气养阴、提高机体免疫功能,升高血细胞、保护肝功能等功效,用于免疫功能低下或慢性肝炎属气阴两虚证者。口服,每次4粒,每日2次。

(3)朝阳丸:由黄芪、鹿茸、硫黄、绿矾、大枣、青皮等组成。具有温肾健脾,疏肝散郁,化湿解毒的功效。用于治疗慢性肝炎、肝硬化脾肾阳虚患者。口服,每次1丸(3克),每日3次。

(4)扶正化瘀胶囊:由丹参、发酵虫草菌粉、桃仁、松花粉、绞股蓝、五味子等组成。具有活血化瘀、益精养肝的功效。用于治疗慢性乙肝、肝纤维化属瘀血阻络、肝肾不足证者。口服,每次5粒,每日3次,24周为1个疗程。

(5)乙肝扶正胶囊:由何首乌、虎杖、肉桂、当归、丹参、沙苑子、人参等组成。具有滋补肝肾、益气活血的功效。口服,每次4粒,每日3次。

(6)肝复康胶囊:由人参、绿矾、黄柏等组成。具有健脾养血、清热解毒、益气补肾的功效。用于气血两虚、脾肾亏虚、湿热毒瘀所致的肝积、臌胀、肝癌等病证。每次5粒,每日3次,饭后服用,或遵医嘱。专家提示,血友病患者禁用。对胃及十二指肠炎症和溃疡者可减量服用或配合胃黏膜保护药服用。

综上所述,中医治疗肝病在某些方面具有独到之处,但由于中医药的基础研究和科学研究尚不充分,专家提示:中医中药在防治肝病特别是乙肝、丙肝这个舞台上目前还无法出任"主角",在乙肝

第四篇 治疗与康复

和丙肝的抗病毒和整体治疗模式中,中医中药治疗还只能忠实地充当"配角"。因此,笔者在此特别提醒肝病患者注意,以上介绍的中医中药治疗各类型肝病的方法和疗效要辩证地看待,这些方法或许对别人很有效,对自己不一定会产生同样的效果,就是世界公认有效的干扰素和核苷(酸)类似物这两类抗病毒药物疗效也存在着因人而异的问题。所以,目前正在采用西药进行抗病毒治疗的患者,千万不要看了以上介绍的中医中药的疗效后轻易改变治疗方案,即使要更换药物,也必须医患结合,反复磋商,最后根据医生的意见执行,尤其是采用中药或中成药,必须请中西医结合的肝病防治专家做决定。

第七节 营养治疗

以上介绍的各类肝病的治疗,主要是依靠药物的作用,特别是干扰素和核苷(酸)类似物在抗病毒治疗中所起的主力军作用。近年来治疗肝病的营养疗法已有不少文献资料报道,给人以新的启迪。为此,本节特向广大肝病患者介绍肝病营养治疗的科普知识。

一、营养的功能是什么

所谓营养,是指人体不断地从外界摄取食物,经过消化、吸收、代谢和利用食物中身体需要的物质(养分或养料),用来维持生命活动的全过程。由此可见,狭义的营养是指某一种养分,而广义的营养则是包括某种养分在内的一种全面的生理过程。

营养又可分为合理的营养与不合理的营养两种。

二、什么是合理的营养

所谓合理的营养,是指由食物中摄取的各种营养素与机体对这些营养素的需要达到平衡,即营养素的供需平衡,既不缺乏,也

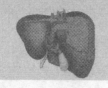

无多余。机体缺乏某些营养素就会引起营养缺乏病,如缺钙引起的佝偻病、缺铁引起的贫血等。某些营养素如脂肪和糖类摄入过多又会导致肥胖症、糖尿病、心血管病等"富贵病"。

由于没有一种食物能供给机体所需的全部营养素,所以我们在安排食物时要尽量采用多样化,根据各种食物中不同的营养成分恰当地调配膳食来全面满足机体对各种营养素的需要。因此,合理的营养还包括合理的用膳制度和合理的烹调方法。一日三餐定时定量。一般来说,三餐食物量的分配基本均衡,午餐可适当多些。不吃早餐和暴饮暴食都是不合理的进餐方式。合理的烹调方法不但可使食物美味可口,促进消化吸收,还可起到消毒灭菌作用,但应尽量减少烹调过程中的营养素的损失。例如,淘米时的过度搓洗,高温油炸食品,新鲜蔬菜切碎后长时间用水浸泡和长时间熬煮等都会导致营养素的损失。在我国,迫切需要在健康保健教育中加大普及营养知识教育的分量和力度,使广大人民群众知道如何获得合理营养素增进身体健康。

三、什么是不合理的营养

所谓不合理的营养,是指营养缺乏和营养过剩的简称,营养缺乏和营养过剩引起的各种病态统称为营养不良,都是不合理营养所造成的后果,对人体健康都是十分有害的。

四、营养素的功能是什么

以上所说的营养素是指食物中养分的科学称谓,反过来理解,食物是营养素的载体。食物中所含的营养素是维持生命的物质基础,没有这些营养素,生命便无法维持。

总体来说,营养素的功能可以归纳为3个方面:一是供给热能以满足人体生理活动和体力活动热能的需要量;二是作为构建和修补身体组织的材料;三是在体内物质代谢中起调节作用。但各

第四篇 治疗与康复

类营养素既具有各不相同的作用,又具有互补的作用,优化组合后就能满足人体组织中各个方面的需要。合理的营养素组合是均衡膳食结构的科学保证。

五、营养素的种类有哪些

人体所需要的营养素有50种左右,归纳起来可分成六大类,即蛋白质、脂肪、糖类、无机盐(矿物质)和微量元素、维生素和水。近年来,发现膳食纤维也是维持人体健康必不可少的物质,可算是第七类营养素。限于篇幅,这里主要介绍蛋白质、脂肪、糖类三大营养素。

六、蛋白质的作用有哪些

在人体各个器官、组织和体液内,蛋白质都是必不可少的成分。成年人体重的16.3%是蛋白质。蛋白质是生命的物质基础。如果蛋白质长时间地摄入不足,正常代谢和生长发育便会无法进行,轻者发生疾病,重者危及生命,甚至导致死亡。前几年新闻媒体曝光,国家查处的安徽阜阳发生的大头娃娃事件,就是不法商贩卖的假冒伪劣婴儿奶粉蛋白质含量不达标,有的竟然是对成年人有毒害的白色粉末。食物中的蛋白质必须经过胃肠道消化,分解成氨基酸才能被人体吸收利用,人体对蛋白质的需要实际上就是对氨基酸的需要。吸收后的氨基酸只有在数量和种类上都能满足人体需要,身体才能利用它们合成自身的蛋白质。营养学上将氨基酸分为必需氨基酸和非必需氨基酸两类。

必需氨基酸指的是人体自身不能合成或合成速度不能满足人体需要,必须从食物中摄取的氨基酸。对成年人来说,这类氨基酸有8种,包括赖氨酸、蛋氨酸、亮氨酸、异亮氨酸、苏氨酸、缬氨酸、色氨酸和苯丙氨酸。对婴儿来说,组氨酸也是必需氨基酸。

非必需氨基酸并不是说人体不需要这些氨基酸,而是说人体可以自身合成或由其他氨基酸转化而得到,不一定非从食物直接

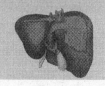

摄取。这类氨基酸包括谷氨酸、丙氨酸、精氨酸、甘氨酸、天门冬氨酸、胱氨酸、脯氨酸、丝氨酸和酪氨酸等。

七、蛋白质分成哪几类,各自所起怎样的作用

营养学上根据食物蛋白质所含氨基酸的种类和数量将食物蛋白质分成以下3类:一是完全蛋白质。这是属优质蛋白质一类。它们所含的必需氨基酸种类齐全,数量充足,彼此比例适当。这一类蛋白质不但可以维持人体健康,还可以促进生长发育,如奶、蛋、鱼、肉类中的蛋白质都属于完全蛋白质。二是半完全蛋白质。这类蛋白质所含氨基酸虽然种类齐全,但其中某些氨基酸的数量不能满足人体的需要。它们可以维持生命,但不能促进生长发育。例如,小麦中的麦胶蛋白便是半完全蛋白质,含赖氨酸很少。食物中所含的氨基酸与人体需要的氨基酸相比有差距的某一种或某几种氨基酸称为限制氨基酸。谷类蛋白质中赖氨酸含量大都较少,所以它们的限制氨基酸就是赖氨酸。这就是通常讲的"木桶原理",这一原理告诉我们,一只木桶能盛放多少水,是由组成这个木桶的那个最短木片决定的。氨基酸也是一样,如果人体所需的8种氨基酸有一种偏低,那么,其他氨基酸再多也不能被很好利用。所以均衡的营养非常重要。三是不完全蛋白质。这类蛋白质不能提供人体所需的全部必需氨基酸,单纯靠它们既不能促进生长发育,也不能维持生命。例如,肉皮中的胶原蛋白便是不完全蛋白质。

八、蛋白质有哪些生理功能

蛋白质在人体内具有多种重要的生理功能,但可归纳为以下3个方面:一是构成和修补人体组织的功能。蛋白质是构成细胞、组织和器官的主要材料。婴幼儿、儿童和青少年的生长发育都离不开蛋白质。即使成年人,由于身体组织不断地分解、合成和进行更新,也需要蛋白质,如小肠黏膜细胞每1~2天即更新1次,血液

第四篇 治疗与康复

中的红细胞每120天更换1次,头发和指甲也在不断推陈出新。身体受伤后的修复也需要依靠蛋白质的补充。肝脏发炎是肝细胞受损,肝细胞的修复和再生都需要足量的优质蛋白质。二是调节身体的功能。体内新陈代谢过程中起催化作用的酶,调节生长、代谢的各种激素(如胰岛素)及有免疫功能的抗体(免疫球蛋白等)都是由蛋白质构成的。此外,蛋白质对维持体内酸碱平衡和水分的正常分布也都有重要作用。严重肝病患者的腹水就与血液中白蛋白减少,血液的渗透压发生变化有关。三是供给热能的功能。虽然供给热能不是蛋白质的主要功能,但当食物中蛋白质的氨基酸组成和比例不符合人体需要时,或摄入蛋白质过多,超过身体合成蛋白质的需要时,多余的食物蛋白质就会被当作热能来源氧化分解释放出热能。此外,在正常代谢过程中,陈旧破损的组织和细胞中的蛋白质也会分解释放出热能。每克蛋白质可产生16.7千焦(4千卡)的热能。

九、蛋白质的来源在何方

膳食中蛋白质的来源主要是植物性食物和动物性食物。动物性食物蛋白质含量高、质量好,如奶、蛋、鱼、瘦肉等。植物性食物主要是谷类和豆类,大豆含有丰富的优质蛋白质;五谷杂粮是我们的主食,蛋白质含量居中(约10%),是我国居民膳食蛋白质的主要来源。蔬菜、水果等食品蛋白质含量很低,在蛋白质营养中作用很小,可忽略不计。

十、什么是脂类和类脂

脂类也称脂质。它包括两类物质:一类是脂肪,又名中性脂肪,是由一分子甘油和三分子脂肪酸组成的三酰甘油;另一类是类脂,它与脂肪化学结构不同,但理化性质相似。在营养学上较重要的类脂有磷脂、糖脂、胆固醇、脂蛋白等。由于脂类中大部分是脂

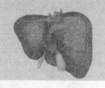

肪,类脂只占5%,并且常与脂肪同时存在,因而在营养学上常把脂类通称脂肪。

脂肪酸是由碳、氢、氧3种元素组成的一类化合物,是中性脂肪、磷脂和糖脂的主要成分。脂肪酸分单不饱和脂肪酸、多不饱和脂肪酸和饱和脂肪酸3类。在自然界中存在的脂肪酸达40多种。其中有几种脂肪酸人体自身不能合成,必须由食物供给,称为必需脂肪酸,它的主要生理功能有以下4点:一是细胞膜的重要成分,缺乏时可致皮炎,对儿童还影响其生长发育;二是合成磷脂和前列腺素的原料,还与精细胞的生成有关;三是促进胆固醇的代谢,防止胆固醇在肝和血管壁上沉积;四是对放射线引起的皮肤损伤有保护作用。常用油脂中必需脂肪酸含量最高的为豆油,其次为玉米油和香油。

胆固醇是类脂的一种,它在人体内的重要生理功能主要有3个方面:一是细胞膜的组成成分,细胞吸收养分,排出代谢废物都由细胞膜控制;二是合成胆汁酸和维生素 D_3 的原料,前者可帮助脂肪消化吸收,后者可预防儿童佝偻病;三是合成类固醇激素的原料,特别是性激素和肾上腺皮质激素。这些激素对人体的健康和人类的繁衍都是不可缺少的。

十一、脂肪有哪些生理功能

脂肪的生理功能,概括起来主要有6个方面:①能供给热能。1克脂肪在体内分解成二氧化碳和水并产生38千焦(9千卡)热能,比1克蛋白质或1克糖类高1倍多。②能构成一些重要生理物质。磷脂、糖脂和胆固醇构成细胞膜的类脂层,胆固醇又是合成胆汁酸、维生素 D_3 和类固醇激素的原料。③能维持体温和保护内脏。皮下脂肪可防止体温过度向外散失,也可阻止外界热能传导到体内,有维持正常体温的作用。内脏器官周围的脂肪垫有缓冲外力冲击保护内脏的作用。④提供必需脂肪酸。⑤脂溶性维生素的重要来源。鱼肝油和奶油富含维生素 A 和维生素 D,许多植物油富含维生素 E。脂肪不仅是这些脂溶性维生素的重要来源,它还有促进这些脂溶性维生素吸收的作用。⑥增加饱腹感。脂肪在胃肠道内停留时间长,所以有耐饥增加饱腹感的作用。

十二、营养学上通过哪些指标来评定脂肪的营养价值

在营养学上,可通过以下 3 项指标来评定脂肪的营养价值:①消化率。一种脂肪的消化率与它的熔点有关,含不饱和脂肪酸越多其熔点越低,就越容易消化。因此,植物油的消化率一般可达 100%。动物脂肪,如牛油、羊油,含饱和脂肪酸多,熔点都在 40℃以上,消化率较低,一般为 80%~90%。②必需脂肪酸含量。植物油中亚油酸和亚麻酸含量比较高,营养价值比动物脂肪高。③脂溶性维生素含量。动物贮存的脂肪几乎不含维生素,但它的肝脏富含维生素 A 和维生素 D。这些脂溶性维生素是维持人体健康所必需的。

十三、脂肪的供给量和来源在何方

脂肪无供给标准。不同地区由于经济发展水平和饮食习惯的差异,脂肪的实际摄入量有很大差异。我国营养学会建议膳食脂肪供给量不宜超过 30%,其中饱和、单不饱和、多不饱和脂肪酸的比例为 1∶1∶1。亚油酸提供的能量能达到总能量的 1%~2%,即可满足人体对必需脂肪酸的需要。

脂肪的主要来源是烹调用油脂和食物本身所含的油脂。在食物中猪肥肉、果仁脂肪含量最高,各种肉类居中,米、面、蔬菜、水果中脂肪含量很少。

十四、什么是单糖、双糖和多糖

糖类是由碳、氢、氧 3 种元素组成的一种化合物,其中氢和氧

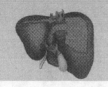

的比例与水分子中氢和氧的比例相同,所以又称碳水化合物;根据分子结构的繁简,糖类分为单糖、双糖和多糖三大类。①单糖。单糖是最简单的糖类,易溶于水,可直接被人体吸收利用。最常见的单糖有葡萄糖、果糖和半乳糖。葡萄糖主要存在于植物性食物中,人血液中的糖就是葡萄糖;果糖存在于水果中,蜂蜜中含量最高,它的甜度最高是蔗糖的 1.75 倍;半乳糖是乳糖的分解产物,吸收后在体内可转变为葡萄糖。②双糖。双糖是由 2 分子单糖脱去 1 分子水缩合而成的糖,易溶于水。它需要分解成单糖才能被身体吸收。最常见的双糖是蔗糖、麦芽糖和乳糖。蔗糖是 1 分子葡萄糖和 1 分子果糖缩合而成,是人们日常生活中常用的糖,如白糖、红糖等;麦芽糖是 2 分子葡萄糖缩合而成的,麦芽中含量最高;乳糖是由 1 分子葡萄糖和 1 分子半乳糖缩合而成,存在于人和动物的乳汁中,其甜度只有蔗糖的 1/6。乳糖不易溶于水,因而在肠道中吸收较慢,有助于乳酸菌的生长繁殖,对预防婴儿肠道疾病有益。③多糖。它是由许多单糖分子结合而成的高分子化合物,无甜味,不溶于水。它主要包括:淀粉、糊精、糖原和膳食纤维。

十五、糖类有哪些生理功能

糖类的生理功能主要包括以下 5 个方面:①供给热能。糖类是供给人体能量的最主要、最经济的来源。它在体内可迅速氧化及时提供热能。1 克糖类可产生 16.7 千焦(4 千卡)热能。脑组织、心肌和骨骼肌的活动需要靠糖类提供能量。②构成重要生理物质。糖类是细胞膜的糖蛋白、神经组织的糖脂肪传递遗传信息的 DNA 的重要组成成分。③节约蛋白质。糖类的摄入充足时,人体首先使用糖类作为能量来源,从而避免将宝贵的蛋白质用来提供热能。④抗酮作用。脂肪在代谢过程中必须有糖类存在才能完全氧化而不产生酮体。酮体是酸性物质,血液中酮体浓度过高会发生酸中毒。糖尿病患者的急性并发症——酮症酸中毒,就是因为糖尿病患者糖的利用率下降,代偿性利用脂肪提供热能而造成的。⑤糖原有保肝解毒作用。肝内糖原贮备充足时,肝细胞对某些有毒的化学物质和各种致病微生物产生的毒素有较强的解毒能力。所以,肝炎患者要有充足的热能供应,才能保障肝脏有较强的解毒能力。

十六、糖类的供给量和食物来源在何方

膳食中的糖类供给的热能以占摄入总热能的60%~70%为宜。谷类、薯类、豆类富含淀粉是糖类的主要来源。食糖(白糖、红糖)几乎100%是糖类。蔬菜、水果除含少量果糖外还含纤维素和果胶。

十七、三大营养素之间的关系是什么

蛋白质、脂肪和糖类三大营养素除了各自有其独特生理功能之外,还都是产生热能的营养素,在热能代谢中既互相配合,又互相制约。例如,脂肪必须有糖类的存在才能彻底氧化而不致产生酮体而导致酸中毒;当热能摄入超过消耗,不论这些多余的热能来自脂肪还是来自蛋白质或糖类,都会一律转化成脂肪积存在体内造成肥胖;糖类和脂肪在体内可以互相转化,互相替代,而蛋白质是不能由脂肪或糖类替代的。但充裕的脂肪和糖类供给可避免蛋白质被当作热能的来源。由此可见,在膳食中必须合理搭配这3种营养素,保持三者平衡,才能使热能供给处于最佳状态。

十八、三大营养素与维生素之间有什么关系

第一,蛋白质、脂肪和糖类这三大营养素的热能代谢过程需要维生素B_1和维生素B_2及烟酸的参与,因而这3种维生素的需要量随热能代谢的增加而增大。第二,膳食中多不饱和脂肪酸越多,体内越容易产生过氧化物,这时便需要增加维生素E的摄入量以

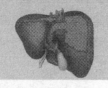

对抗氧化损伤。第三,膳食中如果蛋白质过少,则维生素 B_2 不能在体内存留而经尿排出。

十九、氨基酸之间有什么关系

必需氨基酸和非必需氨基酸都是合成蛋白质所必不可少的。为使蛋白质合成能够正常进行,必须充足地供给机体这两类氨基酸。有些非必需氨基酸可部分地替代必需氨基酸,如胱氨酸可部分地代替蛋氨酸,酪氨酸可部分地替代苯丙氨酸。食物中缺乏某一种或几种氨基酸时,可在食物中添加化学合成的氨基酸,强化所缺的氨基酸,以提高其蛋白质的营养价值。这是食品工业中常用的方法。但是,必须严格掌握剂量。如果过量加入某一种氨基酸,造成氨基酸不平衡,反而会降低蛋白质的利用率。这种不良影响以蛋氨酸过量时最为严重。

二十、营养治疗与药物治疗有什么区别

食物和药物都是经口摄入,但被人体摄入后所起的作用不同。食物(营养素)表现为营养功能,可提供热能和营养素,使人享受美味的同时并保持健康;药物主要起治疗作用,无营养功能,往往还有不良反应。只有药食同源的食物,既有治疗作用,又有营养作用。

药物对疾病的治疗作用是指所产生的、符合临床用药目的的作用。根据治疗作用的效果,可将药物治疗的作用分为对因治疗和对症治疗。前者是指针对病因的治疗,如应用抗生素杀灭或抑制致病微生物对机体的损害,应用解毒药促进体内毒物被消除等;后者指改善症状的治疗,如高热时应用解热镇痛药阿司匹林降低体温,解除发热给患者带来的痛苦。对休克、心力衰竭、脑水肿等临床急症患者分秒必争地进行抢救治疗多属对症治疗的范畴。对症治疗虽然不能达到让病人康复的目的,但对维持重要的生理指标,赢得对因治疗(也称所谓的除根治疗)的时机非常重要。临床

第四篇 治疗与康复

用药时，医生根据患者的具体情况按"急则治其标（对症），缓则治其本（对因）"的"标本兼治"原则，妥善处理对症治疗和对因治疗的关系。营养素的作用多在治其本（即对因治疗）环节起作用。药食同源食物的治疗作用也比较缓慢，中医治疗多属此类，这也是大家都认为中医治疗比较慢的原因之一。

治疗慢性肝病（主要指乙肝和丙肝）的药物有上百种，但目前临床上还缺乏治疗慢性乙肝及丙肝的特效药物，虽然干扰素和核苷（酸）类似物治疗乙肝、丙肝是目前抗病毒疗效最佳的药物，但也只能暂时对HBV、HCV的复制产生某种程度的有效抑制，而不能达到清除或杀灭病毒的目的。在某种情况下，病毒就会对肝脏功能造成持续性的损害，加上治疗药物本身带来的损害，无疑就会加重肝脏病变，形成恶性循环。因此，对慢性肝炎患者来说，营养疗法通过改善机体营养状况来提高自身免疫功能，对缓解病情和提高生存率，延长存活期等方面均具有重要意义。营养疗法可以用来保护未损伤的肝细胞，修复已损伤的肝细胞，促进肝细胞的再生，纠正慢性肝病过程中的营养缺乏等方面发挥重要作用，这些功能都是任何抗病毒治疗的药物不可替代的。因此，任何肝病患者都不可忽视营养在防治肝病中的重大作用，而且实践也证明，没有营养的支持与强化，任何治疗慢性肝病的措施和疗效都会大打折扣的。

二十一、怎样强化慢性肝病的营养治疗

任何疾病的治疗都应遵循"三分治，七分养"的原则。慢性肝病的治疗尤其如此，合理的营养支持和强化，对治疗过程中的慢性肝病或肝硬化患者有着十分重要的意义。特别是均衡合理的营养结构可以增加机体的免疫力，促进肝细胞的修复和再生，促进肝病患者早日康复。

对慢性肝病患者的营养强化，根据有关专家的意见可从3个

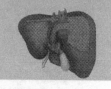

肝病患者的康复之道

方面着手。

1. 强化蛋白质的供给　在慢性肝病的营养治疗过程中,提供足够的优质蛋白质十分重要。因为肝脏是体内蛋白质代谢、合成与分解的主要器官,成年人每天在肝内可以合成11~14克的血浆白蛋白。肝脏自身的蛋白质一般7天更换1次,周围血液循环的蛋白质14~21天更换1次。它们都是在肝内合成来加以补充的。食物中的蛋白质先经消化道分解成氨基酸后被吸收,再由肝脏加工,合成为人体所需的各种蛋白质。因此,当肝脏有了病变就影响了肝脏合成蛋白的能力。肝病患者,尤其是慢性肝病及轻度的肝硬化患者,更需要补充大量的蛋白质。这是因为修复受损的肝细胞需要大量的原材料,而最主要的原材料就是蛋白质。补充大量的蛋白质不仅可以保护肝脏,还可以促使已受损伤的肝细胞恢复,提高肝细胞中各种酶的活性,并促进肝细胞的再生,改善肝功能。在此基础上,进一步提高血浆蛋白质的数量,从而提高整个机体的免疫功能。如果肝病患者蛋白质不能及时得到补充,那么其他的治疗方法亦难奏效。

在抗病毒治疗方案的选择上,目前公认最好的治疗方案是干扰素。这并不意味着干扰素本身能解清除病毒,而是干扰素能"触发"机体的免疫反应,被激发出来的机体自身的免疫反应,有可能彻底清除病毒。因此,加强机体的蛋白质营养就可以增强机体的免疫力,从而"配合"干扰素治疗"触发"的免疫反应,这种双管齐下的效应,无疑可大大提高病毒的清除率。所以,要强调给慢性肝病患者提供高蛋白质的饮食的道理也就不言自明了。

2. 补充维生素C　维生素C是人体必需的营养物质,它可参加人体内的很多生化反应,可部分氧化成去氧维生素C,这一过程又是可逆的,所以维生素C也是一种氧化还原剂。它能直接改善肝功能,促进新陈代谢;大剂量应用可提高体液免疫,促进抗体形成,加强白细胞的吞噬作用,增强机体的抗病力,减轻肝脏脂肪变性,促进肝细胞修复、再生和肝糖原的合成,改善新陈代谢,增强利尿作用,促进胆红素排泄,从而起到解毒、退黄、恢复肝功能、降低 ALT 的作用;同时还能改善肾上腺皮质功能。此外,它尚有结合细菌内毒素的能力,减少内毒素对肝脏的损害。因此,慢性肝病患者应当常服维生素 C。

有资料显示:美国著名的营养学家戴维斯女士,曾在其著作《吃的营养与治疗》一书中提到:"若每 3～4 小时,让患者吃 1～2 克的维生素 C,有时候一天之内,他们的病情就能戏剧性的好转,迅速地康复。"

有的专家还主张最好能将人工合成的维生素 C 与富含维生素 C 的食物合用。其理由是食物中含有维生素 C 氧化酶,这种酶是维生素 C 在人体内氧化过程中所不可缺少的,否则就会导致人工合成的维生素 C 失效。因此,专家总是提示患者要多吃新鲜水果与蔬菜,这就是获得维生素 C 氧化酶的重要途径的理由。

3. 补充 B 族维生素 在肝脏受到损害时,由于肝内磷酸化受阻,食欲缺乏,外源性 B 族维生素供给不足。治疗肝病时又往往输入大量的葡萄糖,使 B 族维生素消耗增多,还由于吸收障碍等原因,常引起 B 族维生素缺乏。因此,慢性肝病患者要注意适当供给和补充 B 族维生素。

另外,B 族维生素也是肝内很多酶的辅酶,在某些氨基酸的脱氨基作用中是一个主要的辅酶成分,能促进肝细胞的呼吸作用,维持肝脏的正常功能。

二十二、怎样强化肝硬化的营养治疗

本方案是根据解放军总医院石法武医学博士的有关论著中的临床经验,笔者认为很有借鉴意义,在此摘录片断供读者参考。

1. 热能的调控 原则上每日供给 8 368～12 552 千焦(2 000～3 000 千卡)的热能,但应根据年龄、体力活动强度做适当

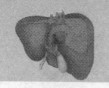

调整。若摄入过高热能,尤其以葡萄糖为热源时,易产生大量二氧化碳而影响肺功能。而且大量输入葡萄糖还会进一步影响肝功能,形成脂肪肝,故应避免。一般而言,理想的热能组成应该是:蛋白质以每日每千克体重 1.5～2.0 克,不能低于每日每千克体重 1.0 克;总热能的 30%～50% 为脂肪所提供,剩余的用糖来补充。

2. 蛋白质的调控 如果肝硬化患者还没有发展到肝性脑病的阶段,其蛋白质就按每日每千克体重 2 克供给。一个成年人每日供应蛋白质 100～200 克,并应注意有相当比例的优质蛋白质。高蛋白质膳食的目的是促进受损的肝细胞修复和再生,并有利于腹水和水肿的消退。

3. 脂肪的调控 每天供给脂肪 40～50 克。脂肪不宜过多,因为肝病时胆汁合成和分泌减少,脂肪的消化吸收功能减退。脂肪过多,超过肝脏代谢能力,则沉积于肝内,影响肝糖原合成,使肝功能进一步受损。但脂肪也不宜过少,因为会影响脂溶性维生素的吸收,也影响患者的口味。应采用不饱和脂肪酸高的植物油,避免使用猪油等饱和脂肪酸。

4. 糖类的调控 肝糖原储备充足时,能防止毒素对肝细胞的损伤。以每日 350～450 克为宜。

5. 维生素的调控 为了保护肝细胞和防止毒素对肝细胞的损伤,宜供给富含多种维生素的食物,如含 B 族维生素、叶酸及维生素 A、维生素 D、维生素 E、维生素 K、维生素 C 的食物。

二十三、一位肝硬化患者营养治疗的效果

从肝病发展的历程可知,从肝炎发展到肝硬化代偿期是一个漫长的过程(当然因人而异,有的几年,有的几十年),从代偿期发展到失代偿期也是一个漫长的过程。一般情况下,在肝炎阶段和肝硬化的代偿期阶段的患者都进行了积极的治疗,事实证明不少患者并没有阻止肝病的发展(当然因素很多),否则不一定会发展

第四篇 治疗与康复

到失代偿期,在这种情况下,健康和疾病的营养调理专家、解放军总医院的石法武博士提醒大家注意治疗方案是否出了问题。

石博士接触的绝大部分患者都处在肝功能的失代偿期,他用营养支持的方法对肝硬化失代偿期患者进行调理时,他们的病情一般会在20天左右出现明显的好转,如果继续改善营养,注意休息,肝硬化在6个月就有可能康复(笔者注:康复与彻底治愈是两个不同的概念),而其治疗成本,大概只有药物和手术的10%左右。最关键的是,不仅节约90%的医疗成本,而是得到康复,很多人长年坚持无效的治疗方案,常常是人财两空。

一位外地的女性患者,由于皮下紫斑、血小板减少,去医院进一步检查,发现是肝硬化引起的脾大、脾功能亢进(脾脏吞噬过多的血小板,造成凝血机制障碍)。由于她两个哥哥已经死于肝硬化(她家庭所有成员都有肝病,现在还有一个哥哥也是肝硬化),她对医院现在的治疗方案产生了怀疑,决定用营养治疗的方法尝试一下,当该资料发稿时,她已经用营养疗法治疗了6个月了。最近一次在医院复查,除了血小板还偏低外,肝硬化的体征已经明显好转了,原来的肝掌、脸上的蜘蛛痣也都消失了。令她庆幸的是,她没有听信原来一个病友的劝说,那个病友一直劝她说:"不要相信营养这东西,治病只能去医院打针吃药。"劝她的那位病友不久前已经在医院病逝了,而她却一天天地康复起来。

这个实例,可通过解放军总医院石法武博士处得以证实,或查阅人民军医出版社出版的《肝炎、肝硬化及肝癌的误区——如何阻断肝炎—肝硬化—肝癌链条》一书。

第九章 肝病康复

导读:绝大多数肝病患者只要按照书上所说,不乱投医、乱用药,到正规医院进行规范化治疗,是可以获得康复的。即使是慢性

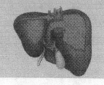

肝病患者的康复之道

乙肝、丙肝,虽然仍携带病毒,但只要能长期保持肝功能稳定,日常生活中能坚持科学自我保养,定期随访复查,不过于劳累,完全可以像正常人一样学习、工作、恋爱、结婚、生儿育女,建立和谐家庭,继续为社会作出贡献,社会不应歧视他们。可喜的是,卫生部于2009年12月出台了取消入学、就业体检中"乙肝五项"(即"两对半")检查,消除乙肝歧视,维护了1.3亿人的合法权益。然而,尚有一些人不理解,卫生部发言人及时用科学依据回应了一些有认识误区的人在网上散布是"牺牲公众利益"的指责,本章主编的康复之路是最有说服力的证据,进一步用事实证实了乙肝康复者仍能构建和谐家庭、享受美好人生、继续为社会作出贡献。

肝病的康复,不仅患者高兴,对家人也提高了学习保健养生、防病治病知识重要性的认识,对国家也减轻了医保费的负担,对社会也增加了生产力,这是各方受益的大好事。本章实话实说地将笔者患51年乙肝获康复的体会和家人对乙肝、丙肝防治的认识和启迪,与读者进行交流,为共同战胜乙肝、丙肝病魔而努力,共享健康、幸福、长寿的美好人生。

第一节 患了乙肝后多次复发的教训及治疗与康复的体会

一、患了乙肝后多次复发与治疗

我在上大学期间的1961年11月得过无黄疸型传染性肝炎(当时科学家尚未发现肝炎病毒和对病毒进行分型),入住南京第一医院肝炎病房治疗,约半年未愈而自动出院,回家采用动静结合方式休养3~4个月,复查肝功能正常后完成了大学本科学业,至今已达51年肝炎病史,期间共复发了5次,ALT反弹1次。

第一次复发是1973年5月,因参加义务劳动过于劳累,工作单

第四篇 治疗与康复

位体检时发现 ALT 为 140 单位,未服药,在家动静结合休息 1 个月后复查,肝功能各项全正常,继续上班,超负荷工作。

第二次复发是 1994 年 1 月,住院检查膀胱炎时在常规生化检查中 ALT 为 60~80 单位,进一步查"两对半"为"大三阳",但自我感觉很好,没有把它当一回事,没有治疗,仍和往常一样工作。

第三次复发是 1997 年 4 月,因甲状腺囊肿住院,手术前生化检查 ALT 为 80~100 单位,经甘草酸单铵(强力宁)保肝治疗 2 周后降至正常,待甲状腺囊肿切除后出院,对肝脏未做任何处理。

第四次复发是 1998 年 3 月,因上吐下泻去常州市第一人民医院就诊查肝功能 ALT 为 130 单位,"两对半"为"小三阳",转入常州市第三人民医院住院,使用苦参素、草仙乙肝、甘草酸单铵(强力宁)、降酶灵、丹参注射液等药物治疗,10 天后复查肝功能全正常,"两对半"为"小三阳"。彩超提示为:①肝内脂肪浸润。②脾脏轻度肿大。连查 2 次肝功能(每隔 10 天)都正常,自以为好了,出院以后所开的家庭用药(约 1 个月量)吃完后全部停药。

第五次复发是 2005 年 5 月,单位体检 ALT 为 109 单位而入住常州市第三人民医院,进一步检查病毒定量,"两对半"为"小三阳",HBV-DNA 为 1.4×10^4 拷贝/毫升(正常值为 $<10^3$ 拷贝/毫升),HBV-DNA 多态性分析检查为:1896、1814、1762、1764 位碱基为 M(突变株),P 区 528、552 位为 W(野生株),确诊为 HBeAg 阴性慢性乙肝,且病毒发生多位点变异,符合抗病毒治疗指征,从此接受以抗病毒为主的综合性规范化治疗,先用拉米夫定(抗病毒治疗)+胸腺肽 α_1(免疫调节治疗)+甘草酸二铵(甘利欣,抗炎保肝治疗)。拉米夫定服了 20 天,复查肝功能基本都正常,HBV-DNA$<10^3$ 拷贝/毫升,效果十分明显。这次复发才真正引起重视,认真对待,共住院 85 天。后来看到资料,服拉米夫定会引起病毒变异(YMDD 变异),经征得医生同意后在未变异前用阿德福韦酯重叠 12 周停拉米夫定,保肝降酶药逐步减停。在解放军第 302

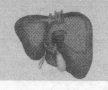

医院专家会诊后服用了1个疗程(6个月)的复方鳖甲软肝片进行抗纤维化治疗,坚持定期(3个月)复查肝功能和血常规,6个月复查HBV-DNA定量及彩超,情况均良好。近3年来单位体检综合结论为HBV携带者,在常州查HBV-DNA<10^3拷贝/毫升,在解放军第302医院查HBV-DNA<100拷贝/毫升。

2008年8月,3个月一次的定期复查,曾出现ALT反弹(127单位)而入住常州第三人民医院,进一步查"两对半"为"小三阳",HBV-DNA<10^3拷贝/毫升,HBV-DNA多态性分析原来2005年5月时的1896、1814、1762、1764位碱基M(突变株),现变为W(野生株),原来1764位碱基及P区528位的野生株(W),现变为W/M。这个变化说明了什么,有待进一步请教临床专家和检验科专家。

这次住院查ALT反弹原因,未改变原始治疗方案,仅加点保肝药,10天后复查肝功能"两对半"、HBV-DNA,连查2次都稳定正常后出院去北京。

2008年12月8日去解放军第302医院复查ALT 20,AST 23,HBV-DNA<100拷贝/毫升。医属继续服阿德福韦酯,定期复查。服了6个月复方鳖甲软肝片,后服金水宝。从2009年3月10日至2011年5月30日,坚持3个月一次复查肝功能,6个月复查一次HBV-DNA及彩超,均在正常范围。

2011年7月16日去解放军第302医院特需门诊张玲霞教授会诊,查HBV-DNA<100拷贝/毫升,肝脏硬度超声检查(即瞬时弹性成像检测),肝脏硬度值为6.0kPa(正常参考范围0~5kPa,>17.5kPa提示肝硬化)。对于我提出的3条咨询意见,她都作了令我满意的解答。意见一:根据我的2005年5月21日至2011年7月16日复查的汇总资料对现行治疗方案作出初步论证,她讲可行。意见二:为了实现治疗终极目标(即HBsAg转阴),可否用拉米夫定与阿德福韦联合治疗,她答没有必要,这是对单药疗效不佳

第四篇 治疗与康复

或阿德福韦耐药或失代偿肝硬化的治疗方案,按规范我可以停药,但"小三阳"停药后易复发,还是再治疗几年看看。意见三:我讲长期服阿德福韦有两个担心,一是耐药性,二是肾毒性,可否替换替诺福韦,她说不可以,替诺福韦与阿德福韦是同类药,会交叉耐药。要换只能用恩替卡韦,进口的每粒30元,我考虑治疗成本,暂不换,她认可,但提示要常查肾功能。她非常认真地看了我2005~2011年各项检查,并说,你的肝脏很好,像你这样年龄及50年乙肝能有这样好的肝脏实属少见。

解放军第302医院的张玲霞教授是国内相当有名望的乙肝防治老专家,她对我的会诊结论,我十分放心。同时,我应十分珍惜现在的康复,继续加强自我保养和抗病毒治疗,定期复查,努力朝着HBsAg转阴的目标前进。

二、患了乙肝51年康复的体会

乙肝的多次复发和治疗期间的ALT反弹给我的精神压力和思想负担实在太多太多,抑郁、失眠、易怒等心理障碍时有发生,特别是见到、听到肝病患者的不良结局,往往会联想到自己该怎么办。通过第五次复发,认真对待学习乙肝防治书籍以后,真正思想上开了窍,逐步树立战胜乙肝这个顽敌的信心和决心,联想到9 300多万"同病相怜人",从心底里要把我所经历的风雨人生路写成乙肝防治书献给老百姓,只要他们能读懂会用我就很开心。笔者患乙肝的康复体会可归结为以下几点:

1. 体会到知识就是健康的真谛 我国首席健康保健专家洪昭光教授的科普保健名著《让健康伴随着你》的开头就有一句名言:知识就是健康。只要按健康的方式生活,人们完全可以怀着希望步入人生百岁年。不良的生活方式,导致肝病恶化的例子屡见不鲜。笔者在2005年6月10日至9月5日乙肝第五次复发入住常州市第三人民医院11病区期间,亲眼目睹了几个长期酗酒导致

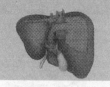

肝病患者的康复之道

酒精性肝硬化晚期而后悔莫及的,也有本来有慢性乙肝、肝功能异常的中学教师还在忙碌不停地为高复班上辅导课暴发肝性脑病而住院抢救的,还有明知已是慢性乙肝迁延不愈而仍保留一些不良生活方式的,还有恣情纵欲导致肝病复发的,更有许多人轻信广告花了许多血汗钱贻误病情成了"冤死鬼"的,有的乱服保健品造成肝损害的……在现实生活中诸如此类的例子不胜枚举。凡此种种,其根本原因就是对疾病的无知,有的不是真正死于某种疾病,在一定程度上是死于对该病的无知。

知识就是健康,健康教育必须从娃娃抓起,只有这样才能使整个民族终止对健康知识的愚昧无知,并改变不良的生活方式。为此,笔者在此发出呼吁"亡羊补牢,犹未为晚",应把学习和掌握肝病防治的基本科普知识放在治疗肝病措施的第一位;对有一定文化并初步掌握肝病科普知识且有经验、教训的患者来说,既要立足自己巩固疗效,继续努力,也要关心病友,将防治乙肝获康复的经验、教训写成文章和知识读物,与大家进行交流;对战斗在防治乙肝第一线的广大医务工作者来说,用高超的医术、高尚的医德,立足本职,面向社会,心想 2 000 万左右的乙肝国人,促进他们早日康复;对药厂企业家来讲,应加强管理,降低抗病毒药物的成本,为少医缺药的贫困患者献一份爱心,为挽救他们的生命作一份贡献;希望我们的社会少一点歧视,多一点关爱;希望我们的医保部门能将新一代效果显著的抗病毒药物尽快纳入医保,对乙肝防治的各项措施能引起全社会的关注,要像关心贫困地区下一代的希望工程及关心艾滋病、20 世纪 50 年代防治血吸虫病那样,成为家喻户晓的一项重要教育工程。现在有了世界艾滋病日、世界肾病日和每年 3 月 18 日为"全国护肝日"。小平同志早就指出乙肝是一大"国害",这个"国害"应该全国共讨之,全民共株之,把国家出台的《2006~2010 年全国乙型病毒性肝炎的防治规划》的各项措施真正落到实处。

第四篇 治疗与康复

2. 找到了乙肝慢性化及易复发的原因 导致乙肝慢性化的原因,医学研究和临床经验的专家们归纳为以下3点:一是病毒因素(包括病毒的载量、病毒的变异、病毒基因与肝细胞基因整合等);二是机体免疫功能因素;三是肝病防治知识缺乏因素。这些内容在本书前面的相关章节中都作了较详细的介绍。联系自己的实际,书中这些归纳非常吻合。

(1)病毒因素:首先,我得的乙肝做肝功能病毒学指标检查的"两对半"定量证实,初次感染HBV的载量少,病情轻,症状不明显,ALT最高未超过140单位,HBsAg滴度低,过去医生诊断为迁延性慢性乙肝,2008年12月8日解放军第302医院看了我的复查报告后诊断为轻度慢性乙肝。由于是轻度慢性乙肝,症状不明显,往往未引起足够重视,未认真对待,长期潜伏为患,迁延不愈导致慢性化,正如有的人出现有症状时一查已经肝硬化了一样;其次,我的乙肝病程长达40多年,病毒发生了变异,过去认为"两对半"出现"小三阳"比"大三阳"好,实际上"小三阳"属HBeAg阴性慢性乙肝,相当一部分HBeAg阴性慢性HBV变异(有资料称40%左右),一旦病毒基因变异,就增加了治疗的难度,增加了向肝硬化及肝癌发展的可能性,而且病情容易复发。因此,在治疗上应树立长期作战的准备,千万不可掉以轻心。

(2)机体的免疫功能因素:1989年心态失衡得膀胱癌,免疫功能下降,服用对肝脏有害的药物,这也是导致我乙肝慢性化的原因之一。

由于得膀胱癌之前心态曾一度失衡,靠服安眠药入睡。膀胱癌手术后,失眠加重,服用地西泮(安定)剂量从每晚1片加至2片,有时甚至服3~4片才能入睡,加上膀胱癌化疗用的塞替派抗癌药,无疑毒性很大,对肝脏不断造成伤害,这也是导致我乙肝慢性化的重要因素之一。

(3)肝病知识缺乏因素:肝炎迁延不愈经常复发的最主要原因

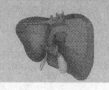

还在于缺乏最起码的护肝防治知识,掉以轻心,为所欲为。第五次复发以后才真正重视起来,跑新华书店、学院图书馆查看肝病防治知识书。逐步认识到,患上乙肝一定要认真对待,高度重视,注意休息,严禁烟酒,定期复查,一旦肝功能异常或有症状,就应该立即就医。笔者原来由于缺乏护肝防病知识,认为偶尔出现"三小"("小谷丙"、"小三阳"、"小黄疸")没有什么关系,40多年都过来了,人老了,病毒也老了,久经"沙场"锻炼的肝脏也老了,所以退休以后还在学院空地开荒种菜,花的力、流的汗不比菜农少;天天去乡下钓鱼身感疲劳,但有了瘾,渔竿放不下,没有掌握好"度"。过去知道肝不好不能饮酒,后来听说少喝点活活血对心脏有好处,特别是红酒,所以也喝起酒来了。另一方面贪吃自己喜欢的东西,糯米粽子一次吃3~4个,还要加绵白糖,西瓜一次吃半个,所有这些因素都有可能加重肝脏负担和受损害,导致肝功能异常,血糖升高。长此以往,怎能不导致肝炎迁延不愈,加快向肝纤维化、肝硬化发展的步伐!幸亏通过2004年、2005年住院治疗,以及出院以后的自我调养,高血压、糖尿病的病情得到了控制,肝功能稳定在正常范围。

3. 懂得了治疗乙肝必须到正规的专科医院诊治 现在仍有许多乙肝患者治疗不上正规专科医院的情况,有的年轻人担心到传染病医院去看肝科被人知道了会遭歧视,怕恋爱对象知道了会"拜拜",怕单位领导发现会影响工作及职务晋升;有的认为中医治疗比西医好,中药毒性比西药小,不及时去专科医院就诊,因而错过了抗病毒治疗的最佳时间,最终带来的不良后果,这类实例在我接到的来电咨询、上门咨询者有好多,如《得了乙肝怎么办》书中第26~27页的例子都是很有代表性的实例。

正规防治乙肝的专科医生,他们都能按国家权威机构制订的《慢性乙肝防治指南》进行规范化治疗,而且他们掌握国内外乙肝防治的新方略、新进展。正规医院的门诊大厅,通常有介绍该医院副主任以上医师的简况和照片、医学擅长,患者可以根据自己的病

第四篇 治疗与康复

情,首先侧面了解自己要找的就诊医师的个性特点,选择能善解人意的医德医术双高的医生,一般情况下不要轻易更换医生。

要特别小心,现在有一些新闻、专家治病热线说得天花乱坠,有一些医生受经济利益驱动,小病开大处方、小病大化验,甚至开黑心处方等现象到处可见,这就苦了缺乏乙肝防治知识的老百姓了,他们白花了许多血汗钱,有的甚至成了"冤死鬼"。正规医院、专科医院相对来说要规矩一些,所以乙肝患者得了至今还不能根治的病,我建议还是到正规专科医院去就诊,千万不要轻信那些虚假广告的宣传,乱投医、乱吃药。

4. 认识了定期复查和资料保全的重要性 慢性乙肝患者必须坚持定期复查,间隔多长时间复查、复查什么内容,出现指标波动怎么办等相关知识在本书第四章已作了介绍。

复查资料必须保全、汇总,系统分析病情变化,要自己进行纵向比,不要与不同医院检查报告比,因为检查设备、人员操作水平、不同检查方法、正常参考值各不相同;也不要与别人比,因为同一种病在不同患者身上结果不一定相同,治疗方案特别强调规范化和个体化。

复查报告资料保全、汇总采用列表形式简明直观,一目了然,格式详见《得了乙肝怎么办》(金盾出版社2008年12月版),每次复诊时给医生参阅,节省了医患双方对话时间,不少读者参照做了,甚赞得益匪浅。

5. 证实了乙肝患者仍可建立和谐家庭,为社会作出贡献 由于人们缺乏乙肝防治知识,对HBV携带者和现症乙肝患者心存恐惧和歧视,使他们失去了升学、就业、报考公务员等的机会,有的发生婚变,有的承受不了种种压力,一时想不通而轻生,这些事例常有发生。

HBV携带者和慢性乙肝患者能否上学、就业、报考公务员和恋爱结婚、生儿育女等,在本书的有关章节中都作了较详细的说

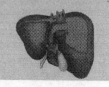

明,既有国家的政策规定,又有医学的科学证据,还有笔者的切身体会,只要认真阅读完本书就能找到答案。

就个人而言,切身体会是:慢性乙肝患者经积极的规范化治疗,肝功能正常且稳定后,应该与正常人一样学习、工作、恋爱、结婚、生儿育女,构建和谐家庭,继续为社会作贡献,社会不应歧视他,自己也不要自暴自弃,应振作精神,发奋图强,回报社会。

笔者曾患过包括癌症在内的多种无法根治的疾病,特别是1961年患乙肝至今已达51年。我的儿子是我生肺病治愈后生的,现年53岁,孙子24岁,东南大学毕业后出国留学,他们身体都很好,而且义务献过几次血;两个女儿是我慢性乙肝稳定期(1963年、1966年)生的,她们身体也都很好,外孙24岁,中国传媒大学应属毕业,外孙女20岁,南京大学大一在读,身体都很好。老伴是我同龄人,与我零距离接触,没有感染上乙肝,但24年前胆结石开刀输血感染了丙肝病毒(HCV),直至2008年体检肝功能异常时确诊为丙肝,通过干扰素+利巴韦林抗病毒治疗后,肝功复常,HCV-RNA<100拷贝/毫升,且证实对乙肝有免疫力,不会得乙肝。

笔者的上述乙肝病历至少可以向社会说明,得了乙肝不可怕,只要认真对待它,日常接触不会感染HBV,慢性乙肝稳定期完全可以恋爱结婚,生儿育女,也不会代代相传。

笔者自1961年得了乙肝,期间多次复发,相继得了膀胱癌、高血压、糖尿病等多种无法根治的疾病,精神折磨、思想痛苦远远超过了疾病的病痛,曾对前途担忧,对事业上的追求失去信心,奋斗目标不断调整,终于战胜了各种苦难,振奋精神,特别越过了人生古稀以来,刻苦攻读乙肝防治书籍,无论酷暑、严寒,往返于常州、北京,求教于肝病防治专家、学者,从2006年起至今已正式出版了肝病防治图书4本,分别由东南大学出版社、金盾出版社、人民军医出版社出版,合计90余万字,连同内部出版的5本,合计超过170万字,本书作为关门作,力求把它写得比前面几本更好,更受

第四篇 治疗与康复

读者欢迎,使我心里更高兴。

以上实例证实,得了乙肝不仅仍可构建和谐家庭,仍能为社会作回报,社会不应该歧视乙肝患者,应该多一份关爱,政策上也应像对待艾滋病患者一样多一份倾斜。

6. 树立了战胜乙肝过百岁的信心 由于过去缺乏乙肝防治知识,目睹乙肝患者的不良结果,以及自己多次复发后非常害怕,通过学习和撰写乙肝防治书后,思想开了窍,其实得了乙肝或长期乙肝"三阳"("大三阳"或"小三阳"),根本不用害怕,只要按照本书介绍的乙肝防治知识,认真对待,控制病情发展,完全可以与正常人一样学习、生活和工作,继续为社会作出贡献,完全有信心生存力争过百岁。笔者乙肝的病历和奋斗的经历在本章第二节孙儿马达的具体解读充分证明了这一点。再看看那些防治乙肝的广大医务工作者,天天与乙肝患者接触,他们为什么不怕?就是因为他们具有乙肝防治知识,面对乙肝,他们不仅了解乙肝,但懂得对其预防的有效措施和方法。因此,得了乙肝的人不仅不要怕,但要认真对待它,一方面要树立科学治病观,树立战胜乙肝的信心,古人云:信心总比黄金贵。治病与事业上的追求一样,有病还得及时医;另一方面通过学习乙肝防治知识,知道其发病的病因,从而了解乙肝的防治方法,通过治疗获得康复,总结经验,吸取教训,加强自我保养,战胜了乙肝病魔,就能实现健康、幸福、长寿的目标。

7. 坚定了乙肝康复最终靠自己的信念 洪昭光教授说:"最好的医生是自己,最好的药物是时间,最好的心情是宁静,最好的运动是步行。"中里巴人的大作《求医不如求己》,讲得都很有哲理,俄罗斯的一项调查显示,一个人的健康只有15%取决于医疗和药物,85%取决于人的生活方式。应认识到生老病死是规律,人老病多不稀奇;求医不如求自己,药医养生两相宜;信心总比黄金贵,有病应该及时医;防治三分靠医药,康复七分靠自己。

乙肝康复对医生来讲是治疗的目标和终点;从康复者来讲,要

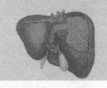

肝病患者的康复之道

健康长寿应该看做是自我保健养生的起点,更要加强预防,防止死灰复燃。

8. 虚假广告不可信,切勿乱用保健品 随着人们物质文化水平的不断提高,追求健康长寿欲望的强烈,名目繁多的养生保健食品市场也日益繁荣,经常有读者来电咨询,问我身兼多种慢性疾病,除了我书上介绍的养生保健与科学防治、定期复查外,是否还服用什么补品、保健食品。在此,笔者实话实说告诉读者,面对市场上名目繁多的保健品,促销手段多么高明,我从不动心轻信宣传,跟着别人跑。2009年8~9月,我老伴听邻居说,南京卫岗牛初乳(乳之宝冻干粉胶囊)对便秘很有效,很想试一试,想到老伴每天排便困难的痛苦,初步同意试试看,但我得亲自调查后再决定,毕竟买了一个夫妻套餐要花15 680元,我先从常州工学院离退休办得知,常州工学院离退休人员中有不少老教授、医务室的医生和退休领导是服用南京卫岗牛初乳的老客户,在该公司举办的几次新老客户联谊活动中,确实见到过不少校友,他们已服用多年,对提高免疫功能有好处。后来我又从著名医学保健专家、安徽省九届政协常委、安徽省卫生厅原厅长戴光强教授的有关论著中得知牛初乳有以下的特点和作用。

(1)牛初乳的特点:牛初乳是指牛分娩后72小时(3天)内分泌的乳汁,或称乳前液体。它的主要特点是:第一,牛初乳蛋白质含量比牛乳高,而脂肪和糖含量较低,并且维生素D、维生素A、铁等都比普通牛乳高许多。第二,牛初乳中含有丰富的免疫因子,这是体现牛初乳营养价值的很重要的一个优势。医学研究认为,牛初乳中的免疫因子可以抵抗病毒、细菌、真菌及其他毒素,从而增强人体免疫力。牛初乳中的免疫因子具体有以下7种:①免疫球蛋白。包括IgG、IgA、IgD、IgE和IgM,其中IgG含量最高。免疫球蛋白对于病毒感染、细菌感染、寄生虫和酵母菌感染都有良好的防御作用。②抗体。牛初乳中含有至少19种致病菌的抗体,包括

第四篇 治疗与康复

沙门菌、大肠埃希菌和链球菌的抗体,可对抗这些致病菌。③富贪脯氨酸多肽(CRP)。它可双向调节人体胸腺的活动,既可以刺激衰弱、衰退的免疫系统,又可以平衡或抑制过度活跃的免疫系统。④乳铁蛋白。对疱疹、疲劳有一定作用。⑤乳清蛋白。有促进心脏健康、抗癌、提高免疫力、抗衰老、提高骨密度等作用。⑥溶菌酶。防御细菌侵害,也是一种抗菌剂。⑦细胞活素。是细胞间进行信号交流、调节加强免疫反应的化学物质。它可以刺激免疫球蛋白的产生。其中,白细胞介素-10是一种抗炎细胞因子,可以缓解疼痛。第三,牛初乳中含有生长因子。这是牛初乳营养价值的又一体现,它不仅促进神经系统、内分泌系统、消化系统等的生长发育,还能调节血糖、帮助修复组织、修复细胞、促使新生细胞增多。所有这些生长因子,不仅促进生长发育,还可增强体力、延缓衰老。牛初乳中的主要生长因子有:一是表皮生长因子。对皮肤的保护和保养有重要的作用。二是类胰岛素生长因子Ⅰ和Ⅱ。这两种生长因子在牛初乳中含量最丰富,它们与机体利用脂肪、蛋白质和糖有关。如类胰岛素生长因子Ⅰ是目前仅知的几种可以刺激细胞的基因(DNA、RNA)生长的物质之一,是抗衰老最强有力的一种物质。它们可以调节血糖和胆固醇含量,促进肌肉组织的形成。三是转化生长因子。可促进细胞增殖、组织修复和维护。四是红细胞、血小板生长因子。可促进红细胞、血小板的制造。五是纤维细胞生长因子、神经营养生长因子、骨骼生长因子等都能促进相应组织的再生和修复。

(2)牛初乳的作用:正因为牛初乳具有以上特点,有关专家指出牛初乳具有以下七大作用。①增强免疫力。②促进生长发育和提高智商。③消除疲劳,延缓衰老。④调节血糖。⑤增强体质、提高运动功能。⑥有利于术后恢复。⑦调节肠道菌群、促进胃肠组织发育及其创伤愈合。

据有关资料报道,对于牛初乳的研究、开发是从国外开始并逐

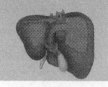

肝病患者的康复之道

渐推向国内的。国外牛初乳的研究始于20世纪70年代,各国科学家在牛初乳成分、营养价值和对人体作用方面的研究近年来有一定的进展,在有关期刊上都发表过相关的有一定价值的研究论文,当然,对它的营养价值和对人体健康的有益作用,还有待于进一步认识、研究、提升和开发,生产企业能否在市场上保持长盛不衰,还应在加强管理、降低成本等方面作出努力。

基于对牛初乳的特点和作用方面有以上初步认识,通过对南京卫岗乳之宝冻干粉胶囊生产基地的实地考察,并与使用该产品多年受益的老同事面谈交流,在此基础上于2009年9月14日开始服乳之宝冻干粉胶囊。说来大家难以置信,老伴第二天说,真神奇了,大便很通畅了,而我没有什么特别感觉,吃与不吃无多大区别,这进一步证实,个体的差异性。牛初乳对有的人有效,对有的人不一定有效,但并没有害处,所以我也就陪老伴一块吃了。

三、我患乙肝的康复之道

综合以上8点体会升华为笔者患乙肝的康复之道,可以用如下小诗来表达。

康复之道小诗

生老病死是规律,古今中外都一律
人生在世不尽力,死不瞑目不安息;
小病大养没出息,无病呻吟更作孽;
老马一生得的病,说来大家都不信;
五十年代得肺病,没有用药养好病;
六十年代得肝病,当时防治没办法;
住院半年不见效,休学一年后复学;

第四篇 治疗与康复

保肝学业两不误,毕业留校当干部;
八十年代患癌症,治疗及时救了命;
九十年代高血压,常年口服降压药;
04年患糖尿病,运动饮食控制病;
05年乙肝复发,医患沟通谋方略;
多病之躯老乙肝,多次复发受启发;
防治三分靠医药,康复七分靠自家;
规范治疗信科学,该用药时才用药;
虚假广告不可信,切勿乱吃保健品;
定期复查最要紧,心态平和是根本;
有氧运动经常性,饮食结构合理性;
生活要有规律性,经验教训牢记心;
得了乙肝不用怕,但要认真对待它;
目前虽无特效药,防治还是有办法;
病毒携带不用怕,常规体检不查它;
肝功定期要复查,只要正常就不怕;
谷丙升高不用怕,降酶已有有效药;
生儿育女不用怕,保肝生育两手抓;
医生指导下停药,生了宝宝再用药;
乙肝复发不用怕,查明原因调整药;
耐药反弹不用怕,救援治疗有新法;
病毒变异不用怕,联合用药对付它;
早期肝硬不用怕,逆转治疗有方略;
不得乙肝有办法,扫除肝盲是良药;
乙肝知识特重要,自助防治可参考;
欲知防治康复道,读懂我书就知道;

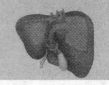

肝病患者的康复之道

> 51年乙肝老病号,以上句句真心话;
> 共同探讨防治法,生存力争过一百。
> 多病之躯过半辈,感动常州电视台;
> 新闻频道播报道,孙儿国外网见到;
> 激励在外学习好,学到本领回国报。

以上小诗的具体内容和实例,紧接着在第二节马达执笔的爷爷的患病经历和康复的文章中作适当的展开解读。

第二节 爷爷的经历和51年乙肝病历给我的启迪

在2007年10月由东南大学出版社出版的《乙肝患者的事业与康复》、2008年12月由金盾出版社出版的《得了乙肝怎么办》及2009年1月由人民军医出版社出版的《医患结合乙肝防治新方略》这3本书中,分别记载了我爷爷(本书主编)的经历和病历,简单概括成一句话,就是"不简单的经历,很复杂的病历"。

爷爷从15岁离开老家(常州武进湖塘)去上海当学徒至今,其人生经历可归结为4个阶段、转辗了4座城市,实现了6种身份的转变。第一阶段是从农村(武进)到城市(上海),由农民到工人;第二阶段是从工厂(一家民营机器厂)到学校(复旦大学附设工农速成中学、南京航空航天大学),由工人到大学本科毕业生;第三阶段是从学校(南航)到机关(常州市原机械工业局),由大学助教到国家公务员;第四阶段是从机关(原常州市机械工业局)到学校(常州工学院),由公务员到大学教授。

爷爷的经历很不简单,爷爷的病历更为复杂:即20世纪50年代患肺病,60年代初患水肿病,继而肺病复发恶化,1961年又患肝

第四篇 治疗与康复

病,80年代患膀胱癌,90年代患高血压,2004年体检查出糖尿病,2005年体检查出慢性乙肝。值得一提的是,高血压、糖尿病,以及慢性乙肝这3种目前都无法根治的终身性疾病都集中于爷爷一身,压力可谓不小。特别是自1961年患乙肝至今已有51年之久,期间多次复发、肝功能指标多次"反弹",但爷爷都坚持过来了,并且在事业上取得了很大的成就,成为享受国务院政府特殊津贴的江苏省有突出贡献的管理学方面专家。

爷爷是如何在半个世纪的风雨人生道路上拖着多病之躯留下光辉的奋斗足迹的,值得我们晚辈深思。

一、爷爷的患病经历

1. 20世纪50年代患肺结核

(1)中专入学体检未过关,方知得了肺结核:1952年的9~10月,爷爷在上海当学徒即将满师,此时正值新中国成立3周年、国民经济逐步恢复并转向第一个五年计划之际,国家学习前苏联"十月革命"胜利后转向经济建设培养工人阶级自己的知识分子的路子,在全国有关高等院校设置工农速成中学(相当于大学预科),以及工人中等技术学校,在工矿企业招收有培养前途的产业工人和机关青年干部,进行有计划、有目标的脱产正规教育,爷爷当时也被列入了报考上海机器制造学校的人选,在顺利通过了入学笔试后,由于体检查出左肺上部有轻度肺结核病灶而未能被录取。

(2)不药胜良医,3个月复查肺病已痊愈:爷爷经自我反思发现,之所以患肺结核主要是由于在学习技术和科学文化知识时过于心急,白天上班、晚上去职工业余学校读书,工作和学习压力过大,过于劳累导致免疫功能降低,从而感染结核菌而得病,因此他开始注意休息和营养,结果3个月后去医院复查X线全胸片,诊断为左上肺少许纤维化,医生说他的病好了,只要一年不复发就不会有问题了。后来爷爷说,病情轻、发现早、注意休息和营养,"不

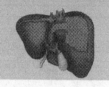

药胜良医"。1954年8月,爷爷在通过了工农速成中学的入学考试后顺利过了体检关,进入复旦大学附设工农速成中学就读。

2. 20世纪60年代患水肿病,继而旧病复发 1960年,国民经济遇到严重困难,食品供应极度紧张,高校里不少大学生都得了水肿病,爷爷也是其中之一。当时学院硬性规定,凡得水肿病的学生一律休息不上课,到营养食堂吃营养饭,这样持续了大约一个月的时间。

1961年爷爷读完了大三,由于学习负担重,社会工作忙,学期结束放暑假前夕的一天他突然大口吐血,后诊断为左上浸润型肺结核有小透光区(即空洞病灶),这是原已钙化的部位肺结核病灶复发且病情恶化的迹象。从此爷爷就开始接受大剂量抗结核药和插管气滴治疗,这种治疗疗效显著,一个月复查病灶吸收,不久就钙化了。开学前又进行X线全胸片复查,医生认为疗效显著,气滴可停,只需继续服用异烟肼片就可以上课,但还是要注意休息营养,定期复查。

3. "乙肝盲"用药过量救了肺,伤了肝 因爷爷求医治病心切,在未征求医生意见情况下加量口服异烟肼,结果是救了肺、伤了肝。在治肺期间,爷爷听说抗结核药毒性大,要定期进行肝功能检查,于是他去医院检查肝功能,结果因ALT超过100单位而入住南京市第一人民医院九病区(传染病区)。当时医院也没有办法治疗,只是让患者多卧床休息,吃一些复合维生素,静滴葡萄糖,每隔2周查一次肝功能,ALT均在100单位左右波动,在近半年的医院治疗中不见好转,爷爷就主动提出出院回家休养。当时爷爷已休学1年,开学前复查ALT由68单位下降至20单位,于是可以复学继续就读。

4. 保肝学业两不误,大学毕业留校当干部 通过1年多治疗肝病的经历,爷爷悟出了一个道理:像肝炎这样的病在当时的医疗条件下,除了注意休息、动静结合、保肝营养、定期复查、观察变化

第四篇 治疗与康复

外,没有其他有效的方法。爷爷说当时5年大学已经过了3年,前3年都是基础课和专业基础课,如果超过2门主干课不及格就要被淘汰回家,压力很大,而余下2年都是专业课、实践性环节和毕业设计,一般过关没有问题了。

爷爷在复学以后重新设定了目标并调整了期望值,俗话说:留得青山在,不怕没柴烧。在学习上不要去争最好,只要及格通过就好,社会工作全部辞掉。上午认真听课,下午躺在床上保肝复习功课,晚上完成作业,每隔1～2个月去医院复查肝功能,体力也逐渐恢复了。1964年6月圆满完成了毕业设计,毕业时体检全部合格。当时因工作需要提前毕业,留校当学校共青团委副书记兼组织部长,后调教研室当助教。1970年调入常州市参加"直六"飞机研制及企业整顿工作,1981年2月调入常州工学院(当时为常州工业技术学院)任教并负责组建经济管理系。这些年身体一直不错,单位体检也年年正常,由于过去乙肝病毒学指标如乙肝"两对半"不作为体检常规检查项目,自以为肝病已彻底痊愈了。直到1989年因患膀胱癌住院检查肝功能时医生告诉他,肝功能正常但"澳抗"(HBsAg)呈阳性,表明体内存在HBV,但当时并未引起爷爷的重视。

5. 20世纪80年代得癌症,及时治疗保住生命 1989年,由于在评选省级优秀教学成果奖、省级突出贡献专家、省劳模等荣誉的过程中,单位里一些人从中作梗,导致爷爷一度思想不通、情绪低落。国庆前夕的一天,突然出现无痛全程血尿,于是爷爷立即住院检查,经膀胱镜检查发现两个2厘米左右的肿瘤。于是医生给爷爷进行了电切手术并用抗癌药物塞替派治疗膀胱癌,严格按医嘱定期复查,至今已度过了23年癌龄。

6. 自找压力太过分,血压升高不留情 爷爷是1981年初调入常州工学院任教的。对于当时已45岁的爷爷来说,搞经济管理的教学研究完全是一项全新的事业(爷爷在大学期间所学专业是

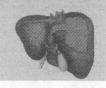

航空航天火箭发动机),为此他辛勤耕耘,埋头苦干,在教学、科研上取得了很大成就,先后荣获多项奖励和殊荣,特别是1989年荣获了国家级优秀教学成果奖、1992年晋升正教授并享受政府特殊津贴,先后获省市级有突出贡献的专家、市劳动模范、江苏省普通高校优秀学科带头人等殊荣。期间身体状况也良好,由于他一心扑在事业上,忘记了自己患过多种疾病,多年来自找压力、超负荷的工作,终于在一次体检中发现血压升高,被确诊为Ⅱ级,从此爷爷开始进行降压治疗,现在每日服用1粒缬沙坦胶囊(代文)降血压药,血压也基本稳定在正常范围内。

7. 血糖升高忽视了肝功能异常,病情雪上加霜 1998年5月,爷爷从常州工学院退休后,希望回归田园生活,利用学院闲置土地开荒种菜。爷爷做事一贯认真,开荒种菜也一样,花的力、流的汗不比一般菜农少。1999年8月~2005年9月,爷爷还应邀担任了常州工商管理专修学院院长。2004年5月,学校组织的体检时发现空腹血糖已达10.41毫摩/升,ALT达63单位,HBsAg阳性,进一步复查肝功能及餐后2小时血糖,检查结果如下:

(1)肝功能:①ALT为114单位。②HBsAg阳性。③血清总胆红素(TBIL)为31.2微摩/升。

(2)血糖:空腹为9.31毫摩/升,餐后2小时为22.7毫摩/升。

(3)尿常规:尿胆原、尿胆红素均为阳性,其余为阴性

当时医生据此诊断为轻度2型糖尿病,随后爷爷便住院对糖尿病进行规范化治疗,对ALT升高进行保肝降酶治疗,15天后血糖、ALT复查稳定后出院。

8. 体检复查乙肝已慢性,抗病毒治疗要长疗程 2005年5月的体检结果显示,虽然爷爷的血糖控制良好,但肝功能三项指标均超标(ALT为109单位,AST为75单位,总胆红素为12.4微摩/升),B超提示为慢性肝病,进一步查"两对半"为"小三阳"、HBV-DNA定量为$1.4×10^4$拷贝/毫升,诊断为HBsAg阴性慢性乙肝,具

第四篇 治疗与康复

备抗病毒治疗的证据,从此爷爷开始接受抗病毒治疗。期间2008年8~9月间复查,因ALT"反弹"又住院,1个月后检查全部正常后又去解放军第302医院会诊,复查肝功能正常,HBV-DNA<100拷贝/毫升,彩超提示慢性肝损伤。2009年5月~2011年5月,学院体检及市老干部体检和"一卡通"体检,3个月一次自己上医院复查,肝功能各项指标正常,病毒指标乙肝"小二阳"(HBsAg、抗-HBc阳性),HBV-DNA<10^3拷贝/毫升,体检综合结论为HBV携带者,说明抗病毒治疗的效果是很好的,已抑制了病情的发展。2011年7月带了全套病历资料又去北京解放军第302医院请著名肝病防治专家张玲霞教授会诊,都说明爷爷对乙肝防治的认真对待及彻底治愈的信心。

二、爷爷的奋斗足迹

1. 45岁改行成教授,著书立说出了名

(1)爷爷为何在45岁改行:为了回答这个问题,首先先借用20多年前常州新闻媒体的有关报道做索引,然后用改行后的成果来证实新闻界对45岁改行的乙肝患者(注:当时爷爷尚未公开自己的肝病史)事业上追求的超前意识。

在1985年6月1日的《常州广播电视报》上,题目为"奋斗者的足迹"一文这样写道:在人生的道路上,那每一行或深或浅、或直或弯的脚印,清晰地记录了每个人的成功与失败、欢乐与痛苦。他就是常州工业技术学院经济管理系主任马国柱,留下的是什么样的足迹呢?

马国柱毕业于南航导弹专业。中国中小型企业管理落后的现状,促使他毅然改行,研究企业管理科学。一间不到13平方米的小书屋,成了他渡向理想彼岸之筏,四面堆叠着各种书籍,到处放满了他摘录的卡片和收集的资料。酷暑,他汗流浃背不停笔;冬夜,他把冻僵的手放在煤炉上烘一下继续写。好几个除夕,他在书

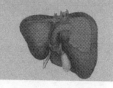

肝病患者的康复之道

屋独迎新岁。他在奋斗的路上,洒满了辛勤的汗水,取得了丰硕的成果。电台1985年6月5日19:15和6日12:00、16:45《兰陵见闻》节目在"开拓者之歌"中由该台记者尤锡麒和通讯员鱼国平采访写稿和播音员2人专题播出这篇通讯(具体报道内容略)。

(2)爷爷改行以后是怎样进入奋斗者的角色的:我借用新闻媒体的另一篇报道来回答这个问题。1987年10月24日《常州日报》周末版头版头条刊登了记者流火的报道:

"选择:中国式——记常州工业技术学院副教授马国柱"一文。

生命之舟的几度选择和生活海洋浪涌的合力,把常州工业技术学院经济管理系副教授马国柱,推上引人注目的高高崖岸。

精力过人,著述丰赡。七、八年功夫他已有10多部著作问世,字数近400万;成为国内管理学界为数不多的"高产"学者之一。

中国味儿十足。著名经济管理学者、天津大学教授崔克讷为马国柱的专著作序。"马国柱最近写成的《企业管理原理》一书,填补了管理原理领域的空白,为我国开创企业管理新局面,建立有中国特色的企业管理科学作出了较大贡献"。

50多岁的马国柱,身板厚实,皮肤微黑,待人随和。他曾在南京航空学院导弹专业就读。1981年,已当上常州原机械局生产科副科长的马国柱舍弃朝南坐的位置,调入常州工业技术学院,选择搞企业管理研究这条路。

45岁改行,对于马国柱,推动他作这一重大选择的,兼有偶然、必然因素。1978年,机械工业部在南京举办企业管理研讨班,马国柱率12名厂长赴宁旁听。回到常州"现买现卖"的给机械行业厂长、书记上了一次课。马国柱讲管理的消息扩散出去,市党校、各工厂……到处请,不光听他讲,还要索他的讲课稿,要不到的,凭记录整理油印。马国柱应接不暇,也惊骇不已:这不过是些启蒙的东西。可见管理科学对于我们的企业,有如雨泽之于焦旱的田地!

第四篇 治疗与康复

这位抓机械生产的人深谙有些工厂"月初游西湖,月底打老虎"那老一套;装配工干活,上旬用木锤,中旬用铜锤,下旬用铁锤……中国企业管理落后是事实,马国柱感到中国在管理上应该有所作为!

带着新中国培养的知识分子的特殊经历,怀着对社会主义建设事业的深情,马国柱毅然迈上管理学讲坛,为实现知识互补形成最佳群体结构,他还拉来另外两位南航同学徐永林和姚育新。

20世纪70年代末80年代初,管理学界忙于介绍国外管理经验,马国柱也从"开洋荤"里受益匪浅。但很快,他觉察外国管理理论适用于大企业,而中国多是中小型企业。如空谷足音,马国柱在管理学界率先提出适合中国特点的中小型企业管理学说。1981年他和徐永林、王荣泰等编著的《中小型工业企业管理》一书刚出版,洛阳纸贵,被争购一空,出版社一版再版,至今已出5版,发行10万册以上。

对我国企业管理理论体系,马国柱首先进行新的分类。他和姚育新、徐永林合编的《工业企业管理》大专层次、成套系列专业教材出版后,收到全国各地教师和学生几百封来信,盛赞这套教材的"中国式"。

1983年始,马国柱对中国一种特有的经济现象——乡镇工业发生兴趣。他认为,乡镇工业是中国这块土地上的新事物,来势迅猛,前途无量。但突出的问题是管理,多数乡镇企业还在"依样画葫芦"阶段。怎样引导?有一次,马国柱给苏北部分乡镇企业领导讲课,有个厂长面带歉意提了条意见:"老师!你讲ABC我只能朝你笑嘻嘻。"这句话使马国柱顿悟:必须有一套中国式的乡镇企业管理理论。1987年,在马国柱倡议下,江苏人民出版社组织有关人员编写了星火计划丛书(11本)《乡镇企业管理人员须知》。在丛书第一本里,马国柱这样描绘乡镇企业领导素质:身强力壮的男子汉,脚踏风火轮,一只是技术,一只是管理,鼻是市场,耳是信息,

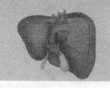

嘴是协调。已出版的丛书前5本眼下成了畅销书,出版界的评价是"草根味儿"浓。

在常州三进里一间不起眼的宅屋里,临街10平方米的书房是马国柱思维驰骋笔飞墨舞的天地。附近工厂中班下班的工人窗前走过常轻声议论:这人一年到头写不完。年轻时跳舞、游泳、骑摩托……非常活跃的马国柱副教授,如今以一首小诗为座右铭:"不打扑克不下棋,少看电视少看戏,业余时间不浪费,争分夺秒学管理。"这是他选择的后半世生活方式,这种方式本身也打着中国这一代知识分子的特有烙印。

(3)成果得到了社会的肯定:在2007年10月东南大学出版社出版的《乙肝患者的事业与康复》一书中比较详细地介绍了爷爷的奋斗经历,在此作如下概括:

从1981年2月到常州工学院报到的第一天起,爷爷就定下了要将常工院管理专业争创未来全国同类院校、同类专业一流的宏伟目标,而当时他已是一个45岁改行的中年人,谈何容易?

45岁改行,如何用距退休仅15年的时间里在"桌子上唱大戏",他规划了人生未来15年的目标线,即形成了"分三个阶段,四年打基础,五年大发展,六年创特色、上水平,争当同类院校同类专业的排头兵"的发展战略,确定了围绕"坚持一个中心,实行两个面向,创建三式、四化,抓好五项建设"的办系宗旨和战略措施。

上述的一、二、三、四、五的办系宗旨是:一个中心指以质量为中心;两个面向指面向中小企业和乡镇企业培养紧缺管理人才;三式是指教学计划模块式、办学渠道多形式、教材建设系列式;四化是指思想现代化、结构合理化、人员精干化、办事高效化;五项建设指专业建设、教材建设、课程建设、师资队伍建设、领导班子建设。

有了上述的创业思路、目标和措施,系里的各项工作一年上一个台阶,一年上一个水平,年年有发展,年年有创新,年年有新的亮点。到1993年(校庆15周年),一支高素质的、结构合理的和强有

第四篇 治疗与康复

力的系领导班子已经形成,系的第三个发展阶段即6年创特色上水平创同类院校同类专业排头兵的目标初步实现,并被列入全国第一批高专管理类专业国家级教学改革试点,取得了该专业教改试点立项经费每年20万元,5年时间共100万元的政府投入,爷爷个人因此也先后荣获了多项荣誉和政府奖励。正式公开出版的论著和高校规划教材30多本,发表论文20余篇,论著累计约1000余万字,退休前分别和我爸爷马坚宁、大姑马坚进、小姑马坚波合编了3本教材、专著和工具书计177万字。爷爷本想将这3本书作为关门作,为著书立说画上圆满的句号。

然而,已长期养成看书写文习惯的爷爷在家闲不住,在某些外因的推动下,又接受了新的挑战,进入了新的角色。为立足自己、面向社会,为使1.3亿乙肝病毒携带者摘掉"乙肝盲"的帽子、战胜乙肝病魔而投入了新的战斗。

2. 45年乙肝成"良医",出版《得了乙肝怎么办》,感动"同病相怜"人

(1)新闻媒体的报道:爷爷自1961年患乙肝至2006年已达45年乙肝病史,怎么会变成"良医",而且出版了《得了乙肝怎么办》一书,这里仍用新闻媒体的报道向读者做出回答。

①常州广播电视报的报道。2006年5月19日在该报的生活周刊栏目中对《得了乙肝怎么办》内容作了简介,并在"乙肝病毒携带者应该像健康人一样生活"一文中,引用了该书中的一些观点,并在头版右上角刊登了编者将于2006年5月23日起配合常州市第三人民医院肝病防治专家坐诊时开展赠书答疑活动的启事。在第一天赠书答疑活动中,受到广大乙肝患者的欢迎和好评,场面热烈,常州电视台、常州日报记者在现场作了专题采访,并进行录音、录像、拍照,如图13所示。

②《常州电视台》的报道。2006年5月29日晚在该台新闻联播时作了报道,翌日上午10:00重播了上述内容。2006年7月15

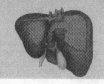

肝病患者的康复之道

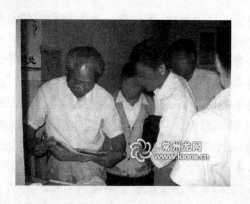

**图13　肝病防治专家坐诊时，马国柱在一旁免费赠送
《得了乙肝怎么办》并耐心解答问题**

日从劳模角度进行了相关报道。

③《常州日报》的报道及《中国剪报》的转载。2006年6月5日《常州日报》B版头条标题为：45年乙肝病号"久病"成"良医"，由该报记者正帆、钱月航进行了报道，并刊登了编者在常州市第三人民医院向乙肝患者赠书与答疑的8吋彩色照片。翌日，官方网站常州龙网登录。《中国剪报》于2006年6月7日作了转载，全文如下。

常州工学院老教授马国柱发起"乙肝大众康复工程"

45年乙肝病号"久病"成"良医"

近日，一本新书《得了乙肝怎么办》面世，引起了业界人士的关注。更引人关注的是，此书的作者是江苏常州工学院老教授马国柱——一个患乙肝长达45年的老病号。

马国柱早年毕业于南京航空学院火箭发动机专业，调入常工院工作的20多年来，他编写内部出版教材5种，正式出版著作达31种，总数达800多万字。据常州市档案馆统计，马教授是迄今常州编著数量最多的人。这次，已经退休的马国柱筹划一项新工

第四篇 治疗与康复

程:中国乙肝病毒携带者多达1.3亿,他要以这本书为起点,团结社会各方力量,帮助广大乙肝患者走向康复。

"工作狂"渐成多病之躯

今年72岁的马教授,看上去目光炯炯,精神抖擞。在《得了乙肝怎么办》一书中,他毫不避讳地公开了自己的乙肝病史。

几十年来,马教授一心投身事业,是个有名的"工作狂"。1989年,马国柱出现全程无痛血尿,医院确诊为膀胱癌,施行了肿瘤切除手术。病愈后,他继续超负荷工作,1992年体检发现高血压。2004年退而不休的老马体检又发现肝功能异常,血糖超标,诊断为糖尿病和慢性乙肝。

患病的过程成了马教授积累经验和医学知识的过程。由于缺乏肝病知识,认为偶尔出现"小谷丙"、"小三阳"没有什么关系,40多年都过去了,不会再复发,所以退休后还开荒种菜,天天钓鱼,没有掌握一个度。日久天长,导致肝炎迁延不愈,加快了向肝纤维化、肝炎肝硬化发展的步伐。

疾病并没有把马教授击垮,他积极治疗,到正规的权威医院寻医问药,体检咨询,并完整保留了所有病历和化验数据,归来后加以系统整理。他还买回大量医学书籍认真研读,从而对自己的病情有了充分认知。

"久病良医"写成医学科普书

久病成"良医",患病经历被马教授当成了学术研究的新课题。马教授把经济管理学的方法,运用到了对病历资料的整理、分析上,他专门制作了肝功能检测试验汇总表,他把不同时间、不同医院所做的几十项检验指标列表比对,所有医生写的病历,他都抄录汇总,将糖尿病、肝病等不同病种分门别类制作活页资料簿。各类病历资料,总计有七、八本之多。

马教授发现,市面上绝大部分医书都是专家写给医生看的,行文严谨,专业性强,普通读者很难看懂。于是他萌生新的创作欲

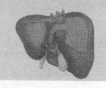

肝病患者的康复之道

望：写一本专门给乙肝患者及其家属看的书。

经过艰辛努力，经江苏省新闻出版局批准内部发行的一本20万字的《得了乙肝怎么办》面世了，该书内容分为人生的足迹和乙肝科普知识两大部分，全面系统地介绍了他的病历、经历、个人防病治病的经验教训，以及防治乙肝的基本知识。"使读者从中吸取防治乙肝的经验教训，树立科学治病观，指导患者配合医生，提高疗效，战胜乙肝病魔。"

发起"乙肝大众康复工程"

《得了乙肝怎么办》一书的完成，是马教授"乙肝大众康复工程"的第一步，在他的计划中，接下来的工作分量更重，难度更大，意义更深远。

根据马教授的设计，下一步要以这本书为契机，由常工院老科协和常州市新北区老科协搭台，让老专家唱戏，开展乙肝康复工程科普知识讲座，以及为患者心理学咨询活动；通过新闻媒体，吸收医院、药厂加盟，通过合法渠道，建立乙肝康复基金管理机构，基金用于帮助经济困难的在校大学生和中青年科技人员中的乙肝患者；基金管理机构把享受基金的大学生和中青年科技人员，推荐给防治乙肝的医德医术双高的专家，进行治疗和跟踪随访，免费咨询，加盟单位药厂提供优惠价药品的设想。

眼下，马教授运用自己的经管理论，信心百倍地架构着这项康复工程，"为同病相怜的人们做点实在事，为乙肝康复工程启动、促进社会生产力提高做一点贡献"，这是马教授的心里话。

（2）感动了"同病相怜"人：以上新闻媒体报道后，特别是全国性的文摘报《中国剪报》2006年6月7日转载了《常州日报》2006年6月5日的报道和常州龙网的转载后，来自福建、广东、江西、贵州、四川、重庆、河南、河北、湖南、湖北、天津、山东、哈尔滨、新疆、内蒙古及常州周边城市读者的来信、来电不断，盛赞该书的可读性、启发性、受益性。该书先由江苏省新闻出版局准印内部出版，

第四篇 治疗与康复

后由金盾出版社2008年3月正式出版,2008年12月第二次重印,一时成了新华书店的畅销书,爷爷接待来自全国各地的咨询电话更多了,他常对该书的内容还满足不了读者的要求和存在印刷错误等问题而感到内疚。

3. 73岁策划出版《医患结合乙肝防治新方略》,再上新台阶 在《得了乙肝怎么办》从内部准印到正式出版的过程中,爷爷又有了一个新的设想:这本由爷爷马国柱、小姑马坚波、表妹陆思闻三代人共同编著的书,虽然正式出版了,但爷爷说:我们毕竟是非医学专业出身的隔行人,而且有的还是未出茅庐的在读学生,对书中涉及的医学专业的内容还只能是似懂非懂、一知半解,虽然出版部门按惯例层层把关,该书主审也尽力审改,但自己心里总感到不是很踏实,从学术角度看还上不了档次,如果能与专科医生结合,共同探讨乙肝防治新方略来满足更高层次乙肝患者的需求,可能更有社会价值。于是,一本医患结合的内部准印本《乙肝病毒感染者必读》经北京地坛医院专家会审后于2007年5月又面世了,该书在北京地坛医院、常州第三人民医院等专科医院门诊服务台和读者见面后,受到读者的欢迎,并引起有关出版单位的关注,在《必读》基础上又作了重大修改后,《医患结合乙肝防治新方略》(吴国祥、马国柱主编)一书于2009年1月由人民军医出版社正式出版。2009年5月第2次印刷,我也有幸参加了该书的编写工作,从中也学到了一些乙肝防治知识,受益匪浅。

4. 75岁发动全家三代人,组建写书马家军 2009年2月11日,金盾出版社来信委托爷爷物色两本书的编写作者,一本是《肾脏养护与肾脏病防治》,另一本是《肝脏养护与肝脏病防治》,前一本很快落实了,由我国著名泌尿科专家常州市第一人民医院主任医师巢志复教授组织编写,后一本爷爷先后与熟悉的专科医生和社区医生联系未成。本来爷爷已将2009年1月由人民军医出版社出版的那本乙肝防治书当作关门之作不再准备写书了,但面对

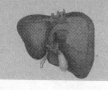

肝病患者的康复之道

这样一本深受读者欢迎、选题很好的肝病防治书选择放弃实在太可惜了,于是爷爷果断决策,决定发动全家三代人来完成这本很有社会价值、造福大众的肝病防治科普书。

这项大胆的决策,要取得全家人的共识谈何容易。大家认为爷爷年纪大了,该享享清福了,别再劳心费神地写书了,所以除了奶奶以外一开始都不同意爷爷再接这项工作,更不同意把全家人都拉进去。奶奶之所以表示赞同,一是她最了解爷爷,凡是爷爷决定要做的事谁也阻止不了,而且爷爷善于抓大放小,关键事情上还是很能把握得住的;二是奶奶在近两年丙肝治疗的康复之路上亲身体会到了掌握肝脏养护和肝病防治相关知识的重要性;三是奶奶做了大半辈子政工干部,善于做思想工作。

事情就这么简单,奶奶表态了,并做通了我们的思想工作,大家就取得了共识,和谐的家庭形成合力,这本30余万字的著作在全家人的共同努力下,三易其稿、反复推敲,2010年5月在全国各地新华书店终于与大家见面了。这次爷爷和奶奶主编的《肝病患者的康复之道》融入了以往出版书中的精华,结合了新的研究成果,所以我们更应努力地把它做得更好。

5. 76岁不服老,著书立说创新高,新闻媒体特报道 《肝脏养护与肝脏病防治》2010年5月在常州新华书店上架后,爷爷十分关注该书的读者反映,经常去书店征询书店经销人员意见后形成新的设想,虽然该书总体反映良好,认为内容很丰富、资料翔实,涵盖了各类肝病的防治知识。但内容多、篇幅长、定价高会影响总销量,应该重点写肝病中病毒感染人数最多、危害最大的乙肝和丙肝的防治和康复书,而目前面市的许多乙肝防治书中大都缺乏丙肝防治的内容,联想爷爷和奶奶是乙肝和丙肝的康复者,专门写他们防治和康复的切身体会,字数不超过25万,定价不超过30元,或许会更受读者的欢迎,这个定位的设想得到了新华书店经销人员和有关出版社编辑的赞同。

第四篇 治疗与康复

在全体作者的共同努力下,一本内部出版、免费赠阅和收取少量工本费相结合的《肝病患者的康复之道》终于在2010年8月与读者见面了,并引起了新闻媒体的关注,先后由《常州广播电视报》、《常州电视台》作了特别报道。

我是2011年7月赴美国攻读研究生的,出国时将发给出版社的《肝病患者的康复之道》全套资料储存在笔记本电脑带来美国,以便经常打开看看自我保养方面的内容,2012年五一节前,爷爷来电称已收到出版社的一校小样,有望我暑假回来时见到样书,叫我执笔的第九章第二节内容再推敲一下,需要修改的地方告诉他。我感到以下新闻媒体的报道很有价值,特发给爷爷审定。

(1)《常州广播电视报》的报道:2010年12月31日《常州广播电视报》新闻周刊记者吴洁(责任编辑)、李娟娟在该报A版($A_{01}\sim A_{02}$)头条作了特别报道,不仅系统地报道了爷爷的多病之躯过半辈的病历和45岁改行出书56本的奋斗经历,还刊登了2张8吋彩照,一张是新作《肝脏养护与肝脏病防治》、《医患结合乙肝防治新方略》及《肝病患者的康复之道》(内部版)配成套的8吋彩照;另一张8吋全体作者的彩照。因篇幅很长,字数很多,这里不宜全文采录解读。

(2)《常州电视台》的报道:2011年11月7日,该台新闻频道社会写真"常州屋檐下"栏目记者王立、朱黎明,主播:王艺瑾报道播放了题目为《久病成良医》,是国内黄金时段晚上7:00~7:25播放的,接着晚上7:30播放常州新闻。翌日,我接到老爸马坚宁的电话,打开www.zhong5.cn视频下载,看到了爷爷、奶奶、大姑马坚进被采访时的画面,听到了采访中的对话和主播报道的相关内容。因为是官方机构的新闻报道,看后心情十分激动,随即打电话向爷爷、奶奶祝贺,并表示在国外努力学习,学到本领回来报效祖国的决心。读者对报道内容感兴趣,可按以上网址查阅,或许能起到阅读纸质产品和电子产品对接互补的作用。

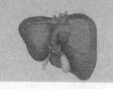

三、爷爷的康复与奋斗足迹给我的启迪

1. 爷爷51年乙肝病历给我的启迪 这次有幸又参加了本书的编写,联系爷爷51年乙肝的病历,使我对自我保养与肝病防治知识有了新的认识。

(1)得了肝病不用怕,但要认真对待它:得了肝病为什么怕,这是因为肝病中乙肝、丙肝对人类的危害最大,尤其是一旦慢性化了就难彻底治愈,病毒感染者遇到的困难、受到的歧视和承受的压力实在太多太多,有些患者会出现孤独、抑郁、失眠、易怒等心理障碍。出现心理障碍后有的发生婚变、有的对自己的前途迷茫、自暴自弃,有的放弃治疗、轻生事例时有发生,而且它会进一步影响机体的免疫系统,诱发 HBV、HCV 活动复制,形成恶性循环,因此要认真对待肝病。信心总比黄金贵,有病还得及时医。这句话也是爷爷对待乙肝的切身体会,得了肝病一定要坚持定期复查,一旦复发就应及时住院治疗。

(2)目前虽无特效药,防治还是有办法:虽然目前还没有能彻底清除 HBV、HCV 的特效药物,但干扰素和核苷(酸)类似物是阻止病毒复制、病情发展的有效药物,通过以抗病毒为主的综合治疗,能达到肝功能长期稳定的效果,这样就能和正常人一样工作、生活、恋爱、结婚、生儿育女,为社会做出贡献,对于这一点,我爷爷的乙肝病历和工作经历就很有说服力。

(3)有病诊治信科学,康复长寿靠自己:书中有许多实例都生动说明,轻信虚假广告宣传、受骗上当乱吃药,不但花了许多血汗钱,甚至成了受害的"冤死鬼"。而许多已进入终末期的肝病患者还健在的实例,则充分说明了有病诊治信科学,康复长寿靠自己的道理。彻底治愈肝病最终还得靠自己的免疫功能。这一观点特别在第四章自我保养、第八章第七节营养治疗中有详细的解读。

(4)不得肝病有办法,扫除"肝盲"是良药:肝病人人害怕,如何

第四篇 治疗与康复

不得肝病,这是广大百姓的期望,即使得了肝病如何不使其恶化,在本书的自我保养和肝病预防章、节中都较系统地作了解读。欲知防治康复道,读懂本书就知道。

对我的启迪还有好多,如求医不如求己,药医保养两相宜;防治三分靠医药,康复七分靠自己等,这些都是爷爷51年乙肝获得康复的切身体会,给了读者治病的信心和决心,正是信心总比黄金贵。这对于我们这些正在健康成长,准备在人生道路上干一番事业的青年有志者来讲都是十分有益的座右铭。

爷爷51年乙肝防治康复的历程给我的启迪还有许多,由于篇幅所限不再赘述,我相信,读完本书的读者可能体会比我更深,欢迎交流。

2. 爷爷奋斗的足迹给我的启迪 在人生的道路上,爷爷一步一个脚印,留下了奋斗者的足迹。从45岁改行成教授,45年乙肝成"良医",73岁出版《医患结合乙肝防治新方略》,到75岁发动全家三代人,组建写书马家军,以及76岁不服老,著书立说创新高,不到2年时间完成了本书从内部出版到正式出版。不到30年时间,爷爷已出版了不同版本的著作56本连同本书合计达1 600多万字,特别是在已年过古稀后的近6年多时间里,一手策划并主要执笔用"爬方格"形式完成了10本乙肝防治书(其中5本内部发行)的编写出版,超过170万字的巨大工程,完满实现了6年前设定的目标。

爷爷奋斗的足迹,让我认识到要取得事业的成功,必须做到如下几点。

(1)树立目标,坚定信念:爷爷长期从事经济管理的教学和研究,也形成了做任何事情先做可行性分析,在认准了目标后,就会有计划实施的做事风格。即使期间遇到错综复杂的困难,也会靠着他的坚定不移的信念去克服。

(2)脚踏实地,勇往直前:无论是从火箭发动机专业改行从事

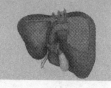

肝病患者的康复之道

经济管理教学与研究,还是72岁开始撰写肝病防治方面的书籍,对于爷爷来说都是跨度很大的改变,尤其是在医学方面都得从头学起,但是爷爷毫不畏惧,一边学一边做,一步一个脚印地朝着设定的目标义无反顾地前进。这种老一代知识分子做人做事的风格,对事业的执着追求精神,确实值得我们年轻人学习。

(3)做事认真,待人以诚:我曾问爷爷,你在一生中生了那么多病的情况下,还干了那么多事,并出了名,这些是怎么做到的。爷爷说,做人清白、做事认真、待人诚心、事业必成。这个归纳在他内部准印出版的《人生的足迹》及东南大学出版社出版的《乙肝患者的事业与康复》都有较详细的介绍。

(马达,东南大学毕业现在美国留学)

第三节 外婆24年患丙肝病历给我们的启迪

我们表兄妹俩都出生于外婆(本书第二主编)家,对外公、外婆有着深厚的感情。还记得2008年5月的一天,我接到表哥的电话,他说外婆又住院了。我非常着急,在我的记忆之中,外婆生病住院4次。第一次住院是1988年,当时我还没出生,听妈妈说,外婆是因为胆结石开刀切除胆囊而住院,手术后大出血,抢救时输了不少血才救回一条命。第二、第三次住院都是因为血小板减少,第四次住院是因为一场车祸。得知外婆这次又住院了,我急切地问哥哥是怎么回事。他说,是丙肝吧,我也说不清楚。

因为那时功课紧张加之妈妈单位事情很多,不可能从北京赶回常州看外婆,只得三天两头打电话询问病情。外公总是这样安慰我,没事的,外婆正在接受抗病毒治疗,情况会慢慢好转的。

我怎么放心得下?前几年,外公曾带着我写过乙肝科普书,因此我对乙肝防治的知识略知一、二。可是对于丙肝的防治知识,我

第四篇 治疗与康复

什么都不懂。于是我就去各大书店和图书馆查找这方面的资料。结果看到关于乙肝防治的书品种繁多,而介绍丙肝防治的书很少。直到近一年多在外公带领下,我和表哥帮忙整理最近出版的两本书的稿件时,才了解到了不少丙肝的防治知识。我们结合参与编写本书过程的亲身经历,经多次讨论写成本文,对外婆患丙肝的过程浅谈以下三点认识。

一、外婆是怎样患上丙肝的

丙肝是丙型病毒性肝炎的简称。病毒性肝炎是由病毒引起的肝炎,它是由一组嗜肝性的病毒侵入人体以后引起的肝功能损伤且全身性的传染病。目前,已定型的有甲、乙、丙、丁、戊型肝炎病毒。哪一种病毒引起的肝损伤就称该种病毒性肝炎。丙肝就是丙型肝炎病毒(HCV)侵入人体后引起的肝炎。

不同病毒侵入人体的方式(即传播方式)各异。甲肝和戊肝是粪-口传播;乙肝和丙肝是血液传播;丁肝是缺陷病毒。只有感染了HBV才会感染丁肝病毒(HDV),乙肝和丙肝都是经血液和血制品传播的,而绝大多数丙肝是通过输血传播的,由此可以推测,外婆患丙肝应该是在24年前因胆结石开刀时大出血输血引起的。那么,当年外婆血小板减少也是因为早期输血输入了HCV导致的。

然而,外婆因为血小板减少住院时,医生并没有说是感染了HCV的缘故。听外婆讲,当时没有查出病因。对症治疗,血小板升值正常后就出院了。第二次血小板减少又住院。这次,在抽骨髓液检查中发现了丙肝病毒抗体(抗-HCV)。当时问医生需不需要治疗丙肝,医生说肝功能正常的话就不用治了(其实当时医生自己也搞不清楚,把丙肝和乙肝"一视同仁"对待。加之干扰素也未用于临床,医生对丙肝的治疗只是摸着石头过河,只能治标不治本)。直到参加了《肝脏养护与肝病防治》的编写后我才知道,治疗丙肝贵在一个早字。一旦发现感染上HCV,就应该立即进行抗病

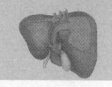

毒治疗,这样才有可能彻底治愈,不会慢性化了。

外婆虽然每年参加体检,但HCV项目未列入常规体检项目。而每年体检时肝功能均正常,HBsAg又是阴性,所以总认为肝脏不会有问题。有时候有些消化道症状,自以为是胆囊切除后的后遗症,也不去怀疑是否体内已有HCV。直到2008年5月体检发现ALT 204单位/升,才住进专科医院进一步查抗-HCV、HCV-RNA定量,检查结果均为阳性,才确诊外婆得了慢性丙肝。

二、丙肝的危害性与传播途径

1. 丙肝的危害性 我们在参加肝病防治书的编写中才知道,已分型的病毒性肝炎中,乙肝、丙肝对人类的危害最大,因为这两型肝炎的部分患者可发展为慢性肝炎、肝硬化,少数患者甚至可发展为肝细胞癌(HCC)。而且,凡未感染过HCV的人,不分年龄、性别均为易感染者。由于抗-HCV为非保护性抗体,到目前为止,人们还不了解有关丙肝的免疫情况,丙肝疫苗至今还未研制成功,慢性HCV感染率达到3.2%,感染者也有3 000万人以上,但每年诊断出的丙肝患者仅3万多人,大多数患者因未及时诊治而被延误造成不良后果,丙肝已成为人类公共健康的巨大威胁。

2. 丙肝的传播途径 丙肝的传播途径主要有以下几个方面。

(1)输血和血制品是HCV的主要传播途径:在输血后患肝炎85%~90%以上为丙肝。静脉吸毒者,由于共用注射针头而感染,这在发达国家常见。

(2)HCV可以通过性传播:但是传播比例较小,不如HBV传播那么多。

(3)垂直传播:HCV经母体传播给新生儿的可能性很小。

(4)唾液传播:有资料显示,HCV感染者的家庭成员中丙肝的患病率比普通人群的患病率高,它通过唾液传播,但发生的几率很低。

日常工作或生活的一般接触不会传染HCV。如在同一办公

第四篇 治疗与康复

室工作(包括共用计算机等办公用品)、握手、拥抱、同住一宿舍、同一餐厅和公用厕所等无血液暴露的接触,不会传染 HCV。

三、外婆治疗丙肝的康复过程

外婆在2008年5月入住常州市第三人民医院(传染病专科医院)。住院时检查-HCV 为阳性,HCV-RNA 为 $2.2×10^6$ 拷贝/毫升,肝功能异常的主要标志 ALT 74 单位/升,结合抗-HCV 及 HCV-RNA 阳性,确诊为慢性丙肝。目前,慢性丙肝的规范治疗是用普通α干扰素联合利巴韦林。虽然开始时不良反应很大,如发热、寒战、头痛、肌肉酸痛和乏力等,但是她从外公那里知道,干扰素+利巴韦林是治疗丙肝的惟一办法。外婆凭借着她顽强的毅力,承受了上述各种痛苦。结果1周多,发热、寒战等症状逐渐减轻,血常规检查白细胞数和血小板数虽然比治疗前有所下降,但仍可以继续治疗。2周后复查,HCV-RNA$<10^3$ 拷贝/毫升,ALT也下降了许多。这让医生感到很意外和高兴。意外的是,一般对于超过65岁的患者,医生是不建议用干扰素治疗的,像外婆这样已经74岁高龄,能坚持下来,确实不容易;高兴的是,用干扰素治疗疗效显著,有望彻底治愈外婆的丙肝。

8月出院后,外公、外婆来北京,妈妈陪他们去了解放军第302医院专家会诊复查。外婆的 HCV-RNA<100 拷贝/毫升,肝功能检查除了 ALT 39 单位/升、AST 59 单位/升、碱性磷酸酶(ALP) 38 单位/升、γ-谷氨酰转肽酶 40 单位/升、总胆汁酸(TBA)18 单位/升、胆碱酯酶(ChE)4 599 单位/升,略偏正常范围外,其余指标全部正常。血常规除白细胞(WBC)$3.41×10^9$/升、血小板(PLT) $92.0×10^9$/升外,其余都在正常范围。彩超提示:①胆囊切除。②轻度脂肪肝。③右肾实质钙化灶。解放军第302医院专家建议继续抗病毒治疗满1个疗程后可适当延长3~6个月;口服六味五灵片1个疗程(6个月)。

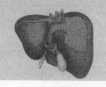

外婆2009年元旦回常州后,分别于2009年3月11日、2009年6月9日、2010年2月和5月坚持3个月一次复查。肝功能均全部正常,特别是ALT、AST均是20单位/升左右,血小板也上升到100×10^9/升以上了,2011年7月在解放军第302医院查HCV-DNA<100拷贝/毫升,瞬时弹性成像检测(肝脏硬度超声检查)为13.2kPa(正常参考0~5kPa,>17.5kPa提示肝硬化)。外婆的康复使我们全家都十分高兴。

四、外婆的康复给我们的启迪

1. 了解了丙肝的危害性,懂得了学习防治丙肝知识的必要性和重要性 外婆在1988年做胆囊切除手术输血时就传染上了HCV,直到2008年体检发现肝功能异常住院,进一步检查出HCV指标的抗-HCV及HCV-RNA阳性,才进行规范化治疗。21年前她已得丙肝,为什么直到21年后才接受治疗呢?归根到底是缺乏丙肝防治知识。如果早发现、早治疗,可能效果会更好,外婆也就不会因为血小板减少而住第二、第三次医院了。因此,本书第一章第一节中强调的学习肝病防治知识的必要性和重要性,我们认为很重要。

2. 肝脏是人体中的宝,肝脏养护特重要 乙肝、丙肝是人人都害怕的传染病,感染者会遇到太多麻烦、太多歧视、太多压抑。最好不得肝病,为此必须要掌握自我保养、肝脏养护、肝病防治方面的知识,也就是本书第二篇中第四、五章及第八章的知识。养成自我保养、自我防范的习惯,养成和掌握心理、运动、饮食、起居等多方面自我保养习惯和科学方法。

3. 有病诊治信科学、康复长寿靠自家,求医不如求自己、药医保养两相宜 本书的第一主编是我们的外公,一个集51年乙肝、多年高血压、糖尿病、膀胱癌等多种疾病于一身的78岁古稀老人。他从自己患病、治病的亲身经历中悟出了"有病诊治信科学、康复

第四篇 治疗与康复

长寿靠自家,求医不如求自己、药医保养两相宜"的防病治病观。读完本书反思,许多话都有深刻的道理。它告诉世人,不仅防病治病要树立科学发展观,而且做人做事更要有道德观和责任感。这次我们全体作者又在常州外婆家开本书定稿会时,看到外公反复修改的手稿,我们深切感受到了老一代知识分子做事的踏实认真和强烈的社会责任心,我们备受震撼。为此,我们全力以赴配合主编把本书做好,力争在同类书籍中成为精品,让老百姓看了有用,看了开心。

(陆思闻,南京大学大一在读生;霍桑,中国传媒大学应属毕业生)

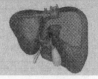

肝病患者的康复之道

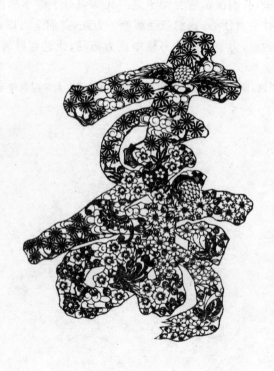